国家职业教育护理专业教学资源库配套教材

高等职业教育新形态一体化教材

康复护理

（第2版）

主编　张绍岚　戴波

高等教育出版社·北京

内容提要

　　本书是国家职业教育护理专业教学资源库配套教材,全书共六章,包括绪论、康复护理评定、康复护理基本技术、康复护理治疗技术、常见疾病的康复护理及康复护理实训指导。主要介绍康复护理的基本理论、基本知识、基本技能,注重康复意识的培养,强调实用性和可操作性。通过学习,使学生掌握康复护理的基本概念、范畴等,了解康复护理基础理论、康复护理评定和康复护理治疗技术,熟悉临床常见疾病的康复护理,掌握基本的康复护理措施,增强学生的康复意识,提高开展康复宣教的能力。

　　本书配套建设有一体化的数字资源,包括微视频、思维导图和在线测试习题等,可通过扫描教材相应部位的二维码学习,在提升学习便利的同时,也为学习者提供更多自主学习的空间。此外,本书还配套有数字课程,可登录"智慧职教"网站,在"康复护理"课程页面参加在线学习;教师也可利用"职教云"一键导入该数字课程,开展线上线下混合式教学(具体步骤详见"智慧职教"服务指南)。

　　本书适用于高等职业教育护理及其他相关医学专业教学,亦可供康复护理工作者及临床护理工作者阅读参考。

图书在版编目(ＣＩＰ)数据

　　康复护理/张绍岚,戴波主编.--2版.--北京:
高等教育出版社,2021.9
　　ISBN 978-7-04-055992-7

　　Ⅰ.①康… Ⅱ.①张… ②戴… Ⅲ.①康复医学-护理学-高等职业教育-教材 Ⅳ.①R47

　　中国版本图书馆 CIP 数据核字(2021)第 061661 号

KANGFU HULI

策划编辑 夏　宇	责任编辑 夏　宇	封面设计 王　鹏	版式设计 张　杰
插图绘制 黄云燕	责任校对 胡美萍	责任印制 刘思涵	

出版发行	高等教育出版社	网　　址	http://www.hep.edu.cn
社　　址	北京市西城区德外大街 4 号		http://www.hep.com.cn
邮政编码	100120	网上订购	http://www.hepmall.com.cn
印　　刷	北京汇林印务有限公司		http://www.hepmall.com
开　　本	787mm×1092mm　1/16		http://www.hepmall.cn
印　　张	19	版　　次	2013 年 5 月第 1 版
字　　数	390 千字		2021 年 9 月第 2 版
购书热线	010-58581118	印　　次	2021 年 9 月第 1 次印刷
咨询电话	400-810-0598	定　　价	45.00 元

本书如有缺页、倒页、脱页等质量问题,请到所购图书销售部门联系调换
版权所有　侵权必究
物料号　55992-00

康复护理(第2版)编写人员

主　　审　沈光宇
主　　编　张绍岚　戴　波
副 主 编　周　莹　马云春　郭洁梅
编　　者　(按姓氏拼音排序)
　　　　　敖文君　锡林郭勒职业学院
　　　　　戴　波　聊城职业技术学院
　　　　　郭洁梅　福建卫生职业技术学院
　　　　　李燕萍　重庆医药高等专科学校
　　　　　刘　璐　沧州医学高等专科学校
　　　　　刘　尊　沧州医学高等专科学校
　　　　　刘润芝　山东第一医科大学
　　　　　卢玉仙　江苏医药职业学院
　　　　　马云春　曲靖医学高等专科学校
　　　　　解　丹　山东医学高等专科学校
　　　　　张绍岚　江苏医药职业学院
　　　　　周　莹　徐州医科大学附属医院
编写秘书　卢玉仙

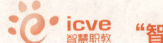 **"智慧职教"服务指南**

　　"智慧职教"是由高等教育出版社建设和运营的职业教育数字教学资源共建共享平台和在线课程教学服务平台，包括职业教育数字化学习中心平台（www.icve.com.cn）、职教云平台（zjy2.icve.com.cn）和云课堂智慧职教 App。用户在以下任一平台注册账号，均可登录并使用各个平台。

　　● **职业教育数字化学习中心平台（www.icve.com.cn）：为学习者提供本教材配套课程及资源的浏览服务。**

　　登录中心平台，在首页搜索框中搜索"康复护理"，找到资源库中相应的课程，加入课程参加学习，即可浏览课程资源。

　　● **职教云平台（zjy2.icve.com.cn）：帮助任课教师对本教材配套课程进行引用、修改，再发布为个性化课程（SPOC）。**

　　1. 登录职教云，在首页单击"申请教材配套课程服务"按钮，在弹出的申请页面填写相关真实信息，申请开通教材配套课程的调用权限。

　　2. 开通权限后，单击"新增课程"按钮，根据提示设置要构建的个性化课程的基本信息。

　　3. 进入个性化课程编辑页面，在"课程设计"中"导入"教材配套课程，并根据教学需要进行修改，再发布为个性化课程。

　　● **云课堂智慧职教 App：帮助任课教师和学生基于新构建的个性化课程开展线上线下混合式、智能化教与学。**

　　1. 在安卓或苹果应用市场，搜索"云课堂智慧职教"App，下载安装。

　　2. 登录 App，任课教师指导学生加入个性化课程，并利用 App 提供的各类功能，开展课前、课中、课后的教学互动，构建智慧课堂。

　　"智慧职教"使用帮助及常见问题解答请访问 help.icve.com.cn。

第 2 版前言

为推广和应用国家职业教育护理专业教学资源库建设成果，推进教学融合创新，全国护理专业教学资源库共建共享联盟专家委员会和高等教育出版社联合启动了国家职业教育护理专业教学资源库配套教材建设工作。根据国家职业教育护理专业教学资源库配套新形态一体化教材的编写要求，我们编写了本教材。

随着我国经济的快速发展和人民生活水平的不断提高，人口老龄化现象日渐突出，慢性病患者不断增多，工伤、车祸和运动致残人员增加，康复医疗服务需求更为迫切。康复医学是实施"健康中国"国家战略的重要内容，康复护理是康复医学的重要组成部分，是为了适应康复治疗的需要，从基础护理中发展起来的一门专科护理技术。本教材共六章，第一章绪论，主要介绍康复医学、康复护理、老年康复护理、社区康复护理及康复护理基础理论；第二章康复护理评定，主要介绍运动功能评定、感知功能评定、步态分析、心肺功能评定、日常生活活动能力评定、言语功能评定及康复心理评定；第三章康复护理基本技术，主要介绍康复护理环境要求、体位摆放与体位转移以及膀胱、肠道的康复护理；第四章康复护理治疗技术，主要介绍物理治疗技术、作业治疗技术、言语治疗技术、康复辅助器具技术和康复心理治疗；第五章常见疾病的康复护理，主要介绍脑卒中，颅脑损伤，脊髓损伤，帕金森病，阿尔茨海默病，儿童脑瘫，儿童发育，精神与行为障碍，周围神经病损，骨折后，颈肩腰腿痛，关节炎，运动损伤，关节置换术后，手外伤，冠心病，慢性阻塞性肺病，糖尿病，恶性肿瘤及烧伤后等常见疾病的康复护理；同时，将第六章设为康复护理实训指导，将实践训练内容融入主教材，目的在于训练学生对康复护理实践技能的掌握。

本教材在编写过程中，坚持教材立体化建设方向，充分考虑目前我国高职高专护理专业学生的特点，增加了思维导图、案例导入、在线讨论、在线测试等，围绕教材形成便捷的学习资源；通过手机扫描随文二维码，将纸质教材与数字资源联系起来，注重提高学生的职业素养和实践技能，更好地为教学服务。

本教材编写团队来自全国各地，江苏医药职业学院张绍岚编写第一章第一节至

第四节、第二章第四节、第五章第十五节,聊城职业技术学院戴波编写第二章第六节、第四章第三节、第五章第十二节,徐州医科大学附属医院周莹编写第三章第二节和第三节,曲靖医学高等专科学校马云春编写第一章第五节、第二章第二节、第五章第十六节,福建卫生职业技术学院郭洁梅编写第二章第三节、第四章第四节和第五章第六节、第七节、第十三节,江苏医药职业学院卢玉仙编写第二章第七节、第三章第一节、第四章第五节,沧州医学高等专科学校刘尊编写第二章第一节、第四章第一节和第二节、第六章,重庆医药高等专科学校李燕萍编写第五章第一节、第二节和第三节,锡林郭勒职业学院敖文君编写第二章第五节和第五章第十七节、第十八节、第十九节,沧州医学高等专科学校刘璐编写第五章第四节、第五节和第八节,山东第一医科大学刘润芝编写第五章第十四节,山东医学高等专科学校解丹编写第五章第九节、第十节和第十一节。主审为南通和佳康复医院院长、中国康复技术转化与发展促进会常务理事、中国康复医学会理事、江苏省康复医学会副会长沈光宇教授。

本教材主要适用于高等职业教育护理专业师生,亦可供康复护理工作者及临床护理工作者阅读参考。

本教材在编写过程中借鉴了很多康复医学界前辈和同行的学术成果,也得到各编者所在单位的大力支持,谨此一并表示衷心的感谢!

由于编者水平有限,本教材可能还有些许不足和缺陷,望广大读者和专家批评指正。

主编

2020 年 10 月 5 日

第1版前言

为了适应我国高等护理专业的发展与改革需要,进一步推进课程改革,努力提高高职高专教育医药卫生类专业人才培养质量,在教育部和财政部支持下建立了护理专业教学资源库,为广大教师搭建了一个交流教学经验、共享教学成果的平台,同时在全国高职高专医药类专业教学资源建设专家委员会的倡导下,为巩固项目建设成果,联合高等教育出版社,组织启动了国家职业教育护理专业教学资源库配套教材的编写工作。康复护理教材即是其中一部,本教材的编写紧紧围绕高等职业教育护理专业培养目标,并融入职业资格标准,对康复护理岗位的典型任务进行分析,将教学内容进行整合、序化,体现了"三基"和"五性"的原则,使学生在掌握基本理论、基本知识、基本技能的前提下,自然过渡到常见疾病、损伤的护理,体现"以人的健康为中心,以整体护理观为指导,以护理程序为主线"的现代护理模式;重视学生的素质教育,以学生为主体,强调学生综合能力的培养。为了方便课后学生复习编写了课后思考题,典型案例为学生展示了临床的真实康复护理情景,知识链接与知识拓展开阔了学生的视野,有助于学生了解康复护理专业的技术发展。

本教材由7章组成:概述,康复评定方法、常用康复护理技术,常用康复器械,神经系统常见伤病患者的康复护理,骨、关节伤病患者的康复护理,慢性病患者的康复护理。

本教材是编者集体智慧的结晶。除了参编各院校教师的辛勤付出外,特别要感谢滨州市人民医院神经内科及康复科领导及护理人员给予的无私帮助和支持,滨州职业学院护理学院的领导给予了大力支持,在此表示诚挚的感谢。

本教材的编写力求突出康复护理的特点,与临床康复护理"零距离"接触,但难免有错误和不足之处,希望同仁们及广大读者批评指正。

主编
2013 年 1 月

目　　录

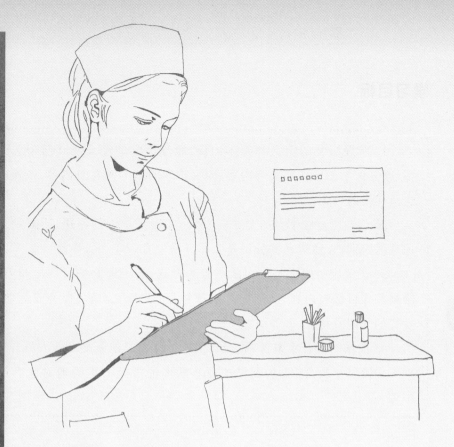

第一章　绪论

思维导图

学习目标

1. 掌握康复的定义和基本内涵、康复医学的定义及其与相关医学的关系、康复医学的服务对象与内容、康复护理的基本概念及内容;残疾的基本概念及残疾的分类方法。

2. 熟悉康复医学及康复护理的特点、康复护士的作用、康复护理与临床护理的区别;人体运动的分类及人体异常发育。

3. 了解康复医学工作团队与服务方式、老年康复护理目标与内容、社区康复护理目标与内容、社区康复护理特点;肌肉运动学、骨关节运动学、生长发育的分期及特征。

4. 能紧密配合康复医师、康复治疗师以及其他康复专业人员开展康复护理工作及康复教育;能在康复护理基础理论指导下正确地对患者进行康复护理。

案例导入

患者,男,57 岁。车祸致头部外伤,产生左颞顶硬膜外血肿,予手术引流,监护 3 周后,患者意识恢复,转至康复科。查体:神志清楚,右侧肢体偏瘫,上肢为屈曲痉挛,下肢为伸展痉挛。

请思考:

1. 该患者主要功能障碍有哪些?

2. 是否需要康复护理?

第一节　康复医学

一、基本概念

(一)康复

1. 康复的定义　"康复"一词译自英语"rehabilitation",英文直译是"复原""重新获得能力""恢复原来的地位、权利、资格、尊严"等。中国大陆翻译为"康复",香港翻译为"复康",台湾翻译为"复健"。20世纪40年代以来,康复的定义和内涵不断地演变。世界卫生组织(WHO)1969年的定义是"综合和协同地将医学、社会、教育和职业措施应用于残疾者,对他们进行训练和再训练,以恢复其功能至最高可能的水平"。1981年WHO康复专家委员会提出新的定义:"康复是应用所有措施旨在减轻残疾和残障状况,并使他们有可能不受歧视地成为社会的整体。"20世纪90年代WHO提出:"康复是指综合协调地应用各种措施,最大限度地恢复和发展病、伤、残者的身体、心理、社会、职业、娱乐、教育和周围环境相适应方面的潜能。"康复的现代定义:"综合协调地应用各种措施,针对病、伤、残者的功能障碍,通过训练与再训练,最大限度地恢复和发展躯体、心理、社会、职业、娱乐、教育和周围环境相适应方面的潜能,终极目标是回归社会。"

2. 基本内涵

（1）采用综合措施,包括医疗、教育、职业、社会和工程等方面的措施。

（2）以残疾者和患者的功能障碍为核心。

（3）强调功能训练、再训练。

（4）以提高生活质量、回归社会为最终目标。

（二）康复医学

1. 康复医学（rehabilitation medicine） 是具有独立的理论基础、功能评定方法、治疗技能和规范的医学应用学科,旨在应用医学科学及其有关技术,使功能障碍者的潜在能力和残存功能得到充分发挥。

2. 医疗康复（medical rehabilitation） 是应用各种可以促进机体功能恢复的医学手段或技术为康复服务,旨在改善功能,或为其后的功能康复创造条件。例如,白内障手术、人工关节置换术等。

3. 物理医学与康复医学（physical and rehabilitation medicine） 国际上物理医学的治疗主体是运动治疗和物理因子治疗,主要目标是针对临床各种疾病,达到消炎、镇痛、改善躯体功能等目标。康复医学则强调采用综合措施,针对患者或残疾者的功能障碍进行以改善、适应、代偿和替代为主要特征的治疗,达到提供生活独立能力和回归社会的目标。为了突出康复医学学科在物理治疗以及功能康复的特征,美国等国家采取以"物理医学与康复（physical medicine and rehabilitation）"作为学科名称;而许多国家采用比较简洁的名称即"康复医学",包含了物理医学和康复医学的基本内涵。21世纪以来,两个主要的国际学术组织联合成为国际物理医学与康复医学学会（International Society of Physical and Rehabilitation Medicine,ISPRM）,提示本学科团结发展的大趋势。

4. 康复医学与相关学科的关系 WHO将康复医学、临床医学、预防医学和保健医学作为现代化医院的基本功能,它们之间的关系不是以时间划分的阶段关系,而是相互结合、相互渗透、相辅相成的关系。

(1)康复医学与预防医学:预防医学注重疾病预防,而康复医学在康复预防方面与预防医学的内涵一致。通过积极的措施(如健身锻炼和合理的生活习惯),防止各种疾病的发生,从而减少功能障碍的可能性,这是康复医学的一级预防;许多疾病在发病后,需要积极的康复介入,以预防继发性功能障碍或残疾的发生,这是康复医学的二级预防;已经发生功能障碍后,可以通过积极的康复锻炼,防止功能障碍的加重或恶化,这是康复医学的三级预防。

(2)康复医学与临床医学:在康复治疗的过程中常常需要同时进行临床治疗,而在临床治疗的过程中也需要康复治疗的积极介入。例如,脑卒中、脑外伤、脊髓损伤、心肺疾患等,患者都需要早期活动和功能锻炼,以缩短住院时间,提高功能恢复的程度。综合医院康复医学科的生命力就在于积极渗透到临床各科疾病的早期治疗,使其成为医院工作的基本组成。康复医学与临床医学之间的关系见表1-1。

(3)康复医学与保健医学:康复医学与保健医学一致的是强调通过主动锻炼提高人们对于外界环境的适应能力和对疾病的抵抗能力,同时,人们也需要临床医学、预防医学和康复医学的综合服务。

表1-1 康复医学与临床医学的关联

关联点	康复医学	临床医学
核心理念	以人体功能障碍为中心	以人体疾病为中心
医学模式	强调生物-心理-社会模式	强调生物学模式
工作对象	各类功能障碍者和残疾者	各类患者
临床评估	躯体、心理、生活、社会功能	疾病诊断和系统功能
治疗目的	强调通过改善、代偿、替代的途径提高功能,提高生活质量、回归社会	强调去除病因、挽救生命,逆转病理和病理生理过程
治疗手段	以非药物治疗为主,强调患者主动参与	以药物和手术为主
工作模式	团队协作模式	专业化分工模式

二、康复医学发展史

康复医学始于20世纪初,战争催化了学科的成长。第一次世界大战期间,英国著名骨科专家Robert Jones首先开展了对伤员进行职业训练,以便他们在战后能重返工作岗位,那时康复医学尚不完善。第二次世界大战期间及战后,美国医学家、康复医学之父腊斯克教授(1901—1989年)对伤残军人的治疗采取一种综合的、积极的功能训练方案,进一步阐明了康复的原则,即:不但要使伤者在身体上康复,而且要使他们在精神上康复。治疗的对象应该是整个人,而不仅是疾病。腊斯克教授最终证实了:为了使伤员尽快恢复功能,重新回到战斗岗位,最重要的是康复而不是休养。

第二次世界大战后,康复医学成为一门独立的学科。目前,康复治疗的整体功能恢复和功能重建的独特作用已越来越受到医学界和病伤残者的重视,康复医学已是现代医学的重要组成部分。随着医学模式的转变、疾病结构的改变以及人们对健康的认识和要求的变化,康复医学的产生和发展成为顺应这种转变的历史必然,也只有康复医学才能担负起全面提高病伤残者生存质量这一重要的使命。腊斯克教授认为:"应当使康复的观点和基本技术成为所有医院医疗计划的一个组成部分,同时也应当使其成为所有医师治疗手段的一个组成部分。"腊斯克教授还说:"康复不仅是康复专科医师的事,而且也是每个医师的事。"

三、康复医学的特点

1. 功能取向　康复医学是一个跨器官系统、跨年龄性别的学科,它不以疾病为中心,不以器官为目标,而以功能为基础,以功能为中心,面向各种功能障碍的患者,帮助患者改善功能(日常生活、心理、认知、社会生活),提高生活质量。因此,康复医学医师也被称为"功能医师""提高生活质量的医师"。从功能取向性出发,康复治疗着眼于功能治疗,这种功能治疗主要的、大量的是使用非手术和非药物的功能评估、功能训练、功能补偿、功能增强、功能代替、功能适应等康复手段和方法,如运动治疗、作业治疗、言语治疗、假肢及矫形器装备、心理及行为治疗等。

知识拓展

功能障碍的层面

根据 1980 年 WHO 第一版《国际残损、残疾和残障分类》,以及 2001 年 WHO 颁布的《国际功能、残疾和健康分类》(ICF),将障碍分为三个层面。

(1)功能障碍(impairment):由疾病、外伤或发育障碍所导致的解剖、生理、心理的结构或功能的异常,为生物水平的障碍。如脑卒中后偏瘫、外伤后截肢以及继发性、失用性肌萎缩和关节萎缩等。这类障碍可以是暂时性的,也可以是永久性的。

(2)能力障碍(disability):为个体水平障碍,分为活动受限和残疾两类。活动受限指障碍者不能按照多数人的方式完成某种活动或任务,常为功能障碍的结果。当障碍者许多功能受限并且不能胜任在家庭、社区、休闲、社会和工作活动中的角色时,活动受限就转变为残疾。残疾以个体在特定角色中的实际表现能力与社会关于"正常"的期望值或标准之间的不一致性或差距为特征。能力障碍分为躯体、精神、社会及情感障碍四类。

（3）参与障碍又称残障（handicap）：即由于功能障碍或能力障碍（活动受限或残疾），限制或阻碍个体参与社会活动、承担正常角色（如不能重返工作岗位）。它是个体的功能障碍或能力障碍在文化、社会、经济和环境方面的反映和后果，因此属于社会水平的障碍。

2. 跨科干预　康复治疗的各种干预由有关康复的学科进行跨科性合作，协同完成。各学科不仅要发挥本学科的技术专长，而且在完成同一任务时，要求学科之间围绕一个共同目标——患者功能最大限度的恢复，而相互配合、沟通、协调地完成本学科应尽的职责。患者功能康复的全过程，从功能评估、康复目标的拟定、康复训练、复查、修订方案到最后总结，都由这一协作组负责。协作组成员由康复医师主持，康复护士、物理治疗师、作业治疗师、言语治疗师、心理治疗师、假肢矫形器师或康复工程人员和社会工作者参加，定期开会，对患者进行评估和拟定康复治疗计划，必要时请外科、神经科、中医科医师参加。

3. 社会性强　康复医学既有很强的技术性，也有很强的社会性。广义的康复不仅包括对残疾的预防和康复治疗，还包括使残疾人平等参与社会活动和融入社会。

四、康复医学的服务对象

1. 残疾人　据 WHO 统计，全世界目前约有占总人口 10% 的各种残疾者，每年以新增 1 500 万人的速度递增。我国第二次全国残疾人抽样调查显示：我国残疾人总量为 8 502 万人，占总人口的 6.53%，60% 以上的残疾人有康复需求。康复治疗是改善残疾者躯体、内脏、心理和精神状态的重要手段，也是预防残疾发生、发展的重要手段。

2. 老年人　我国《"十三五"健康老龄化规划》背景资料显示："十三五"期间，我国 60 岁及以上老年人口平均每年增加约 640 万。到 2020 年，老年人口将达到 2.55亿，占总人口的 17.8%，其中 80 岁及以上老年人口将达 3 067 万人，占老年人口的12.37%；到 2023 年，老年人口数量将增加到 2.7 亿；到 2050 年，老年人口总量将超过4 亿，其中 80 岁及以上老年人口将达 9 448 万，占老年人口的 21.78%；其中，需要康复服务的为 9 000 多万人。此外，2015 年全国失能和部分失能老年人达 4 063 万人，持残疾证老人达到 1 135.8 万。康复医学服务是防治老年性疾病，保持身体健康的重要环节。

3. 慢性病患者　慢性病患者主要是指各种内脏疾病、神经疾病和运动系统疾病患者。慢性病发病率与人口老龄化直接相关，有资料显示：目前，我国确诊的慢性病患者已超过 2.6 亿人。除了临床医疗外，进行积极的康复治疗，有助于改善慢性病患者的躯体和心理功能，减轻残疾程度，提高生活质量。

4. 疾病或损伤急性期及恢复早期的患者　许多疾病和损伤需要早期开展康复治

疗以促进原发性功能障碍的恢复,并防治继发性功能障碍。例如:骨折后在石膏固定期行肌肉的等长收缩运动,有利于骨折的愈合,预防肌肉萎缩,减少关节功能障碍;心肌梗死的早期运动治疗,有助于减少并发症,维护心功能,是心肌梗死患者住院时间减少 3~5 天的关键措施之一。

5. **亚健康人群** 康复训练对于许多疾病或病态有预防和治疗的双重作用。合理的运动训练有利于提高组织对各种不良应激的适应性,预防疾病的发生。例如:积极的有氧训练有利于降低血脂、控制血压、改善情绪,从而提高体质,减少心血管疾病的发生或延缓发展。

五、康复医学的主要内容

康复医学的主要内容包括康复基础学、康复功能评定、康复治疗学、康复护理、康复临床学和社区康复。

1. **康复基础学** 指康复医学的基础理论,包括解剖学、运动学(运动生理、运动生化、生物力学等);神经生理学(神经发育学、运动控制的神经学基础等)、环境改造学等。

2. **康复功能评定** 包括器官和系统功能的评定(运动功能评定、心肺功能评定、脑高级功能评定、言语评定等),个体生活自理和生活质量的评定,以及患者进行工作和社会活动能力的评定。

3. **康复治疗学** 主要的支柱是物理治疗、作业治疗和言语治疗。另外,康复工程、康复心理治疗、中国传统康复治疗等也有重要价值。

(1)物理治疗(physical therapy,PT):包括运动疗法和理疗,是康复治疗最早开展的治疗方法,也是目前应用最多的康复治疗。

(2)作业治疗(occupational therapy,OT):包括木工、金工、各种工艺劳动(编织、陶土、绘画),以及日常生活活动(衣食住行和个人卫生)的基本技能。职业性劳动包括修理钟表、缝纫、车床劳动等。文娱治疗包括园艺、各种娱乐和琴棋书画等。

(3)言语治疗(speech therapy,ST):对因听觉障碍所造成的言语障碍,构音器官的异常,脑血管疾病或颅脑外伤所致的失语症、口吃等进行治疗,以尽可能恢复其听、说、理解能力。

(4)康复工程(rehabilitation engineering):是运用工程学的原理和方法,恢复、代偿或重建患者功能的科学,主要指假肢、矫形器、助听器、导盲杖等各种辅助工具和特殊用具及轮椅等的应用。

(5)康复心理治疗(rehabilitation psychology):通过观察、谈话、实验和心理测验(智力、人格、神经心理)等对患者的心理异常进行诊断后,采用精神支持疗法、暗示疗法、催眠疗法、行为疗法、松弛疗法、音乐疗法和心理咨询等对患者进行心理治疗。

(6)中国传统康复治疗:运用祖国医学中的按摩、针灸、体育锻炼等手段,帮助患者恢复功能,促进康复的方法。

4. 康复护理 是以康复的整体医疗计划为依据,围绕最大限度恢复功能,减轻残障的全面康复目标,通过功能训练,采用与日常生活活动密切联系的运动和作业治疗方法,帮助残疾者提高自理能力的护理过程。

5. 康复临床学 是指综合采用各种康复治疗手段,对各类病、伤、残患者的病理和病理生理异常及相应的功能障碍进行的针对性康复医疗实践,包括神经系统疾病康复、骨关节疾病康复、内脏疾病康复、慢性疼痛康复等。

6. 社区康复(community based rehabilitation,CBR) 是指在社区层次上采取的综合性康复措施,利用和依靠社区资源,使残疾人能得到及时、合理和充分的康复服务,改善和提高其躯体和心理功能,提高生活质量和回归正常的社会生活。

六、康复医学工作团队

团队工作模式是指多学科和多专业人员合作,共同致力于患者功能康复的工作方式,是康复医学工作的基本模式,主要通过学科内和学科间的多向交流与协作来进行工作。

1. 学科内团队 在康复医学学科内各专业的合作,主要成员包括:康复医师、物理治疗师、作业治疗师、言语治疗师、假肢或矫形器师、康复护士、心理治疗师和社会工作者等。

2. 学科间团队 与康复医学密切相关的学科合作,包括康复医学科、运动医学科、骨科、神经内科和外科、心内科和心外科、呼吸科、内分泌科、风湿科、急诊科、老年医学科、泌尿科等。

七、康复医学服务方式

WHO 对康复服务方式的定位为机构康复、社区康复、上门康复服务三种基本服务方式,我国主要采用机构康复和社区康复两种形式。

1. 机构康复(institution-based rehabilitation,IBR) 是在综合医院中的康复医学科(部)、康复门诊、专科康复门诊、康复医院(中心)、专科康复医院(中心)以及特殊的康复机构等进行的康复。

机构康复的特点:① 各类专业人员齐全,设备齐全,技术水平高,能解决病伤残者的各种康复问题,有利于早期回归社会,且是培养专业康复人才的基地;② 费用高,患者必须来院或住院方能接受服务。

2. 社区康复(community-based rehabilitation,CBR) 是社区建设的重要组成部分,是指在政府领导下,相关部门密切配合,社会力量广泛支持,残疾人及其亲友积极参与,采取社会化方式,使广大残疾人得到全面康复服务,实现机会均等,充分参与社会生活的目标;是 WHO 提出的在 21 世纪实现人人享有医疗保健和康复服务目标的最好形式。

社区康复的特点:① 社区组织领导;② 利用社区资源开展康复服务;③ 可提供医疗、教育、职业、社会等全面康复服务;④ 就地取材,使用简便易操作的康复技术;⑤ 可充分发挥本人、家庭和组织在康复中的作用。

第二节　康复护理

一、基本概念

康复护理是随着康复医学的发展而逐渐发展起来的一门专科护理技术,是康复医学的重要组成部分。康复护理是在总的康复治疗计划实施过程中,为达成患者躯体、精神、社会和职业的全面康复目标,运用康复护理技术与康复医师、康复治疗师以及其他康复专业人员密切配合,对因病、伤、残造成的各种功能障碍患者施行符合康复要求的专业护理和必要的功能训练,预防患者并发症的发生,防止继发性残疾和减轻残疾的影响,从而提高患者生活质量和生命质量,使患者达到最大限度的功能改善和重返社会。

二、康复护理的特点

1. 变被动护理为主动自我护理　临床护理一般采取的是"替代护理",即患者被动地接受护理人员的护理,目的是促进患者尽快恢复健康。而康复护理的目的是促进患者的功能恢复,早日实现生活自理,重返家庭,重返社会,所以康复护理不能靠"替代"完成患者受限的功能活动,而是侧重于"自我护理"和"协同护理",即在病情允许的条件下,通过耐心地引导、鼓励、帮助和训练患者,充分发挥其潜能,使他们能部分或全部地照顾自己,提高生活质量和生命质量。因此,只有由被动地接受他人的护理变为自己照料自己的主动自我护理,才能完成康复训练计划,实现康复目标。

2. 康复护理是多种康复治疗在病房的延续　功能障碍的患者常常需要运动治疗、理疗、作业治疗、言语治疗、心理治疗、假肢和矫形器的装配及使用等多种康复治疗。其中,运动治疗的轮椅使用、持拐步行;作业治疗的日常生活活动训练;言语治疗利用各种方法与患者交流;特别是由于患者的心理障碍比一般患者严重,所以要进行简单的支持性心理治疗;等等。仅依靠在治疗室训练的时间比较短暂,对患者功能的恢复是远远不够的,上述一些较为简单的康复治疗方法可以在病房内由护理人员协助继续进行。

3. 康复护理既着眼于医院,也着眼于社区和家庭 康复医疗机构患者功能障碍的存在往往为时较长,有的甚至是终身的。这就决定了康复护理的长期性和延伸性,它不但关心患者住院期间的护理,同时还要重视其出院后回归家庭或社会后的护理,给予指导和协助安排。

三、康复护理的内容

1. **评估病伤残者的残疾状况** 康复护士主要评估患者丧失的和残存的功能、康复治疗过程中残疾程度的变化和功能恢复情况等,要认真记录,并向康复医师、康复治疗师等相关康复医务人员提供信息。

2. **功能训练的护理** 康复护士要学习和掌握康复治疗计划的各种有关的功能训练技术和方法,这有利于评价康复疗效、配合康复医师及其他康复医务人员对患者进行康复评定和功能训练,协调康复治疗计划的安排,并使病房的康复护理工作成为康复治疗的重要内容之一。

3. **预防继发性残疾和并发症的发生** 协助康复治疗师指导长期卧床或瘫痪患者进行变换体位和姿势、关节活动能力、肌力、呼吸功能、排泄功能等训练,以防压疮、关节挛缩变形、肌肉萎缩、消化系统功能障碍、呼吸泌尿系统感染等并发症的发生。

4. **日常生活活动训练** 引导和训练患者进行床上活动、进食、穿衣、移动、洗漱、如厕、整理床铺、使用家庭用具、户外活动等日常生活活动能力。

5. **辅助器具的使用指导及训练** 康复治疗中常需要安装假肢和使用矫形器、自助器、步行器等辅助器具,康复护士必须熟悉和掌握其性能、使用方法和注意事项等,正确指导患者使用辅助器具,利用辅助器具进行功能训练和日常生活活动训练。

6. **心理护理** 是全面康复的枢纽,是康复护理的重要内容之一。因为突发的病伤残,甚至造成残障的现实,会给患者以沉重的心理打击和伤害,由此带来患者的心理问题或心理障碍,成为实现康复目标的最大障碍。因此,心理护理是康复护理所特别强调的护理内容。

7. **营养护理** 是指及时对病伤残者和老年慢性病患者的营养状况进行评估,判断造成营养缺乏的不同原因、类型,并结合康复功能训练中的营养要求,制订适宜的营养护理计划,包括有效营养成分的补充、协助患者进食、指导饮食动作、训练进食,恢复或维持患者良好的营养状态,使康复患者的营养得到保障。

四、康复护士的作用

1. **康复治疗计划的实施者** 康复护士根据康复治疗计划,运用临床护理基础知识和康复护理的专门技术,为患者进行日常生活活动能力的护理与训练,执行康复治疗计划,制订康复护理计划,落实康复护理措施,对康复患者进行预防性康复护理,预防并发症和继发残疾的发生,维持患者最佳的心理和身体状态。

2. 康复治疗的合作者和协调者　康复治疗是由康复小组共同协作完成的,康复护士作为康复治疗小组的重要成员,必须与有关康复小组其他成员沟通情况、交流信息、协调工作,使康复过程得到统一完善。

3. 康复知识的宣教者　康复护士有责任和义务做好康复知识的宣教工作,帮助和指导患者及其家属掌握必要的康复医学知识和某些康复功能训练的方法,为他们提供相关的康复、健康资料,对患者关心的问题给予科学合理的解释,帮助患者树立康复的信心。

4. 康复病房的管理者　康复病房既是康复治疗的场所,也是某些康复功能训练的场所,病房的设施与环境有其特殊的要求,如无障碍设施的建设与改造。各种设施以伤残者的需要为依据,如门窗的把手、洗漱设备等均低于一般的高度,病床与轮椅高度相等,以方便乘坐轮椅患者的需要,厕所内设置保护装置、扶手等设施。病房布置要清洁、整齐、安静、安全。应鼓励患者多活动,不要长时间卧床。适当放宽家属陪伴、探视条件,便于家属掌握康复训练技术,以利于家属协助和督促患者按计划进行康复功能训练。

5. 心理康复的先导者　心理康复是全面康复的先导,大量的心理康复工作是靠护士的语言、态度和行为来完成的。护士像亲人一样护理患者的身体,在精神上给予鼓励和引导,在社交上给予支持和帮助。护士具有帮助患者克服身体上的障碍、精神上的压抑和社会上的压力的技能,因此在恢复患者心理平衡中,康复护士起到了关键的作用。

五、康复护理与临床护理的异同

康复护理与临床护理都是护理学领域中的分支学科,它们在护理理论方面有着共同的护理理念和不同的学科研究方向,从不同角度共同体现对人的生物、心理、社会整体性的高度重视,在护理实践方面既有共同的基础内容,又有两个学科特殊的护理技术。

(一) 康复护理与临床护理的共同点

1. 基础护理相同　康复护理首先应完成生活上的护理和有关基础的医疗措施,即完成基础护理的内容。

2. 执行医嘱相同　及时、准确地执行康复医嘱,这是完成康复医疗计划的保证。

3. 观察病情相同　严密观察患者的病情和残疾的动态变化以及康复医疗的效果,及时向康复医师反映。发生病情变化时,报告医师及时处理。

康复护理与
临床护理
区别

（二）康复护理与临床护理的不同点

1. 护理对象不同 康复护理的对象主要是残疾者、慢性病患者和某些年老体弱者以及疾病恢复期患者。他们存在着各种功能障碍，康复护士的任务是以全面康复的观念和康复护理技术协助患者恢复身心和社会功能，这是康复具有的特殊性。要为患者提供多方面服务，尊重患者的人格，不论其残疾程度如何，均应一视同仁，不能有任何歧视或厌恶。而临床护理的对象主要是临床疾病患者，包括急性期、慢性期患者和晚期患者，涉及面较窄。

2. 护理目的不同 康复护理除了要完成临床护理的内容外，即减轻患者的病痛和促进健康，还要充分挖掘患者体内的潜能，使其丧失和残余的能力得到最大限度的恢复，生活自理能力和活动能力得到最大限度的提高，使患者早日回归家庭，重返社会。

3. 护理内容不同 康复护理除了完成临床护理的内容外，还要完成以下工作。

（1）观察患者的功能情况以及康复训练过程中功能程度的变化，及时做好记录，并积极配合康复医师和其他治疗师对患者进行功能训练和评定，避免患者出现继发性残疾。康复训练是综合性的，如药物、理疗、针灸、运动、按摩或推拿等，康复护士要与各有关人员保持良好的人际关系，洞察和了解情况，提供信息，在综合治疗过程中起到协调作用，以便使整个康复过程得到统一。

（2）预防继发性残疾和并发症，如偏瘫患者应预防挛缩畸形的发生，因为挛缩可阻碍康复计划的进展，因此在护理工作中，要及时矫正患者的各种不良姿势，正确使用辅助器。

（3）学习和掌握各种有关功能训练技术和方法，配合康复医师及其他康复技术人员对患者进行功能训练和功能评价，并根据患者的不同性质和需要，不断学习，不断实践。例如偏瘫、语言障碍者，除接受语言治疗师集中训练外，康复护士应该利用每一个机会与患者交谈，使语言训练在病房中继续进行，使患者受到更大的裨益。

（4）做好心理护理。功能锻炼是一个漫长的过程，需要患者有充分的心理准备。许多后天因素所致的残疾患者都存在着不同程度的心理问题，甚至精神和行为异常。康复护士应理解患者、同情患者，时刻掌握康复对象的心理动态，及时、耐心地做好心理护理工作，让患者充分认识到其存在的价值，树立战胜疾病的信心，面对现实，重新安排今后的生活，不允许有任何讥笑、讽刺的言行。

4. 护理模式不同 康复护理的原则是在病情允许的条件下，训练患者进行"自我护理"。护士所起的作用只是监督和指导，必要时给予适当的帮助。通过耐心地引导、鼓励和帮助，使他们掌握"自我护理"的技巧，使患者由被动地接受他人护理逐渐过渡到主动照顾自己，最终改善生活自理能力，是一种"自我护理、主动参与"的模式，如右手失用后，训练其以左手进食、写字等。而临床护理中，患者一般都是被动地接受各种护理措施以达到减轻病痛的目的,如喂食、洗漱、更衣、移动等,患者缺乏主动参与的意识,是一种"替代护理"的模式。

5. 护理手段不同 康复护理不仅需要有各种临床护理的技术,还要掌握各种康复治疗措施、技术的基本方法和原理。

6. 护理工作时间不同 临床护理一般伴随着患者的出院而终止。而康复护理的时间较临床护理长,是由患者的残障程度、恢复速度决定的,往往数月、数年或更长,常延续到患者出院,回归家庭或社会。

7. 病房管理不同 康复病房不但是治疗疾病之场所,也是进行某些功能训练的地方,因此对设施和环境的要求也有所不同。

(1)各种设施应以无障碍、适应患者的需要为前提,尽量设置保护装置,如门把手、电灯开关、洗漱设备等均应低于常规高度,以适应乘坐轮椅患者的需要;病床的高度与轮椅高度相等,以便完成床与轮椅之间的相互转移;厕所内设置保护装置、扶手等。

(2)在病情稳定的情况下,鼓励患者多运动或者进行手工制作,使患者认识自己的价值所在。

(3)适当放宽陪伴、探视制度,便于家属学习掌握功能训练技术,以便出院后由家属按计划对患者进行康复训练。

第三节　老年康复护理

一、老年人的生理特点

老年康复是老年医学的重要部分,是康复医学的重要分支。随着老龄人口的增加,以及老年人身体特点的需要,老年人群必然是康复领域中的主要对象之一。按照国际标准,65 周岁以上的人确定为老年;《中华人民共和国老年人权益保障法》第二条规定老年人的年龄起点标准是 60 周岁,即凡年满 60 周岁的中华人民共和国公民都属于老年人。

进入老年以后,机体的生理功能减退,衰老呈现出全身性、进行性、减退性和内在性表现。如脏器萎缩,内脏功能减弱,消化吸收能力下降;脑功能减退,出现动作缓慢、记忆力减退现象;由于体温调节能力差,性腺萎缩,血中性激素水平下降,血浆中脂蛋白、胆固醇含量增高,动脉管壁弹性降低,冠心病、动脉硬化、高血压、骨质疏松等病变增多,机体免疫力下降,而症状表现往往不典型,如肺炎可不发热,心肌梗死可无心绞痛症状等;加之退休在家,常有消极、孤独和悲观感,严重者还可发展为抑郁症。因此,老年康复有其特殊性,对保证老人的身心健康十分重要。

二、老年康复护理的意义

对老年人的康复护理应当考虑到他们的特点。首先，了解和掌握老年人伴随年龄的增长，机体各系统的生理功能会有不同程度降低而容易导致疾病的发生。如心血管系统功能低下容易出现的动脉硬化、高血压、心功能不全等；肺功能低下容易出现的老年慢性支气管肺炎、肺气肿、肺不张等；神经系统功能低下所致的感觉迟钝而对疾病的自觉症状不能及时反应；骨骼系统由于钙的摄取或吸收障碍，极容易出现骨质疏松甚至骨折；等等。其次，病程较长，并发症多，恢复慢。再次，老年人在心理上的影响和变化，常常因身体功能低下所致各个方面的能力低下，如思维能力、判断能力、生活能力以及对各种刺激的承受能力都可能下降；或者到退休（离休）年龄后离开原来工作环境和打破原本生活规律，带来了自己在社会、家庭中角色和价值的变化，使老年人产生失落感，精神支持能力降低，甚至产生精神神经系统疾病。

因此，无论从疾病的治疗与预防、健康的维护、心理的支持，还是老年人生活自理能力的获得等，都离不开康复治疗与康复护理。而老年人和儿童一样比成年人更需要呵护，所以康复护理在老年人康复中具有十分重要的意义。

三、老年康复护理的目标

1. 注重健康维护，预防疾病和意外伤残的发生。
2. 给予心理支持，减少或避免精神和心理上的伤害。
3. 配合治疗实施护理措施，促进疾病的痊愈。
4. 预防并发症，缩短病程，减少痛苦。
5. 提高日常生活的自理能力。
6. 给予健康管理指导，提高老年人生活质量，促其尽早回归家庭和社会。

四、老年康复护理的内容

1. **评估老年患者衰老的变化及功能状态**　对于自理老人评估内容可围绕预防失能、预防社会功能退化等方面进行；对于已经存在功能障碍、认知水平下降及心理情绪异常的老年人，可对他们的功能状态、自理能力进行针对性评估，以确定相关功能损害程度，并为康复效果提供依据。

2. **开展预防性及治疗性功能康复训练**　对有康复护理需求的老年人，根据需求开展预防性及治疗性康复护理服务。老年康复护理应围绕在老年人的日常生活过程中，注意预防继发性功能障碍，以及维持、改善或提高身体功能，帮助老年人进行自理活动训练。主要工作内容可包括必要的肢体活动、良肢位的摆放、体位转移及并发症的预防等。

对有使用辅助器具需要的老年人,应帮助老人选择适合其身体残障情况的助行器具,如轮椅、手杖、肘杖、腋杖、标准式助行架、轮式助行架、助行椅、助行台等;帮助老年人选择适当的生活辅助器具,如助听器、配镜、专用餐具等。

3. 给予心理支持　老年人由于感官(如眼、耳、鼻等)功能减退,在心理上疏远周围环境,对周围事物漠不关心;由于感官功能差,则信息输入相对减少,相应地影响老年人学习的机会。退休或离休后,出现地位和角色的转换,也会使其产生失落感,造成心理上的压力。因此,在康复护理过程中,应配合给予老年人心理上的支持和安慰。应及时、正确地发现老年患者的心理变化,开展心理护理,与老年患者及其家属一起冷静、全面地分析康复护理的意义、目前的困难、共同努力的方向,减轻其压力,消除其烦恼,使老年患者主动参与康复训练。

无论老年人有无地位,经济上是否富有,或者身体有何种疾病或残障,都应当尊重其人格,不应当使其心理受到伤害。注重与老人的情感交流也是给予其心理支持的重要方法。

4. 调适周围环境　如果老年患者虽经康复治疗及康复护理,但仍有不可逆的功能性缺陷,无法适应周围环境时,则需对环境做出必要的改造,调适周围环境让老年患者能适应功能改变的状态。如改造居住环境的布局、设施,改造公共设施和社会环境等,使其方便出行,顺利回归家庭、回归社会。

第四节　社区康复护理

一、基本概念

(一) 社区康复

1976 年 WHO 提出一种新的、有效的、经济的康复服务途径,即社区康复,以扩大康复服务覆盖面,使发展中国家广大的病残人也能享有康复服务。1978 年,阿拉木图国际初级卫生保健会议确定了在初级卫生保健中应包括保健、预防、治疗和康复,要求在社区层次上为包括病伤残人在内的居民提供卫生保健和疾病预防、治疗和康复服务。

社区康复是指在社区的层面上采取的康复措施,这些措施是利用和依靠社区的人力资源而实施的,包括依靠有病损、弱能、残障的人员本身,以及他们所在的家庭和社区。社区康复以实用康复技术为训练手段,积极动员病伤残人及其家属参与,以解决广大病伤残人的康复需求为前提,训练方法简单易行;训练器材因陋就简;采取通俗易掌握的康复技术,使病伤残人能广泛开展康复训练。社区康复强调病伤残人作为主动参与的一方,而不是被动接受康复的一方。病伤残人及其家属应参与社区康复计划的制订和实施,主动积极开展康复训练并参与为其他康复对象提供的服务活动。

(二)社区康复护理

通过建立以康复对象为中心,以家庭为单位的照顾模式,充分利用家庭及社区资源,鼓励家属积极参与,帮助和指导康复对象在康复过程中的功能训练,发挥其潜能,最大限度地恢复其生活自理能力,以平等的资格重返社会。

二、社区康复护理的目的

康复护理的最终目标是使病伤残者的残存功能和能力得到恢复,最大限度地恢复其生活活动能力,以社会平等一员的资格重返社会。因此,康复护士应做到以下几点。

1. **维持患者健侧功能**　鼓励患者利用健侧自理日常生活活动,充分发挥健侧的功能作用,防止健侧肌肉萎缩、关节活动度受限或继发性残障的形成,预防健侧损伤。

2. **协助患侧康复训练**　配合康复治疗的实施,帮助患者功能障碍侧的康复训练。如注意患者的姿势位置、身体各关节活动度的维持、翻身、清洁和大小便训练等。

3. **使家属了解患者的需求**　应对家属进行康复教育,让家属了解患者的各种康复治疗措施及日常生活的注意事项,尤其是皮肤护理、饮食营养的重要性,正确使用辅助器具,避免过分保护或疏忽,给予患者心理支持,以促进康复。

4. **充分发挥患者的潜能**　协助患者完成独立的自我照顾,充分发挥其潜能,如训练患者如何自我照顾日常生活。康复护士应给予患者心理支持,提高患者的自信心,祛除自卑感,训练患者尽可能自理自我的衣食住行等。

三、社区康复护理的内容

社区康复护理的基本内容包括:① 给患者提供舒适的环境;② 预防并发症和畸形的发生;③ 进行日常生活活动训练;④ 心理护理;⑤ 自助具、技术性辅助设备的操作及使用;⑥ 假肢、矫形器的穿脱和使用;⑦ 重返社会的指导等。

四、社区康复护理的特点

1. **强调自我护理**　由于患者的功能障碍常严重地影响其日常生活活动能力和就业能力,这就决定了他们对他人或对辅助器具有较大的依赖性,其结果是严重地妨碍了患者的独立性,同时也加大了患者的经济负担。因此,康复护理的目标是必须尽量通过教育和训练,使患者由被动地接受他人的护理变为自我护理,即帮助患者发挥其身体残余功能和潜在功能,以替代丧失的部分能力,使患者最终能部分或全部地照顾自己,为患者重返社会积极创造条件。

2. 强调功能训练　早期的功能训练可以预防残疾的发生、发展及继发性残疾,后期的功能训练可最大限度地保存和恢复机体的功能。康复护理人员应了解患者残存功能的性质、程度、范围,在总体康复治疗计划下,结合护理工作的特点,坚持不懈、持之以恒地对患者进行康复功能训练,从而促进患者早日康复。

3. 重视心理护理　人的心理因素与身体健康有着十分密切的关系,心理活动可以影响和改变生理活动。尤其当患者突然面对因伤病致残所造成的生活、学习、工作及活动能力的障碍和丧失时,就会产生悲观、失望、气馁或急躁等不良情绪,心理可严重失常。在心理活动中,特别是情绪和意志等方面,直接影响着康复对象康复活动的进行。如情绪处于积极状态时,人们即便有病在身仍能较好地完成任务,甚至是艰巨任务。意志则是人自觉地调节行动去克服困难,以实现预定目标的心理过程。意志坚强的人能积极地去生活,有坚强的毅力、充分的信心。因此,通过心理护理,使康复对象正视疾病,科学地对待治疗,摆脱悲观情绪,建立起生活的信心,从而有效地接受各种功能训练和治疗,促进康复。

(张绍岚)

第五节　康复护理基础理论

一、残疾学基础

残疾学是研究残疾的各种原因、流行、表现特点、发展规律后果及评定、康复与预防的学科,是自然科学与社会科学结合的产物。康复的目的是使病、伤、残者丧失或受损的功能得到最大限度的恢复、重建或代偿。康复对象本人有争取生活自理、融入社会、生存斗争的坚强意志和努力是康复取得成功的关键。

(一)残疾及残疾人

1. 残疾　是指各种原因造成患者明显的躯体、精神及社会适应等方面的功能缺陷,以致丧失了正常的生活、工作和学习能力的一种状态。广义的残疾包括病损、失能和残障,是人体身心功能障碍的总称。

(1)病损(impairment):是指由于各种原因造成患者身体的结构、功能以及心理状态的暂时或永久性的异常或丧失,影响个人的正常生活学习或工作,但仍能生活自理。病损可以理解为器官或系统水平上的功能障碍，即它对患者的某个器官或系统的功能有较大影响，从而影响患者功能活动、生活和工作的速度、效率、质量，而对整个个体的独立影响较小。

（2）失能（disabilities）：是指患者身体结构、功能及心理状态的缺损较严重，以至于其按照正常方式进行独立的日常生活活动、工作或学习的能力减弱或丧失。失能应被理解为个体水平的能力障碍。

（3）残障（handicaps）：是指患者的功能缺陷及个体能力障碍严重，以致限制或妨碍了患者正常的社会活动、交往及适应能力，是社会水平的障碍。

2. 残疾人（people with disabilities）　是指人的身体结构、生理功能、心理和精神状态异常，从而部分或全部丧失用正常方式进行个人或社会活动的人。如盲人、聋哑人、截肢患者、智力障碍者及精神病患者。

（二）我国的残疾分类方法

《中华人民共和国残疾人保障法》中规定："残疾人包括视力残疾、听力残疾、言语残疾、肢体残疾、智力残疾、精神残疾、多重残疾和其他残疾的人。"2006年第二次全国残疾人抽样调查所采用的评定标准就是视力残疾、听力残疾、言语残疾、肢体残疾、智力残疾、精神残疾六类，暂未包括内脏残疾。

1. 视力残疾　是指因各种原因使视觉器官或大脑视中枢的构造或功能发生部分或完全病变，导致双眼不同程度地视力损失或视野缩小，视功能难以像一般人一样在从事工作、学习或进行其他活动时应用自如，甚至丧失。视力残疾按好眼最佳矫正视力又分为盲和低视力。其中盲为视力残疾一级和二级，低视力为视力残疾三级和四级。

2. 听力残疾　是指由于各种原因导致双耳不同程度地听力丧失，听不到或听不清周围环境声及言语（经治疗一年以上不愈者）。听力残疾包括：听力完全丧失及有残留听力但辨音不清，不能进行听说交往。听力残疾根据听力健侧的耳分为四级。

3. 言语残疾　指由于各种原因导致的言语障碍（经治疗一年以上不愈者），而不能进行正常的言语交往活动。言语残疾包括：言语能力完全丧失及言语能力部分丧失，不能进行正常言语交往两类。言语残疾根据发音能力、语音清晰度、言语能力等级测试分为四级。

4. 肢体残疾　是指人的肢体残缺、畸形、麻痹所致人体运动功能障碍，包括上肢或下肢的残缺、上肢或下肢的畸形或功能障碍、脊柱的畸形或功能障碍及中枢或周围神经病变所造成的躯干或四肢的功能障碍。以残疾者在无辅助器具帮助下，对日常生活活动的能力进行评价，据此将肢体残疾由重至轻分为四级。

5. 智力残疾　是指人的智力明显低于一般人的水平，并显示适应性障碍。智力残疾包括：在智力发育期间，由于各种原因导致的智力低下；智力发育成熟以后，由于各种原因引起的智力损伤和老年期的智力明显衰退导致的痴呆。根据 WHO 和美国智力缺陷协会(AAMD)的智力残疾分级标准,按其智力商数(IQ)及社会适应行为将智力残疾由重到轻分为四级。

6. 精神残疾 是指患者病情持续一年以上未能治愈,从而影响其社交能力和在家庭、社会应尽的职能。精神残疾包括脑器质性病变和躯体疾病伴发的精神障碍;中度精神障碍;精神分裂症;情感性、偏执型、反应性、分裂情感性、周期性精神病等造成的残疾。18岁及以上的精神障碍患者依据WHO残疾评定量表Ⅱ的分值和适应行为表现分级,18岁以下精神障碍患者依据适应行为的表现分级。

二、人体运动学基础

人体运动学是运用物理学方法来研究人体节段运动和整体运动时,各组织和器官的空间位置随时间变化的规律,以及伴随运动而发生的一系列生理、生化、心理等改变,是运动疗法的理论基础之一。

(一)人体运动的分类

1. 按照用力方式分类

(1)被动运动(passive movement):是指完全依靠外力作用来帮助人体完成的运动。外力可由治疗器械、患者自身健康肢体(自助被动运动)、治疗师徒手施加。

(2)主动运动(active movement):是指机体通过自身肌肉收缩进行的运动。根据引起运动的力的不同分以下三种:① 助力主动运动:人体进行主动运动时,依靠外力施加适当的辅助力量,帮助其完成运动。它兼有主动运动和被动运动的特点,是机体从被动运动过渡到主动运动过程中的一种重要训练方法。② 主动运动:人体在完全不依靠外力辅助的情况下独立完成的运动。③ 抗阻力主动运动:人体进行主动运动时,对运动中的肢体施加一定量的阻力进行的运动,如举哑铃。这类运动分等张抗阻运动、等长抗阻运动、等速运动三种类型。

2. 按照运动部位分类

(1)全身运动(general movement):是指需要上下肢同时参与的运动方式。

(2)局部运动(local movement):是指人体为了维持局部的关节活动能力,以改善局部肌肉、骨骼的功能为目的而进行的一种运动。

3. 按照肌肉收缩分类

(1)静态收缩(static contraction):肌肉收缩时,关节不产生运动。① 等长收缩:肌肉长度不变,张力改变,不产生关节活动。② 协同收缩:肌肉收缩时,主动肌、拮抗肌同时收缩,肌张力增加,但不产生关节运动,类似于等长收缩。

(2)动态收缩(kinetic contraction):肌肉收缩时关节产生肉眼可见的运动。① 等张收缩:肌肉张力不变但长度改变,产生关节活动,分为向心性收缩和离心性收缩。

② 等速收缩：是在整个运动过程中运动的速度（角速度）保持不变，而张力与长度一直变化的运动方式。

（二）肌肉运动学

人体运动的基础是肌肉收缩。肌肉在强烈收缩时，需要消耗比舒张状态下更多的能量。在肌肉收缩过程中，机体重要的器官如心、肺和血管起着最主要的作用。机体内肌肉组织包括平滑肌、心肌和骨骼肌三种。骨骼肌是运动系统的主要动力部分，占体重的 40% 左右。

1. 肌肉的运动功能分类　根据在某个具体动作中肌肉的功能作用，可将肌肉分为原动肌、拮抗肌、固定肌和中和肌。

（1）原动肌：指直接参与完成动作的肌群，即在完成某一动作时，主动收缩发力并起主要作用的肌群。其中起主要作用的叫主动肌，而起次要作用的肌肉称为副动肌。如高抬腿时使大腿高抬的原动肌有髂腰肌、股直肌，主动肌有髂腰肌、股直肌，副动肌有缝匠肌、阔筋膜张肌、耻骨肌等。

（2）拮抗肌：又称对抗肌，是与原动肌作用相反的肌或肌群。当原动肌收缩时，拮抗肌协调放松或者做适当的离心收缩，来保持关节活动的稳定性与动作的精确性，同时能起到维持关节运动中的空间定位作用，并且能够防止关节过度屈伸导致的关节损伤。如完成屈肘动作中，原动肌为肱二头肌和肱肌，肱三头肌是屈肘动作中的拮抗肌。

（3）固定肌：是指为固定、支持关节而产生精致性收缩的肌或肌群。为发挥原动肌对肢体运动的动力作用，必须将肌肉相对固定的一端所附着的骨骼肌或更接近的骨骼充分固定。如单纯进行肘关节屈伸负重活动，必须固定肩关节，这时固定肩关节的肌群称为固定肌。

（4）中和肌：中和肌的作用是抵消原动肌收缩时所产生的一部分不需要的动作。如髂腰肌使大腿旋外，在行走时可产生外八字脚的步态，因此需要大腿内旋肌如臀中肌来抑制髂腰肌的外旋作用，此时臀中肌就起着中和肌的作用。中和肌又称为协同肌，是帮助原动肌的肌肉，使其更好地完成功能的肌肉。机体的任何一个动作都不能由一块肌肉单独完成，而是需要一组肌群协作才能实现。

2. 肌肉特性

（1）肌肉的物理特性：① 伸展性，在外力作用下肌肉被拉长；② 弹性，在外力取消后肌肉可恢复原来的形状；③ 黏滞性，肌质内各分子之间相互摩擦而产生的阻力。

（2）肌肉的生理特性：① 兴奋性：肌肉受到刺激时产生兴奋的特性；② 收缩性：肌肉兴奋时产生收缩反应的特性。

3. 肌肉功能状态指标

（1）肌力：肌肉收缩时所表现出来的能力，体现肌肉主动收缩和抗阻力的能力，通常以肌肉在最大兴奋时所能负荷的重量来表示。

（2）肌张力：肌肉在静息时所保持的紧张度，与脊髓的牵张反射有关，受中枢神经系统的调控。它常通过被动运动感知处于放松状态肌肉的阻力程度进行评测，来评判主动肌和拮抗肌间（或互为拮抗肌）的收缩与舒张活动有无失衡，或是否协调。肌张力异常通常是肌肉失去神经支配（如脊髓损伤）和/或调节功能障碍（如脑损伤）的结果。

（3）快速力量：肌肉或肌群在一定速度下所能产生最大力量的能力，可通过单一身体运动、多个身体运动或者在有氧运动条件下的重复运动测得。

（4）肌肉耐力：肌肉在一定负荷条件下保持收缩或持续重复收缩的能力，来反映肌肉持续工作的能力，体现肌肉对抗疲劳的水平。

（三）骨关节运动学

关节是运动的枢纽，是脊柱、四肢赖以活动的基础。其特点是骨与骨之间借其周围结缔组织相连，相连骨之间有充以滑液的腔隙，运动范围较大。

1. 关节的构造　关节是四肢、脊柱赖以活动的基础。关节的构造包括以下几部分。

（1）关节面：关节面由关节头、关节窝和关节软骨构成。各个关节面均由关节软骨所被覆，除少数关节（胸锁关节、下颌关节）的关节软骨是纤维软骨外，其余均为透明软骨。关节软骨具有弹性，因而可承受负荷和减缓震荡，使关节头和关节窝运动中摩擦系数减少，使运动更加灵活，同时可以保护关节头和关节窝。

（2）关节囊：关节囊包括纤维层和滑膜层。纤维层由致密结缔组织构成，其有丰富的血管、神经和淋巴管。滑膜层薄而柔润，其构成以薄层疏松结缔组织为主，周缘与关节软骨相连续。滑膜上皮可分泌滑液，滑液除具润滑作用外，还是关节软骨和关节盘等进行物质代谢的媒介。

（3）关节腔：关节腔由关节囊、滑膜层和关节软骨共同围成，含少量滑液，呈密闭的负压状态。

（4）关节辅助结构：关节辅助结构包括韧带、关节盘、关节唇和滑膜襞。

2. 关节运动的杠杆原理　人体骨骼、关节和肌肉在人体运动中发挥重要的作用，其运动机理同样遵从杠杆原理。肌肉收缩输出的力作用于骨骼，导致关节运动。各种复杂的运动均可以分解为一系列的杠杆运动，运用杠杆原理对运动进行分析是生物力学研究的基本方法之一。杠杆可以分为三类。

（1）平衡杠杆：平衡杠杆的特征是支点在力点与阻力点之间，如天平。在人体中，这一类杠杆较少，如头颅与脊柱的连接，支点位于枕寰关节的额状轴上，力点（如斜方肌、肩胛提肌等的作用点）在支点的后方，阻力点（头的重心）位于支点的前方。此类杠杆的主要作用是传递动力和保持平衡。

（2）省力杠杆：省力杠杆的特征是阻力点在力点和支点之间，在人体中，这类杠杆在静态时极为少见，只有在动态时可以观察到，如站立提重时，以跖趾关节为支点，小腿三头肌以粗大的跟腱附着于跟骨上的支点为力点。人体重力通过距骨体形成阻力点，在跟骨与跖骨构成的杠杆位于支点和力点之间。这类杠杆的力臂始终大于阻力臂，可以用较小的力来克服较大的阻力，故称为省力杠杆。

（3）速度杠杆：速度杠杆的特征是力点在阻力点和支点之间。此类杠杆在人体中最为普遍，如肱二头肌通过肘关节屈起前臂的动作，此时支点在肘关节中心，力点（肱二头肌在桡骨粗隆上的止点）在支点和阻力点（手及所持重物的重心）的中间。此类杠杆因为力臂始终小于阻力臂，力必须大于阻力才能引起运动，所以不能省力，但可以使阻力点获得较大的运动速度和幅度，故称为速度杠杆。

三、神经生理学基础

神经系统是人体结构与功能最复杂的系统，由数以亿万计互相联系的神经细胞组成，在机体内起主导作用，控制和调节各个系统的活动，使机体成为一个有机整体。随着近代分子生物学进步与发展，神经科学众多分支出现相互渗透、相互促进的局面，神经解剖学、神经心理学等分支学科更是成为康复护理领域的重要理论基础。

（一）神经发育

神经发育是个体发育中最早、最迅速的系统。胚胎神经干细胞受到周围环境变化的影响，通过细胞间的相互联系而发生诱导、分化、迁移、凋亡等步骤，最终形成脑、脊髓和神经系统的其他组成成分。

（二）神经损伤后再生

神经损伤包括神经细胞胞体和突起的损伤。神经细胞胞体的损伤是不能再生的。神经突起的损伤主要是轴突中断导致轴突与靶组织间连接中断。神经细胞受到损伤后通常会有两种结局，一种是完全变性，另一种是恢复。如果损伤没有导致神经细胞完全变性，则神经细胞会进入损伤后再生恢复的过程。在某种程度上，轴突再生仅发生于周围神经系统内，故很长一段时间人们普遍认为高等脊椎动物中枢神经系统的损伤是不能再生的。但近年来研究表明，高等脊椎动物胚胎与幼体时期中枢神经系统具有再生能力，而成年动物中枢神经系统再生能力极其有限。中枢神经系统不能进行完全的轴突再生并不是由于其轴突失去生长的能力，实际上中枢神经系统的轴突可通过残存轴突侧支出芽生长或损伤位点出芽生长的形式再生，但由于其出芽生长的距离较短，不能到达靶组织，导致失去营养支持而夭折。轴突损伤后的再生可分为完全再生和再生的出芽生长。完全再生是指轴突能成功地与其正常的靶组织重新建立连接。再生的出芽生长是受损的轴突可以短距离再生,但这种生长不能与原来靶组织重新建立连接,这种现象称为再生的出芽生长。所有类型的出芽生长都较易发生在年幼动物中,且发生速度快。

(三)中枢神经可塑性

中枢神经的可塑性是为了主动适应和反映外界环境的各种变化,神经系统发生结构和功能的改变,并维持一定时间。神经系统的可塑性决定了机体对内外环境刺激发生行为改变的反应能力和功能代偿。

1. 大脑的可塑性　为脑的潜在适应能力,即在结构和功能上具有修改自身以适应改变环境的能力。神经系统的可塑性突出表现为以下几个方面:胚胎发育阶段神经网络形成的诸多变化、后天发育过程中功能依赖性神经回路的突触形成、神经损伤与再生(包括脑移植)以及脑老化过程中神经细胞与突触的各种代偿性改变等。

2. 突触的可塑性　神经细胞受损后,突触在形态和功能上的改变称为突触可塑性,中枢神经的可塑性大多情况下是由突触的可塑性完成的。突触的可塑性表现为突触结合的可塑性与突触传递的可塑性。突触结合的可塑性是指突触形态的改变,新的突触联系形成,以及传递功能的建立,这是一种持续时间较长的可塑性。突触传递的可塑性是指突触的反复活动引起突触传递效率的增加(易化)或者降低(抑制)。

3. 脊髓的可塑性　脊髓是中枢神经的低级部位,同大脑一样也具有可塑性。如切除猫后肢的大部分背根后,发现保留完好的背根神经纤维在脊髓的投射密度增大,这充分说明了保留的背根与附近被切除的背根之间发生了可塑性变化。研究表明,脊髓损伤后的可塑性变化与大脑一样,具有发育阶段差异与区域差异特征。

四、人体发育学基础

人体发育学的重点是研究人体发生、发育、成熟直至衰亡过程中从量变到质变的现象、规律、影响因素以及相关的发育评定,为正确理解各类异常和疾病,制订正确的预防、保健、治疗及康复措施奠定理论基础。

(一)基本概念

发育是一种固有的变化过程,是身体、认识、情绪、社会等各种功能有机地结合并伴随着时间而变化的过程。因此,发育包括成长和成熟两个过程。

1. 成长(growth)　是指体格的增大,反映了量的变化,而质的变化称为发育。但是发育的过程是无法直接观察到的,所能观察到的只是成长的过程,两者接近于同义。因此,发育也是指包含成长在内的到达成熟的过程,是量变和质变的过程。

2. 成熟(maturation)　成熟有两层含义。生物学意义上的成熟是指生命体的结构和功能在有机结合成长的过程中成为完全发育状态,即机体具有相对稳定的结构和功能状态;心理学上的成熟是指内在自我调节机制的完成和完善状态,自我调节机制决定了个体发育方向、发育顺序、显露时期等一系列过程的完成状态。

3. 生长发育障碍 在个体生长发育时期,由于内在因素或环境因素,影响正常的成长发育过程,称为生长发育障碍,其既可表现为形态结构的生长障碍,也可表现为功能障碍。

(二)生长发育的分期及特征

1. 新生儿期 是指自出生后脐带结扎时起至出生后足 28 天。

(1)体格生长:新出生的男孩平均体重为 3.15 kg,身长为 50.5 cm,头围为 34.0 cm,胸围为 32.4 cm;女孩平均体重为 3.10 kg,身长为 49.5 cm,头围为 33.5 cm,胸围为 32.2 cm。

(2)感知觉:新生儿出生时即有瞬目反射,当有大的响声或触其角膜可引起瞬目(眨眼)动作。1 月末可以集中精力听声音,轻轻拍掌可使之停止啼哭。味觉在出生后头几天内相当灵敏,嗅觉发育相对较差。触觉生下来即存在,口唇部分最灵敏,触碰小儿口唇可引起吸吮反射。

2. 婴儿期 又称乳儿期,指出生后 28 天到满 1 周岁,是生后生长发育的第一个高峰时期。

(1)体格生长:小儿出生后 4~5 个月时,体重可达出生时的 2 倍。1 岁时体重可达到 10~10.5 kg,为出生时的 3 倍或稍多。1 周岁时身高在 75 cm 左右,约为出生时的 1.5 倍。

(2)心智发育特征:见表 1-2。

表 1-2　各年龄期儿童心智发育特征

年龄分期	各年龄期心智发育特征
1 个月	俯卧抬头 45°,能注意父母面部
2 个月	俯卧抬头 90°,头或眼能转向有声或有光的方向,笑出声、尖声叫、应答性发声
3 个月	俯卧抬头,能挺胸、两臂撑起,抱坐时头稳定。开始认识母亲,能表示微笑
4 个月	能逐渐翻身,有意识地抓握东西,但不会判断距离,拿东西常不准确
5 个月	扶着婴儿的躯干能坐起,头不下垂。对熟悉的事物有视觉分辨能力
6 个月	能独坐,听声转头,自喂饼干,握住玩具不被拿走,怕羞,认出陌生人,积木能递交
7 个月	对物体的大小、形状和距离有进一步的认识,并同时产生实体觉、空间觉
8 个月	扶东西站,无意识地叫爸爸、妈妈,咿呀学语躲猫猫,听得懂自己的名字,会摇手再见
10 个月	能自己坐,扶住行走,自己熟练协调地爬,理解一些简单的命令
12 个月	独立行走,能连说两个不同音的字,用言语表示要求,或说出常见物体的名称

年龄分期	各年龄期心智发育特征
15个月	走得稳,能说三个字短句,模仿做家务,能叠两块积木,能体验与成人一起玩得愉快心情
18个月	能走梯,理解指出身体部分,能脱外套,自己能进食,能识一种颜色
21个月	能踢球,举手过肩抛物,能叠四块积木,喜欢听故事,会用语言表示大小便
2岁	双足并跳,穿不系带的鞋,区别大小,能识两种颜色,能识简单形状
3岁	能从高处往下跳,能双足交替上楼,会系纽扣,会用筷
4岁	知道颜色,开始有想象力,自言自语,年生长发育,能独立穿衣,模仿性强
5岁	会单足跳,能画人物,能系鞋带,可以解释简单词义,识别物件原料
7岁	具有目的性、意识性的知觉和观察能力,空间知觉和时间知觉不断发展

3. **幼儿期**　幼儿期是指1周岁后到满3周岁的阶段。生长发育速度较前阶段略减慢,尤其是体格发育。

(1)体格生长:至2周岁时体重可达出生时的4倍。幼儿期的身高平均每年增加约5 cm。

(2)心智发育特征:见表1-2。

4. **学龄前期**　指3周岁以后(第4年)到入小学前(7岁前)的时期。

(1)体格生长:体格发育速度减慢,呈稳步增长,智能发育更趋完善。求知欲强,好奇、爱问、喜模仿,知识面迅速扩大。

(2)心智发育特征:见表1-2。

5. **学龄期**　指从入小学(7岁后)到青春期之前(女孩11~12岁,男孩13~14岁)。此期是儿童行为发育上的一个重大转折时期。小儿除生殖系统外,其他各系统器官的发育在此期末已接近成人水平,智力发育日臻成熟,是接受教育训练的重要学习阶段。

6. **青春期**　是出生后体格发育的第二次飞跃,体格生长发育迅速,性器官逐渐发育成熟。青春期青少年自我意识增强,逻辑思维发育较好,求知欲强。心理和社会适应能力发展相对滞后,易产生感情困惑和心理卫生问题,如情绪多变、激动、情绪不稳定等。

(三) 人体异常发育

1. **运动功能障碍**　由于先天因素及后天因素所导致的与运动功能有关的神经系统、运动系统损伤所致。

2. **行为障碍或异常**　主要有生物功能行为问题、运动行为问题、社会行为问题、性格行为问题、语言障碍、注意缺陷多动障碍。

3. **言语和语言障碍**　又称言语和交流障碍,是学龄前儿童中常见的一种发育障碍,可以影响以后的阅读和书写,因此应早期发现、早期干预和治疗,主要表现为构音异常、嗓音问题、流利性问题、语言问题。

25

4. 学习障碍　属于特殊障碍,是指在获得和运用听、说、读、写、计算、推理等特殊技能上有明显困难,并表现有相应的多种障碍综合征。临床上常把由于各种原因引起的学业失败统称学习困难。最显著的特征是以学习能力障碍为主,与同龄儿童预期水平相比明显不相称,小学 2~3 年级为发病高峰,男孩多于女孩。

5. 精神发育迟滞　也称为精神发育不全,智力损伤发生在发育时期,智力功能明显低于一般水平以及对社会环境日常要求的适应能力有明显损害。精神发育迟滞主要表现在社会适应能力、学习能力和生活自理能力低下,其言语、注意、记忆、理解、洞察、抽象、思维、想象等心理活动能力都明显落后于同龄儿童。

6. 孤独症　又称自闭症,是一组终身性、固定性、具有异常行为特征的广泛性发育障碍性疾病,指起病于婴幼儿期,以社会交往、语言沟通和认知功能特定性发育迟缓和偏离为特征的精神障碍。基本特征为社会交往障碍、语言或非语言交流障碍、兴趣范围狭窄以及刻板、僵硬的行为方式,多在 36 个月内起病。

7. 重症身心发育障碍　是指同时具有运动和智力发育障碍且均呈重度者,难以完成具有功能的动作,精神发育迟滞表现为"痴呆"。在家庭看护困难,在康复设施中不能接受集体生活指导。

在线测试

（马云春）

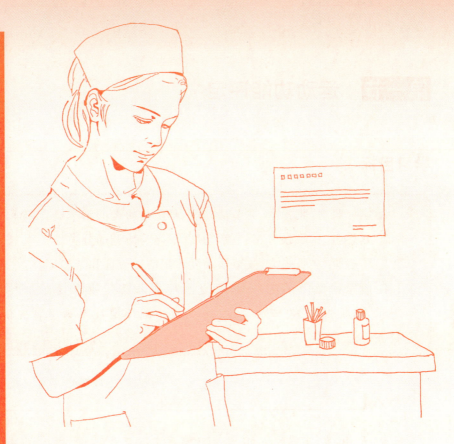

第二章　康复护理评定

思维导图

第一节　运动功能评定

学习目标

1. 掌握肌力、肌张力、关节活动度、平衡与协调的基本概念和评定方法。

2. 熟悉肌力、肌张力、关节活动度、平衡与协调的分类。

3. 了解肌力、肌张力、关节活动度评定的适应证和禁忌证。

4. 能紧密配合康复医师、康复治疗师以及其他康复专业人员，正确运用肌力、肌张力、关节活动度、平衡与协调评定技术为患者提供康复评定服务。

案例导入

患者,男,46 岁,车祸致伤 50 天,行骨科手术石膏固定。X 线显示:左股骨干 1/3 处骨折,现患者生命体征稳定,意识清楚,膝关节屈曲不能,肌肉萎缩,但无感觉障碍。

请思考:

该患者进行康复治疗首先需要对膝关节进行哪些评定?

一、肌力评定

(一)基本概念

肌力(muscle strength)是指肌肉或肌群产生的张力,导致静态或动态收缩的能力,也可认为是肌肉收缩时产生的最大力量,又称为绝对肌力。肌力评定是测定受试者在主动运动时肌肉或肌群的力量,以此评估肌肉的功能状态。

(二)肌力评定目的

1. 判断有无肌力低下情况及其范围和程度。

2. 发现导致肌力低下的可能原因。

3. 提供制订康复治疗训练计划的依据。

4. 检验康复治疗、训练的效果。

（三）肌力评定方法

1. 徒手肌力测定（manual muscle testing，MMT）　通过被检查者自身重力和检查者用手施加阻力而产生的主动运动来评定肌肉或肌群的力量和功能的方法。评级标准见表 2-1。

肌力评定

表 2-1　Lovett 分级法

分级	评价标准
0	未触及或未观察到肌肉收缩
1	可触及或观察到肌肉的收缩,但不能引起关节活动
2	解除重力的影响,能完成全关节活动范围的运动
3	能抗重力完成全关节活动范围的运动,但不能抗阻力
4	能抗重力及中等阻力,完成全关节活动范围的运动
5	能抗重力及最大阻力,完成全关节活动范围的运动

2. 器械肌力测定　在徒手肌力超过 3 级时,为了进一步做较细致的定量评定,须用专门器械做肌力测试。根据测试时肌肉的不同收缩方式分为等长肌力测试、等张肌力测试和等速肌力测试三种评定方法。

（1）等长肌力测试:标准姿势或体位下用不同的测力器测定一组肌群在等长收缩时所能产生的最大肌力。常用的检查方法如下:

1）握力测试:用握力计进行测定。测试时上肢在体侧下垂,握力计表面向外,将把手调节到适宜的宽度,测试 2~3 次,取最大值。

$$握力指数 = 握力(kg)/体重(kg) \times 100\%$$

正常值:握力指数 >50%,优势上肢握力比非优势上肢握力大 5%~10%。

2）捏力测试:拇指与其他手指指腹相对捏压捏力计即可测定捏力的大小,该测试反映将拇对掌肌及屈肌的肌力大小。其正常值约为握力的 30%。

3）背拉力测试:用拉力计测定。测时两膝伸直,将把手调节到膝盖高度,然后用力伸直躯干上拉把手。

拉力指数指标:拉力指数 = 拉力(kg)/体重(kg)×100%

正常值为:男 150%~200%,女 100%~150%。

此测试易引起腰痛患者症状加重或复发,一般不用于腰痛受试者和老年人,可用俯卧位手法检查代替。

4）四肢肌力等长测试:常采用等长肌力测试台来进行。等长肌力测试台是通过钢丝绳及滑轮拉动固定的测力计组成综合测力器,可对四肢各组肌肉的肌力进行分别测定。

5）腹、背肌等长耐力测试:① 仰卧位,双下肢伸直并拢,抬高 45°维持此姿势的时间超过 60 s,腹肌肌力为正常;② 俯卧位,双手抱头后,脐以上身体在床沿外,固定双下肢,后伸脊柱使上身凌空或水平位,维持此姿势的时间超过 60 s,腰背肌肌力为正常。

（2）等张肌力测试:测定肌力进行等张收缩使关节做全幅度运动时所能克服的最大阻力,做 1 次运动的最大阻力称 1 次最大阻力(1RM),做 10 次连续运动所能承受的最大阻力为 10 次最大阻力(10RM),运动负荷可用哑铃、沙袋、砝码等可定量的负重练习。

（3）等速肌力测试:主要采用带计算机系统的等速测力仪进行,目前常用的等速测力仪有两种。该方法可以提供最大肌力矩、肌肉的爆发力、做功能力、功率和耐力方面的数据,被认为是肌力功能评价及肌肉力学特征研究的最佳方法。

（四）适应证与禁忌证

1. 适应证

（1）失用性肌肉功能障碍:由制动、运动减少或其他原因引起的肌肉失用性改变,导致肌肉功能障碍。

（2）肌源性肌肉功能障碍:肌肉病变引起的肌肉萎缩或肌力减弱。

（3）神经源性肌肉功能障碍:由神经病变引起的肌肉功能障碍。

（4）关节源性肌肉功能障碍:由关节疾病或损伤引起的肌力减弱,肌肉功能障碍。

（5）其他肌肉功能障碍:由于其他原因引起的肌肉功能障碍等。

（6）正常人群的肌肉功能评定:作为健康人或运动员的体质评定指标。

2. 禁忌证 关节不稳、骨折未愈合又未做内固定、急性渗出性滑膜炎、严重疼痛、急性扭伤、骨关节肿瘤等。

二、肌张力评定

（一）基本概念

1. 肌张力(muscle tone) 是指肌肉组织在静息状态下的一种不随意的、持续的、微小的收缩,是维持身体各种姿势及正常运动的基础。许多疾病与损伤常导致肌张力发生变化,表现为肌张力降低或增高。

2. 肌张力的分类

（1）正常肌张力的分类:可分为静止性肌张力、姿势性肌张力和运动性肌张力。

（2）异常肌张力的分类:可分为肌张力减低(迟缓)、肌张力增高(痉挛)、肌张力障碍三种。

3. 影响肌张力的因素

（1）不良的姿势和体位可使肌张力增高。

（2）不良的心理状态可以使肌张力增高。

（3）感染、便秘、疼痛、关节挛缩等并发症可使肌张力增高。

（4）中枢抑制系统和中枢易化系统失衡可使肌张力发生变化。

（5）其他：局部肢体受压、骨折、烟碱等药物、气温剧烈变化等。

（二）肌张力的评定方法

1. 肌张力评定量化评定方法 肌张力评定时多采用改良 Ashworth 分级（表 2-2），受试者处于适体位，一般采用仰卧位，分别对双侧上下肢进行被动关节活动范围运动。

肌张力评定

表 2-2　改良 Ashworth 分级法评定标准

分级	评价标准
0	无肌张力增高
1	肌张力略微增加：受累部分被动屈伸时，在关节活动范围末时呈现最小的阻力，或突然卡住和释放
1+	肌张力轻度增加：在关节活动范围后 50% 范围内突然卡住，然后在关节活动范围后 50% 呈现最小阻力
2	肌张力较明显地增加：通过关节活动范围的大部分时，肌张力均较明显地增加，但受累部分仍能较容易地被移动
3	肌张力严重增加：被动活动困难
4	僵直：受累部分被动屈伸时呈现僵直状态，不能活动

2. 常见的异常肌张力评定方法

（1）采集病史：观察受累肌肉及数目、引发痉挛的原因及注意受试者肢体或躯体异常的姿势，达到了解异常肌张力对受试者功能影响的目的。

（2）钟摆试验：受试者仰卧位，尽量放松肌肉，患侧小腿在床外下垂，通过电子量角器记录小腿伸直位自由下落的摆动情况。正常摆动所产生的角度运动呈典型的正弦曲线模式，而痉挛的肢体则摆动运动受限。

（3）屈曲维持试验：受试者坐位，患肩屈 20°~30°，外展 60°~70°，肘关节置于支架上，前臂旋前固定，用一被动活动装置使肘关节在水平面上活动，用电位计、转速计记录肘关节位置角度和速度，用力矩计记录力矩。

（4）反射检查：检查受试者是否存在腱反射亢进等现象。

（5）伸展性检查：检查肢体双侧肌肉的伸展度，如果患侧肢体伸展与健侧相同部位肢体伸展相比出现过伸展，提示肌张力下降。反之，提示肌张力升高。

（6）电生理评定方法：可用于评定痉挛和张力过强。常用肌电图通过检查 H 反射等电生理指标来反映脊髓节段内运动神经元及其他中间神经元的活性。

（7）等速装置评定方法:肌肉在被动牵张时所表现的阻力增高,可用等速装置做精确的测定。测试主要有等速摆动试验和等速被动测试两种方法。

3. 注意事项

（1）评定前沟通:应向患者说明检查目的、方法、步骤和感受,使患者了解评定全过程,消除紧张。

（2）体位:评定前摆放好患者的体位,充分暴露检查部位,应首先检查健侧同名肌,再检查患侧,以便两侧比较。

（3）时间:应避免在运动后、疲劳时及情绪激动时进行检查

（4）温度:检查时室温应保持在 22℃～24℃。

三、关节活动度评定

（一）基本概念

1. 关节活动度（range of motion,ROM）　又称关节活动范围,是指关节运动时所通过的运动弧。关节活动度评定是指运用一定的工具测量在特定体位下关节的最大活动范围,从而对关节的功能作出判断,是评定康复治疗疗效的重要指标之一。

2. 关节运动的类型

（1）根据关节运动的动力来源,关节运动可分为主动运动、被动运动和主动助力运动三类。

（2）根据关节运动的类型,关节活动度分为主动关节活动度（active ROM,AROM）和被动关节活动度（passive ROM,PROM）。

（3）根据关节运动的范围,可将关节运动分为生理运动和附属运动。

1）关节的生理运动:关节在生理范围内的运动,主动和被动均可以完成,主要完成屈、伸、内收、外展、内旋、外旋等。

2）关节的附属运动:关节运动在解剖结构允许范围内进行,不能主动完成,只能借助外力的帮助完成。

（二）关节活动度评定

1. 评定的工具　关节活动度的测量工具有量角器、电子量角器、指关节测量器等。临床上应用最多的测量工具是量角器。

2. 评定步骤

（1）解释说明:让受试者了解测量过程、测量原因,以取得受试者的配合。

（2）体位选择:确定测量体位,充分暴露被检查部位。

（3）量角器放置:先确定量角器放置的关节活动面,然后确定其轴心（通常是骨

性标志点），最后确定量角器的固定臂及移动臂。

（4）关节活动：移动臂所移动的弧度即为该关节的活动范围，并注意观察受试者有无疼痛或不适感。

（5）记录主动关节活动度及被动关节活动度。

（6）结果分析。

3. 主要关节活动度的评定

关节活动度评定

（1）肩关节前屈/后伸（0°～180°/0°～50°）：患者坐位，量角器轴心位于肩峰，固定臂与躯干平行，移动臂与肱骨平行，做肩前屈、后伸关节活动。

（2）肩关节内旋/外旋（0°～90°/0°～90°）：患者坐位，肩外展90°，肘关节屈曲90°，量角器轴心位于肘关节鹰嘴，固定臂和移动臂与前臂平行，做内旋或外旋关节活动。

（3）肘关节屈/伸（0°～150°/0°）：患者坐位，量角器轴心位于肱骨外上髁，固定臂平行于肱骨中线，移动臂平行于前臂中线，做肘关节屈伸关节活动。

（4）髋关节屈/伸（0°～125°/0°～15°）：患者仰卧位或俯卧位，量角器轴心位于股骨大转子，固定臂与躯干腋中线平行，移动臂平行于股骨长轴，做髋关节屈曲活动。

（5）髋关节内旋/外旋（0°～45°/0°～45°）：患者坐位，量角器轴心位于髌骨中点，固定臂垂直于地面，移动臂与胫骨中线长轴平行，做髋关节内旋或外旋活动。

（6）膝关节屈/伸（0°～150°/0°）：患者仰卧位，量角器轴心位于股骨外上髁，固定臂与股骨长轴平行，移动臂与腓骨长轴平行，做膝关节屈伸活动。

4. 评定结果的记录

记录测量的时间、体位、主动关节活动度与被动关节活动度；记录是否存在变形、疼痛、水肿、挛缩、肌紧张等；疼痛时，记录疼痛的范围及程度。

治疗师在记录关节活动度的起始位和运动终末位的度数时，一般从0°开始逐渐增加至180°。如果起始位不是0°，应说明存在某种受限的因素。

（三）注意事项

1. 避免在按摩、运动及其他康复治疗后立即检查关节活动度。

2. 被动运动关节时手法要柔和，速度均匀缓慢，尤其对伴有疼痛和痉挛的受试者不能做快速运动。

3. 测量时出现关节周围炎症或感染，关节存在过度活动或半脱位、关节血肿、怀疑存在骨性关节僵硬、软组织损伤等情况时，测量操作应特别谨慎。

四、平衡与协调功能评定

（一）平衡功能评定

1. 基本概念

（1）平衡：指人体保持各种姿势状态稳定的一种能力，是一种自发的、无意识的或反射性的活动，受重心和支持面两个条件制约。一个人的平衡功能正常时，能够始终保持重心垂直地落在支持面上方或范围以内。

（2）支持面：指人在各种体位下（卧、坐、站立、行走）保持平衡所依靠的表面（接触面）。站立时的支持面为包括两足底在内的两足间的表面。支持面的面积大小和质地均影响身体平衡。当支持面不稳定或面积小于足底面积、质地柔软或表面不平整等情况使得双足与地面接触面积减少时，身体的稳定性（稳定极限）下降。

2. 平衡功能分类　可以分为静态平衡、自我动态平衡、他人动态平衡三类。

（1）静态平衡：指人体处于某种特定的姿势，如坐或站等姿势时保持稳定状态的一种能力。

（2）自我动态平衡：指人体在进行各种自主运动，如站起、坐下或行走等各种姿势间的转换运动时，能重新获得稳定状态的一种能力。

（3）他人动态平衡：指人体对抗来自外界的外力干扰，例如推、拉等产生的保护性调整反应，以重新恢复稳定状态的一种能力。

3. 平衡功能评定方法

（1）观察法

1）坐位平衡：在静止状态下能否保持平衡，如睁眼、闭眼坐位。

2）站立位反应：龙贝格征（Romberg sign），双足并拢直立，维持 30 s，观察在睁眼、闭眼时身体摇摆的情况，又称为"闭目直立检查法"。

3）单腿直立检查法：要求受检者单腿直立，双下肢交替进行，一侧下肢必须重复 5 次，观察其睁眼、闭眼情况下维持平衡的时间长短，单次能维持 30 s 为正常。

4）Tandem Romberg 试验：要求受检者两足一前一后、足尖接足跟直立，双前臂交叉于胸前，观察其睁眼、闭眼时身体的摇摆，维持 60 s 为正常，需重复进行一次，秒表记录。

5）自发姿势反应：受试者取站立位，检查者向左、右、前、后方向推动受试者身体。① 阳性反应：足快速向侧方、前方、后方跨出一步，头部和躯干出现调整；② 阴性反应：不能维持平衡。

（2）量表法：量表法不需要特殊的设备，结果易于量化，评分方法简单，应用方便。常用量表有 Berg 平衡量表、Fugl-Meyer 平衡反应测试、MAS 平衡检测、上田平衡反应测试等。

平衡功能
评定（观察法）

（3）仪器测试法：平衡测试系统是近来发展起来的定量评定平衡能力的一种测试方法。这类仪器采用高精度的压力传感器和电子计算机技术，整个系统由受力平台、显示器、电子计算机、专用软件构成。通过系统控制和分离各种感觉信息的输入来评定躯体感受、视觉、前庭系统对于平衡及姿势控制的作用与影响，其结果以数据及图的形式显示。分为静态平衡测试和动态平衡测试。

（二）协调功能评定

1. 基本概念

（1）协调：指人体产生平滑、准确、有控制的运动能力，包括按照一定的方向和节奏，采用适当的力量、速度和距离，达到准确的目标等几个方面。

（2）协调功能障碍：亦称为共济失调，主要表现为动作的平衡和不准确。协调功能障碍可分为小脑性共济失调、基底节共济失调、脊后索共济失调三种。

2. 协调功能评定　评定方法主要是观察受试者在维持各种体位和姿势以及完成指定动作时有无异常，能否达到平滑、准确和有控制性。协调功能评定时采取先睁眼、后闭眼分别测评的方式判断受试者有无协调功能障碍。常用的方法有平衡性与非平衡性协调试验两类。

（1）平衡性协调试验

1）双足站立：正常舒服位站立；双足并拢站立；一足在另一足前方站立；上肢交替地放在身旁、头上方或腰部；在保护下，破坏受试者平衡；弯腰，返回直立位；睁眼和闭眼站立。

2）单足站立：单足站立；睁眼和闭眼站立。

3）步行：直线走，一足跟在另一足尖之前；侧方走和倒退走；变换速度走；突然停止后再走；环形走和变换方向走；足跟或足尖走。

4）评分标准：4 分，能完成动作；3 分，能完成活动，但需要较少的身体接触加以保护；2 分，能完成活动，但需要大量的身体接触加以保护；1 分，能完成活动。该评分标准适用于以上三种评定方法。

（2）非平衡性协调试验

1）指鼻试验：受试者肩外展 90°，肘关节伸直，以示指尖触自己的鼻尖，先慢后快，先睁眼后闭眼，重复上述运动。

2）指-指试验：测评者与受试者相对而坐，将示指放在受试者面前，受试者用示指触及测评者示指尖；测评者改变示指距离、方向，受试者再用示指触及。

3）示指对指试验：受试者双肩外展 90°，肘关节伸直，然后双手靠近，用一手示指触及另一手示指。

4）拇指对指试验：受试者拇指依次与其他四指相对，速度可以由慢渐快。

5）轮替试验（前臂的旋前与旋后）：受试者双手张开，一手向上，一手向下，交替转动,速度渐加快。

6）拍膝试验:受试者一侧用手掌,对侧握拳拍,或一侧手掌在同侧膝盖上做前后移动对侧握拳在膝盖上做上下运动,并两手交替做上述动作。

7）跟-膝-胫试验:受试者仰卧,拍起一侧下肢,先将足跟放在对侧下肢的膝盖上,再沿着胫骨前缘向下推移。

8）足拍打试验:受试者足跟触地,足跟做连续拍打地面动作,可以双足同时或分别做。

9）绘圆或横"8"字试验:受试者用上肢或下肢在空气中绘一圆或横"8"字;测评下肢时取仰卧位。

10）肢体保持试验:将上肢保持在前上方水平位;将下肢关节保持在伸直位。

11）评分标准:4分,正常完成活动;3分,轻度障碍,能完成制订的活动,但是较正常速度慢或技巧差;2分,中度障碍,能完成制订的运动,但动作慢、不稳定;在增加运动速度时,完成活动的节律更差;1分,重度障碍,仅能发起运动而不能完成;0分,不能完成。

（刘　尊）

第二节　感知功能评定

学习目标

1. 掌握感觉、知觉、认知功能评定内容。
2. 熟悉感觉、知觉、认知功能的定义。
3. 了解感觉、知觉、认知功能的分类。
4. 能紧密配合康复医师、康复治疗师以及其他康复专业人员,正确运用感觉、知觉、认知功能评定技术为患者提供康复评定服务。

案例导入

患者,女,65岁,脑出血后1个月,患者肢体运动功能良好,可流畅交流,但存在物品识别困难、穿衣困难,不能通过照片识别亲人(患者视觉正常),影响日常生活活动功能。

请思考:

1. 患者存在的功能障碍是什么?
2. 应该做哪些评定项目?

一、感觉功能评定

感觉(sensation)是人脑对直接作用于感觉器官的客观事物的个别属性的反映。个别属性包括大小、形状、颜色、坚实度、湿度、气味、声音等。感觉分为躯体感觉和内脏感觉两大类,其中躯体感觉是康复评定中重要的部分。

根据感觉器对刺激的反应或感受器所在部位的不同,躯体感觉分为浅感觉(痛觉、触觉、温度觉)、深感觉(位置觉、运动觉、振动觉)和复合感觉(两点辨别觉、图形觉、实体觉)。浅感觉障碍表现为感觉丧失、感觉迟钝、感觉过敏、感觉倒错;深感觉障碍主要表现为协调障碍,即运动失调;复合感觉障碍表现为实体感觉丧失。

(一)浅感觉评定

1. 痛觉　用针尖轻刺被检者皮肤,询问有无疼痛感觉,同时让患者指出受刺激的部位及描述具体感觉。

2. 触觉　用棉絮轻触被检者的皮肤或黏膜,询问其有无感觉。

3. 温度觉　用装有冷水(5℃~10℃)和热水(40℃~45℃)的试管分别交替接触被检者的皮肤,让其辨出冷热感觉。

(二)深感觉评定

1. 位置觉　让被检者闭眼,检查者将其肢体放在患者某一位置上,让其说出肢体所处位置或用另一肢体模仿出来。

2. 运动觉　让被检者闭眼,轻轻活动被检者手指、足趾并让被检者说出肢体运动的方向及角度。

3. 振动觉　让被检者闭眼,检查者将振动音叉(每秒振动256次)放置于骨骼突出处(胸骨、肩峰、鹰嘴),询问其有无振动感及持续的时间,并左右对比。

(三)复合感觉评定

1. 两点辨别觉　检查者用分规的两脚刺激被检者的皮肤两点,检查被检者能否辨别,能辨别则缩小两脚规的距离,直到被检者感觉为一点为止。

2. 图形觉　被检者闭眼,用笔或棉签在其皮肤上画图形(方形、圆形、三角形等)或写简单数字,让被检者分辨。

3. 实体觉　被检者闭眼,令其触摸熟悉的物品,让被检者辨认该物的名称、形状和大小等,并进行双侧对比。

二、知觉功能评定

知觉是人脑对作用于感觉器官的客观事物的个别属性进行的整体反映。知觉障碍是指在感觉输入系统完整的情况下大脑皮质特定区域对感觉刺激的认识和整合障碍,可见于各种原因所致的局灶性或弥漫性脑损伤患者,包括失认症和失用症。

(一)失认症评定

失认症是指因脑损伤致患者在没有感觉功能障碍、智力衰退、意识不清、注意力不集中的情况下,不能通过感觉辨认身体部位和熟悉物体的临床症状。常见症状包括以下几种。

1. 躯体失认　是指身体部位、位置、各部位相邻关系以及和周围物体关系的认识障碍,多见于优势大脑半球的损害,主要包括躯体部位失认、左右分辨困难、单侧忽略、手指失认和疾病失认。检查方法有身体部位识别及命名测试、手指识别及命名测试、拼图、画人像、动作模仿、左右分辨、双手操作、线段二等分试验、字母删除试验、临摹测试、空间表象试验等。

2. 单侧空间忽略　患者不能整合和利用来自身体或环境一侧的知觉,多见于右脑损伤后出现左侧忽略现象。常用的评定方法如下:

(1)删除试验:纸上印几行数字或字母,让患者删去某个特定数字或字母,一侧明显有遗漏为阳性。

(2)绘图试验:可让患者模仿画人、房子、花或钟面,如绘画缺少一半或明显偏歪、扭曲等为阳性。

(3)二等分试验:20 cm长的直线进行二等分,中点向右偏1 cm以上考虑为阳性。

(4)拼板试验:让患者拼人形拼板,如一侧遗漏为阳性。

(5)阅读试验:让患者读一段文字,如遗漏一侧字为阳性。

3. 视觉失认　是指患者不再能够通过视觉来辨认,或辨认不清楚事物,尽管患者的视力、推理能力都毫无改变,但对熟悉的场所、周围的事物、各种容貌甚至自己的亲人,有时对颜色的鉴别都变得困难甚至不可能。检查方法有形态辨别、辨认和挑选物品、图片辨别、涂颜色试验、照片辨认等。

4. 听觉失认　是指听力保留,但对所能听到的、原本知道的声音的意义不能辨识和正确反馈的一种状态。这里的声音是指言语音或有意义的非言语音。检查方法有无意义声音配对、声源匹配、音乐匹配等。

5. 触觉失认　是指患者的感觉、触觉、温度觉、痛觉及本体感觉正常,但不能通过用手触摸的方式去认识、感觉到熟悉的物体。检查方法有对物品的形态、实体的辨认等测验。

（二）失用症评定

失用症又称运用障碍，是指脑损伤后大脑高级部位功能失调，表现为不存在瘫痪和深感觉障碍的情况下肢体的运用障碍，是后天习得的、随意的、有目的性的、熟练能力的运用行为障碍。

1. 意念性失用　是指无法正常使用日常惯用的物品，对复杂精细的动作失去应有的正确观念，各种基本动作的逻辑次序紊乱，只能完成一套动作的一些分解动作。评定方法：让被检者按照指令要求完成系列动作，发生动作顺序错误及动作本身错误为阳性。

2. 运动性失用　一般简单动作无困难，表现为动作笨拙，失去执行精巧、熟练动作的能力。评定方法：① 让被检者按命令执行上肢各种动作，如梳头、指鼻、鼓掌等；② 让被检者按口令执行吹口哨、鼓腮、伸舌等动作。

3. 结构性失用　将物体构件组合成一定形状的能力障碍，主要类型有物体构成障碍和身体构成障碍。评定方法：① 临摹立方体；② 用火柴棒拼图；③ 积木堆砌。

三、认知功能评定

认知（cognition）是人脑对客观事物的认识过程，包括感知、识别、记忆、概念形成、思维、推理及表象的过程。引起认知障碍的原因常见有脑卒中、脑外伤、脑性瘫痪、痴呆、药物或酒精中毒等。认知功能的评定用于了解脑损伤的部位、性质、范围和对心理功能的影响。认知功能评定的方法如下：

（一）认知功能评定量表

1. 简明精神状态检查量表（mini-mental state examination，MMSE）　该表由福尔斯坦（Folstein，M. F.）于 1975 年提出，主要用于神经系统疾病患者早期进行痴呆的筛选，共有 30 个项目，正确回答或完成 1 项记 1 分，30 项得分相加即为总分（表 2-3）。

表 2-3　简明精神状态检查表

项目	对	错
1. 今年是哪年？	1	0
2. 现在是什么季节？	1	0
3. 现在是几月？	1	0
4. 今天是星期几？	1	0
5. 今天是几号？	1	0
6. 你现在在哪个省？	1	0
7. 你现在在哪个市？	1	0
8. 你现在在哪个医院？	1	0
9. 你现在在哪个楼层？	1	0

项目	对	错
10. 你现在住哪个病床?	1	0
11. 复述:皮球	1	0
12. 复述:国旗	1	0
13. 复述:树木	1	0
14. $100-7=?$	1	0
15. $93-7=?$	1	0
16. $86-7=?$	1	0
17. $79-7=?$	1	0
18. $72-7=?$	1	0
19. 辨认物品:铅笔	1	0
20. 复述:"四十四只石狮子"	1	0
21. 按卡片指令做动作(闭眼)	1	0
22. 口头指令:用右手拿纸	1	0
23. 口头指令:将纸对折	1	0
24. 口头指令:放在大腿上	1	0
25. 说一完整的句子	1	0
26. 回忆复述过的物品:皮球	1	0
27. 回忆复述过的物品:国旗	1	0
28. 回忆复述过的物品:树木	1	0
29. 辨认物品:手表	1	0
30. 按样画图	1	0

注:痴呆严重程度分级方法:轻度 MMSE≥21 分;中度,MMSE10~20 分;重度,MMSE≤9 分。

2. 洛文斯坦因作业疗法认知评定(Loewenstein occupational therapy cognitive assessment,LOTCA) 可以用于作业治疗的认知测验,内容分为:定向、视知觉、空间知觉、动作运用、视运动组织、思维运作、注意力与专注力等检查,该量表操作简便实用,康复中适用于中枢神经系统疾病导致的认知障碍检测,国内现逐渐推广使用。

3. 蒙特利尔认知评估量表(Montreal cognitive assessment,MoCA) 是首个用于筛查轻度认知障碍的量表。轻度认知障碍是介于正常老化与痴呆之间的一种状态。MoCA 的测验项目包括视空间与执行功能、图命名、记忆、注意、语言、抽象、延迟回忆及定向,满分为 30 分,对轻度认知障碍具有较高的敏感性和特异性。每次检查需 10 min。

(二)记忆力评定

记忆是人对过去经历过的事物的一种反应,记忆过程主要由编码、储存、提取三个部分组成,可分为长时记忆、短时记忆和瞬时记忆。三种记忆力的评定主要是应用各种评定量表。

1. 行为记忆测验（Rivermead behavioural memory test，RBMT）　有儿童、成年等共 4 个版本，每个版本有 11 个项目。RBMT 主要检测患者对具体行为的记忆能力，如回忆人名、识别 10 幅刚看过的图片、识别 5 张不熟悉面貌的照片等。测试需时约 25 min。

2. 韦氏记忆量表（Wechsler memory scale，WMS）　是应用较广的成套记忆测验，可用于 7 岁以上儿童及成人，主要包括经历、定向、数字顺序关系、再认、图片回忆、视觉提取、联想学习、触觉记忆、逻辑记忆和背诵数目等 10 项测验，是临床上实用的客观检查方法，有助于鉴别器质性和功能性记忆障碍。

3. 临床记忆量表　由中国科学院心理研究所许淑莲等根据国外单项测验编制的成套记忆量表，用于成人（20~90 岁），有甲乙两套。该量表用于检查持续数分钟的一次性记忆或学习能力。

（三）注意力评定

注意力是一个主动过程，包括警觉、选择和持续，是人们集中于某种特殊内外环境刺激而不被其他刺激分散的能力。注意力评定方法：① 数字顺背及倒背测验，一般成年人能够顺背 6~8 位，倒背 4~5 位为正常。② 斯特鲁普色词测验，分为 3 个部分，第 1 部分是单纯颜色字的阅读，第 2 部分是对颜色命名，第 3 部分是字与颜色的干扰测试。③ 日常注意力测验是唯一有正常参考值的注意力测验，该测试将日常活动作为测验项目。

（马云春）

第三节　步态分析

学习目标

1. 掌握步态分析的方法。
2. 熟悉常见异常步态的临床观察要点。
3. 了解步行周期的两个主要阶段。
4. 能紧密配合康复医师、康复治疗师以及其他康复专业人员，正确制订步态分析具体方法并实施。

案例导入

患者，女，60 岁，脑出血后遗症。患者患侧下肢髋关节内收内旋，膝关节伸直，踝关节跖屈，内翻。步行时过度依赖健侧下肢负重，摆动时出现屈膝不足，髋关节处于外展外旋位，出现拖曳步态。

请思考：

女患者步行周期的特点、步长和步速的特点。

一、概述

步态分析(gait analysis,GA)是指针对人类步行行为方式进行系统研究和评价的过程。步行是指双足交互动作移行人体的活动,人类行动的特征就是步态。步行的能力涉及中枢指令,身体平衡和协调,下肢各关节和肌肉的协同运动,且与上肢和躯干的姿态有关。任何环节的失调都可能影响步态。

二、正常步态

正常步态是人体在中枢系统控制下通过骨盆、髋、膝、踝和足趾的一系列活动完成的,此时躯干则基本保持在两足之间的支撑面上。在临床工作中,中枢神经系统或运动系统的疾病往往会导致正常步态的改变,因此要分析患者是否存在异常步态,就需要对正常步态进行分析。

(一)步行周期

一个正常的步行周期可分为支撑相和摆动相两个阶段。

1. **支撑相** 又称支撑期或站立期,指下肢接触地面和承受重力的时间,占步行周期的60%(表2-4)。大部分时间是单足支撑,依次是足跟着地,脚掌着地,重心至踝上方(支撑中期),足跟离地,足趾离地几个环节。在支撑中期,单足支撑全部重力,对侧足处于摆动相。足全部着地的时间为步行周期的38%~40%。此时腓肠肌和比目鱼肌收缩,以保持膝关节稳定,为下肢向前推进做准备。当下肢承重力小于体重或身体不稳定时此期缩短,为保持身体平衡迅速将重心转移到另一足。足蹬离的时间为步行周期的10%~12%。此时身体重心向对侧下肢转移,又称为摆动前期。

表2-4 支撑相下肢各关节的角度变化

部位	首次着地	承重反应	支撑中期	支撑末期
骨盆旋转	向前5°	向前5°	中立位	向后5°
髋关节	屈30°	屈30°	屈30°~0°	过伸0°~10°
膝关节	屈15°	屈15°	过伸15°~0°	完全伸直
踝关节	中立位	跖屈0°~15°	背屈3°	背屈15°

2. 摆动相 又称摆动期或迈步期,指从足趾离地开始,向前迈步到再次落地之前的时间,占步行周期的 40%(表 2-5)。在每一步行周期中约有 15% 的时间是一侧足跟着地,另一侧足趾离地,双腿都处于支撑期,成为双侧支撑期。双侧支撑期是步行的特征,如果没有双侧支撑期,双足腾空即为跑步。当步行障碍时常表现为双足支撑期时间延长,以增加步行的稳定性。

表 2-5 摆动相下肢各关节的角度变化

部位	首次着地	承重反应	支撑中期	支撑末期
骨盆旋转	向后 5°	向后 5°	中立位	向前 5°
髋关节	过伸 0°~10°	屈 20°	屈 20°~30°	屈 30°
膝关节	屈 35°	屈 60°	过伸 60°~30°	屈 30°~0°
踝关节	跖屈 20°	跖屈 10°~20°	跖屈 0°~10°	中立位

(二)基本参数

1. 步长 行走时一侧足跟着地到紧接着的对侧足跟着地之间的距离称为步长,以 cm 为单位表示。正常为 55~85 cm。

2. 跨步长 同侧足跟(或足尖)着地到该侧足跟(或足尖)再次着地之间的距离称为跨步长,又称为步幅,以 cm 为单位表示。正常为 110~170 cm。

3. 步宽 行走中两足跟中点之间的平行距离称步宽,以 cm 为单位表示。正常为(8±3.5)cm。

4. 步频 单位时间内行走的步数称为步频,以步数/分钟表示。正常平均自然步速为 95~125 步/分钟。

5. 步速 单位时间内行走的距离称为步速,以 m/s 表示。正常人平均自然步速为 1.2 m/s。

三、步态分析方法

1. 观察法 即通过目测观察患者的自然步行姿态,包括前面、侧面和后面。要注意全身姿势和步态,包括患者神态与表情、步行节律、稳定性、流畅性、对称性、重心、手臂摆动、相关关节姿态和角度、辅助装置(矫形器、助行器)的作用等。在自然步态观察的基础上,可要求患者加快步速,减少足接触面(跖足或足跟步行)或步宽(两足沿中线步行),以凸显异常;也可通过增大接触面或给予支撑(足矫形垫或矫形器),以改善异常,协助评估。

2. 足印法 是一种简便、定量、客观而实用的临床研究方法。采用颜料、一定规格(常用是 1 100 cm×45 cm)的硬纸板、秒表、剪刀、卷尺及量角器等,选用走廊、操场等可留下足印的地面作为步道。选取 600 cm 作为测量正式步态用。被检者赤足,让足底粘上颜料，先在步道上试走 2~3 次，然后两眼平视前方，以自然行走方式走过准备好的步道。当受试者走过起始端横线处时按动秒表，直至走到终端的横线外停止秒表，记录走过的步道中间 600 cm 所需的时间。要求在上述 600 cm 的步道中至少包括连续 6 个步印，以供测量使用。

3. **步态分析系统**　国际先进的步态分析系统由摄像机、反光标记点、测力台、表面肌电图和计算机步态分析系统组成。由计算机分析系统将摄像机、测力台和表面肌电图所采集到的数据进行三维分析，最终得出各种步态相关参数和图形。缺点是设备价格不菲，分析技术复杂。

四、常见异常步态

（一）中枢神经系统损伤所致异常步态

1. **偏瘫步态**　脑损伤患者最常见，其典型特征为上肢屈曲内收，下肢膝关节僵硬，髋关节内旋，足下垂内翻，患侧不能正常负重。行走时只得提髋，髋关节外旋和外展，使患侧下肢经外侧划一个圆弧形向前迈出，故又称为划圈步态。

2. **脑瘫步态**　脑瘫患者由于髋关节内收肌痉挛，行走时摆动相下肢向前内侧迈出，双膝内侧常相互摩擦碰撞，足尖着地，交叉前行，呈剪刀状，又称为剪刀步态。

3. **截瘫步态**　截瘫患者脊髓损伤部位稍高且损害程度较重但能拄双拐行走时，双下肢可因肌张力升高而始终保持伸直，行走时出现剪刀步，在足底着地时伴有踝阵挛，呈痉挛性截瘫步态而使行走更加困难。

4. **小脑性共济失调步态**　为小脑功能障碍所致。患者行走时摇晃不稳，呈曲线或呈"Z"形前进，两上肢外展以保持身体平衡，状如醉汉，故又称蹒跚或酩酊步态。

5. **帕金森步态**　见于帕金森病或基底节病变，表现为起步困难、行走时双上肢交替摆动消失、躯干前倾、髋膝关节轻度屈曲和步幅缩短。为了保持平衡，患者小碎步快速向前行走，重心前移，不能随意骤停或转向，又称慌张步态。

（二）周围神经系统损伤所致异常步态

1. **臀大肌步态**　由于臀大肌无力，行走时表现为仰胸凸腹，躯干后仰，过度伸髋，使重力线落在髋关节后方以维持髋关节被动伸展，站立中期时绷直膝关节，形成仰胸凸腹的步态。

2. **臀中肌步态**　臀中肌麻痹多由脊髓灰质炎引起，一侧臀中肌麻痹时，髋关节外展、内旋和外旋受限，表现为行走中骨盆控制能力下降，患侧腿于支撑相时，躯干向患侧侧弯，以避免健侧骨盆下降过多，从而维持平衡。两侧臀中肌受损，步行时上身左右交替摇摆,行如鸭子,又称鸭步。

3. 股四头肌步态 股四头肌麻痹者,行走中患侧腿支撑相伸膝的稳定性将受到影响,表现为足跟着地后,臀大肌为代偿股四头肌的功能而使髋关节伸展,造成伸膝过度,有发生膝后关节囊和韧带损伤的危险。

(三)骨关节疾病所致异常步态

1. 疼痛步态 下肢出现疼痛时,患者为减少疼痛患肢支撑相时间缩短,以尽量减少患肢负重,对侧下肢快速向前摆动,步幅变短。

2. 短腿步态 患肢缩短达 2.5 cm 以上者,该侧着地时同侧骨盆下降导致同侧肩倾斜下降,呈斜肩步。如果缩短超过 4 cm,则患侧下肢以足尖着地行走,其步态统称短腿步态。

3. 关节僵直步态 下肢各关节挛缩僵直,如髋关节屈曲挛缩时出现代偿性骨盆前倾,腰椎过伸,步长缩短;膝关节屈曲挛缩超过 30°可出现短腿步态;膝伸直挛缩时,摆动期患腿外展或同侧骨盆上提,以防足趾拖地;踝跖屈挛缩时足跟不能着地,摆动期常增加屈髋、屈膝来代偿。

(郭洁梅)

第四节 心肺功能评定

学习目标

1. 掌握心肺功能评定的基本概念、运动试验的目的、适应证与禁忌证、运动试验的方法与结果分析、主观呼吸功能障碍程度评定、肺容量和肺通量的测定。

2. 熟悉气体代谢的基本概念与应用范围。

3. 了解小气道通气功能、气体代谢测定方法。

4. 具有良好的临床思维能力、分析解决问题的能力,能与患者及其家属进行良好沟通,能运用心肺功能评定方法对患者进行评定。

案例导入

患者,男,43 岁,干部。因间断发生胸闷、心悸 1 个月来医院进行踏车运动试验。运动中连续以心电图监护,并于每级运动末记录心电图,同时测量血压。

请思考：

1. 该患者运动试验的意义是什么？
2. 运动试验的终点是什么？

一、概述

心肺功能是人体新陈代谢的基础，也是人体运动耐力的基础，它包括心脏泵血功能、肺的通气和换气功能、血液循环系统的氧气运输功能以及肌肉利用氧气的功能等。人体心肺功能具有强大的储备能力，静息状态时，轻度、中度的功能障碍往往没有异常表现。运动应激时，机体功能随着运动负荷的递增逐步进入最大代偿甚至失代偿状态，诱发相应的生理和/或病理生理表现，从而有助于临床诊断和功能评估，确定机体的最大功能储备，帮助制订运动训练方案时留出足够的安全空间，保证训练的安全性等。通过对心肺功能的评定使我们从整体上把握人体有氧运动能力及心肺功能情况，对心脏及呼吸系统疾病的诊断和康复指导等有重要意义。

心肺功能评定所采用的应激试验主要是运动试验，在各种运动试验中，心肺运动试验最有代表性。心肺运动试验是目前国际上普遍使用的衡量人体呼吸和循环功能水平的心肺功能检查之一，它可用于功能性运动容量的评价、疾病的诊断及判断治疗。

二、心肺运动试验

心肺运动试验（cardiopulmonary exercise testing，CPET）指通过逐步递增的运动负荷试验，同步检测呼吸系统、心血管系统、血液系统及骨骼肌系统对同一运动的应激反应，了解心、肺和循环系统之间的相互作用和储备能力，从而判断整体心肺运动能力及心脏、呼吸、血液及骨骼肌功能。心肺运动试验是检测心肺功能和制订心肺康复运动处方的金标准。

（一）运动试验方法

1. 运动方式　心肺运动试验的专用设备包括活动平板、踏车、手摇车、必要的等长收缩运动器械；12 导联运动心电图仪、血压计等。常用的方式如下述。

（1）活动平板：是装有电动传送带的运动装置，速度和坡度可以调节，患者在其上进行步行或跑步。不同坡度、速度时的心血管反应可以直接用于指导患者的步行锻炼。优点为接近日常活动，人人可做，可以逐步增加负荷量。缺点是人不停地步行致心电图基线波动大，有时难以辨认 ST 段改变，测量血压亦较困难；其次是分级不标

心肺功能
运动试验

准化,结果难以互相比较。

（2）踏车运动:所用运动器材为固定式功率自行车,以速度和阻力调节运动负荷,患者在装有功率计的踏车上做踏车运动,负荷量分级依次递增。优点为上身可相对保持平稳,故监测心电图基线较稳,血压测量比较容易;分级是标准化的;运动时无噪声,受检者心理负担较轻,可以在卧位进行。缺点是对于体力较好者,往往不能达到最大心脏负荷;部分老年人或不会骑车者下肢很容易疲劳,不能达到目标心率。

（3）手摇车运动:原理与踏车运动相似,只是将下肢踏车改为上肢摇车,主要用于下肢运动障碍者。

（4）等长收缩运动:常用握力运动和自由重量运动。其诊断敏感性和特异性不够理想,主要用于运动生理或功能评估研究。

2. 运动试验分类

（1）极量运动试验:指运动到筋疲力尽或主观最大运动强度的试验。一般用于正常人和运动员最大运动能力的研究。

（2）症状限制性运动试验:是主观和客观指标相结合的最大运动试验,以运动诱发呼吸或循环不良的症状和体征、心电图异常及心血管运动反应异常作为运动终点,用于诊断冠心病、评估心功能和体力活动能力、制订运动处方等。

（3）低水平运动试验:预先设定较低水平的运动负荷、心率、血压和症状为终止指标的试验方法,适用于急性心肌梗死后或心脏术后早期康复患者,以及病情较重者,作为出院评价、决定运动处方、预告危险及用药的参考。通常以患者可耐受的速度连续步行 200 m 作为试验方法。

（4）定量行走试验:让患者步行 6 min 或 12 min,记录其所能行走的最长距离。试验与上述分级运动试验有良好对应性。对于不能进行活动平板运动试验的患者可行 6 min 或 12 min 行走距离测定,以判断患者的运动能力及运动中发生低氧血症的可能性。也可采用定距离行走,计算行走时间,作为评定方式。

3. 运动试验方案

（1）活动平板试验:根据运动负荷量的递增方式(变速变斜率、恒速变斜率、恒斜变速率等)不同设计了不同的试验方案,如 Bruce 方案、Naughton 方案、Balke 方案、STEEP 方案等。国内最常用的是 Bruce 方案,Bruce 方案通过同时增加速度和坡度来增加运动负荷;Naughton 方案运动起始负荷低,每级负荷增量均为静息代谢量的 1 倍;Balke 方案运动速度保持不变,仅依靠增加坡度来增加运动负荷;STEEP 方案是通过增加速度或坡度来增加运动负荷,但不同时增加速度和坡度。

（2）踏车运动试验:踏车试验的运动负荷有明确的规定。男性以 300 (kg·m)/min 起始,每 3 min 增加 300 (kg·m)/min;女性以 200 (kg·m)/min 起始,每 3 min 增加 200 (kg·m)/min。

（3）手摇车运动试验:用于下肢功能障碍者。运动起始负荷 150~200 (kg·m)/min,

每级负荷增量 100~150（kg·m）/min，时间 3~6 min。

（4）等长收缩运动试验：一般采用握力试验。常用最大收缩力的 30%~50% 作为运动强度，持续收缩 2~3 min。还可采用定滑车重量法，即通过一个滑轮将重力（重锤）引向受试者的手或腿，受试者进行抗阻屈肘或伸膝，并始终保持关节角度不变。受试的重力可以从 2.5 kg 开始，每级持续 2~3 min，每级负荷增量 2.5 kg，直至受试者不能继续保持关节角度为止。

（二）临床应用

1. 运动试验目的

（1）协助临床诊断：① 冠心病诊断，试验的灵敏性为 60%~80%，特异性为 71%~97%。试验中发生心肌缺血的运动负荷越低，心肌耗氧水平越低，ST 段下移程度越大，则患冠心病的危险性就越高，诊断冠心病的可靠程度也越大。② 鉴定心律失常，运动中突发或加剧的心律失常往往提示器质性心脏病，应该注意休息，避免运动；康复治疗时应暂时停止运动或调整运动量；而心律失常在运动中减轻甚至消失多属于"良性"，平时不一定要限制或停止运动。③ 鉴定呼吸困难或胸闷的性质，器质性疾病应在运动试验中诱发呼吸困难，并与相应的心血管异常一致。

（2）确定功能状态：① 判定冠状动脉病变严重程度及预后。运动中发生心肌缺血的运动负荷越低，心肌耗氧水平越低，ST 段下移的程度越大，则冠状动脉病变就越严重，预后也越差。运动试验阳性的无症状患者发生冠心病的危险性增大。② 判定心功能、体力活动能力和残疾程度。运动能力过低可作为残疾评判依据。WHO 将最大代谢当量（MET）<5 作为残疾标准。③ 评定康复治疗效果。运动试验时的心率、血压、运动时间、运动量、吸氧量、心肌耗氧量、心肌缺血的心电图和症状以及患者的主观感受均可以作为康复治疗效果定量评判的依据。

（3）指导康复治疗：① 确定患者运动的安全性。运动试验中诱发的各种异常均提示患者运动危险性增大，例如低水平运动（低运动负荷或低心肌耗氧量）时出现心肌缺血、运动诱发严重心律失常、运动诱发循环不良症状或心力衰竭症状、运动能力过低等。② 为制订运动处方提供定量依据。运动试验可以确定患者心肌缺血阈或最大运动能力、运动安全系数或靶运动强度，也有助于揭示运动中可能诱发的心律失常，有助于提高运动训练效果和安全性。③ 协助患者选择必要的临床治疗，如手术。④ 使患者感受实际活动能力，消除顾虑，增强参加日常活动的信心。

2. 适应证

有上述运动试验目的者，同时患者病情稳定，神智清楚，主动配合，无四肢功能障碍影响步行和踏车者，均为运动试验适应证。

3. 禁忌证

病情不稳定者均属运动试验禁忌证。一般情况，可以把禁忌证分为绝对禁忌证和相对禁忌证。

（1）绝对禁忌证：未控制的心力衰竭或急性心力衰竭、严重的左心功能障碍、血流动力学不稳的严重心律失常（室性或室上性心动过速、多源性室性期前收缩、快速型心房颤动、三度房室传导阻滞等）、不稳定型心绞痛、近期心肌梗死后非稳定期、急性心包炎、心肌炎、心内膜炎、严重的未控制的高血压、急性肺动脉栓塞、全身急性炎症、传染病、下肢功能障碍、确诊或怀疑主动脉瘤、严重主动脉瓣狭窄、血栓性脉管炎或心脏附壁血栓、精神疾病发作期间或严重神经症。

（2）相对禁忌证：包括严重高血压（>200/120 mmHg）和肺动脉高压、中度瓣膜病变和心肌病、明显心动过速或过缓、中重度主动脉瓣狭窄或严重阻塞型心肌病、心脏明显扩大、高度房室传导阻滞及高度窦房传导阻滞、严重冠状动脉左主干狭窄或类似病变、病情稳定的心力衰竭患者；严重肝肾疾病、未能控制的糖尿病、甲状腺功能亢进、骨骼肌肉疾病或风湿性疾病、电解质紊乱、慢性感染性疾病、晚期妊娠或妊娠有并发症者、重症贫血、明显骨关节功能障碍、运动受限或可能由于运动而使病情恶化者。

（三）运动试验程序

1. **皮肤处理** 安放电极前用酒精或细砂纸擦皮肤到微红，以尽可能降低电阻，减少干扰。

2. **安放电极** ① 常规十二导联心电图：导联电极全部移至躯干，两上肢电极分别移至锁骨下胸大肌与三角肌交界处或锁骨上，两下肢电极移至两季肋部或两髂前上棘内侧，胸导联的位置不变。② 监护导联：CM_5 正极位于 V_5，负极为胸骨柄，CC_5 正极位于 V_5，负极为 V_{5R}（即右胸相当于 V_5 的位置）。

3. **测定静息时血压** 用汞柱式血压计测量静息时的肱动脉血压。

4. **过度通气试验** 大口呼吸 1 min 后，立即描记监护导联心电图，如果出现 ST 段下移为阳性。阳性结果没有病理意义，但提示运动中诱发的 ST 段改变不一定是心肌缺血的结果。

5. **按运动方案运动** 运动中以心电图连续监护，每级运动末 30 s 记录心电图，同时测量血压。多数试验方案均为连续运动，各级之间不休息。心力衰竭患者在进行运动安全性试验时可以采用低负荷或间断性试验。

6. **运动试验终点** 症状限制性运动试验的运动终点是出现心肌缺血或循环不良的症状、心电图异常、血压异常、运动诱发的严重心律失常等。此外，出现仪器故障应该作为试验的终止指标。试验室内应备有急救药品和设备，并对出现的严重并发症进行及时的处理。

7. **运动后记录** 达到运动终点或出现中止试验的指征而中止运动后，于坐位或立位描记即刻和第 2、4、6 分钟的心电图，同时测量血压。如有特殊情况可将观察的时间延长到 8~10 min，直到受试者的症状或异常表现消失为止。

心电图标准十二导联系统

（1）肢体导联系统：反映心脏矢状面情况，包括：① 双极肢体导联：Ⅰ、Ⅱ、Ⅲ（图 2-1A）；② 加压单极肢体导联：avR、avL、avF（图 2-1B）。

（2）胸前导联系统：反映心脏水平面情况，包括：V1、V2、V3、V4、V5、V6（图 2-1C）。

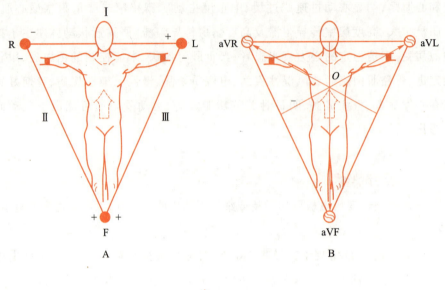

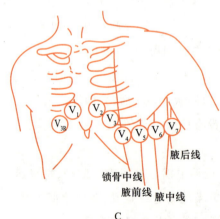

A. 双极肢体导联；B. 加压单极肢体导联；C. 胸前导联系统

图 2-1 心电图标准十二导联

（四）运动试验注意事项

1. 试验前检查者应用最通俗和简明扼要的方式向受试者介绍运动试验的方法，以取得受试者的合作。

2. 要求受试者试验前一天内不要参加重体力活动，并停用影响试验结果的药物，包括洋地黄制剂、硝酸甘油、双嘧达莫、咖啡因、麻黄碱、普鲁卡因胺、奎尼丁、钙拮抗剂、血管紧张素转换酶抑制剂、普萘洛尔、吩噻嗪类等。

3. 要求受试者试验前 2 h 禁止吸烟、饮酒。适当休息（0.5 h）。不可饱餐或空腹。

4. 感冒或其他病毒、细菌性感染者，一周内不宜进行运动试验。

（五）运动试验阳性评定标准

符合下列条件之一可以评为运动试验阳性。

1. 运动中出现典型心绞痛。

2. 运动中及运动后（2 min 内出现）以 R 波为主的导联出现下垂型、水平型、缓慢上斜型（J 点后 0.08 s）ST 段下移 ≥ 0.1 mV，并持续 2 min 以上。如果运动前有 ST 段下移，则在此基础上再增加上述数值。

3. 运动中收缩期血压下降（低于静息水平）。

以上标准不能简单地套用，可以作为临床诊断的参考，而不等于临床诊断。

（六）运动试验结果分析

1. **心率**　正常人运动负荷每增加 1MET，心率应该增加 8~12 次/min。出现异位心动过速时应该立即停止运动，提示患者应该限制体力活动。异常反应有过快和过慢两种。① 心率过快：分为窦性心动过速和异位心动过速。窦性心动过速发生过早，而且心率增加过快，提示受试者体力活动能力较差；异位心动过速时应该立即停止运动，提示受试者应该限制体力活动。② 心率过慢：见于窦房结功能减退、严重左心室功能不全和严重多支血管病变的冠心病患者，提示发生心血管意外的可能性较大。

2. **血压**　运动负荷每增加 1MET，收缩压相应增高 5~12 mmHg，收缩压一般可以达到 180~220 mmHg。运动时收缩压达到 250 mmHg、舒张压达到 120 mmHg 为高限。如运动负荷逐渐加大的过程中收缩压不升高（收缩压峰值 < 120 mmHg 或收缩压上升 < 20 mmHg），或较运动前或前一级运动时持续降低 ≥ 10 mmHg，或低于静息水平提示冠状动脉多支病变。出现异常低血压反应的运动负荷量越低，反映病情越重。

3. **每搏量和心输出量**　运动时每搏量逐步增加，心输出量也逐渐增大，最高可达静息时的 2 倍。但到 40%~50% 最大吸氧量时，每搏量不再增加，此后心输出量增加主要依靠心率加快。心输出量最大值可达静息的 4~5 倍。但是运动时的血流需求量高于心输出量增加，因此，需要进行血流再分配，以确保运动组织和重要脏器的血液供应。

4. **两项乘积（RPP）**　指心率和收缩压的乘积，代表心肌耗氧相对水平。发生心肌缺血时的 RPP 可作为心肌缺血阈，是反映心肌耗氧量和运动强度的重要指标。运动中 RPP 越高,说明冠状血管储备越好,而较低的 RPP 常提示病情严重。康复训练后 RPP 提高,提示冠状血管侧支循环生成增加,从而使冠状血管的储备力提高。康复训练后在限定 RPP 条件下,运动时间或强度增高,说明心血管及运动系统的工作效率提高,心血管负担减轻,患者可以耐受更大的运动负荷。

5. ST 段　　正常 ST 段应该始终保持在基线。运动中 ST 段出现明显偏移为异常反应,包括 ST 段下移和上移。ST 段下移包括上斜型、水平型、下垂型和盆型,提示心肌缺血。其中以水平型与下垂型诊断价值较大。

6. 运动性心律失常　　原因与交感神经兴奋性增高和心肌需氧量增加有关。室性期前收缩是运动中最常见的心律失常,其次是室上性心律失常和并行心律。运动中和运动后一过性窦性心律失常和良性游走心律也较常见。运动诱发短阵心房颤动和心房扑动的发生率低于 1%,可见于健康人或者风湿性心脏病、甲状腺功能亢进、预激综合征、心肌病患者。阵发性房室交界心动过速极少发生。单独出现的运动诱发性室上性心律失常与冠心病无关,而往往与肺部疾病、近期内饮酒或服用咖啡因过量有关。运动可诱发频率依赖性左、右束支传导阻滞以及双支传导阻滞,如在心率低于 125 次/min 时发生多与冠心病有关,而在心率高于 125 次/min 发生的则病理意义不大。

7. 主观用力程度分级(rate of perceived exertion,RPE)　　是根据运动中患者的自我感觉用力程度来判断运动强度的半定量指标(表 2-6)。一般症状限制性运动试验要求达到 15~17 分。RPE 与心率和耗氧量具有高度相关性,各级分值乘以 10 大约相当于运动时的正常心率反应(应用影响心率药物的除外)。

表 2-6　主观用力程度分级与相应心率

RPE 分级	自我感觉	相应心率/(次/min)
7	轻微用力	70
9	稍用力	90
11	轻度用力	110
13	中度用力	130
15	明显用力	150
17	非常用力	170
19	极度用力	190

8. 症状　　正常人在亚极量运动试验中应无症状。极量运动试验时可有疲劳、下肢无力、气促并可伴有轻度眩晕、恶心和皮肤湿冷。这些症状如发生在亚极量运动时应作为异常。胸痛、发绀、极度呼吸困难发生在任何时期均属于异常。运动中如发生典型心绞痛,可以作为诊断冠心病的重要指征。对于运动诱发不典型心绞痛的患者,可以选择另一方案重复运动试验,观察患者是否在同等 RPP 的情况下诱发症状。由于冠心病患者的心肌缺血阈值比较恒定,所以如果症状确实是心肌缺血所致,就应该

在同等 RPP 时出现症状。

9. 药物影响 许多药物对心电运动试验的结果有影响。因此,在解释试验结果时应该充分加以考虑。

三、肺功能评定

肺在呼吸过程中的作用主要是完成肺通气和肺换气功能。人体与外界气体交换,即人体从外界摄取氧、利用氧和排出二氧化碳的全过程,称为呼吸。呼吸的全过程由 5 个相互关联的环节组成:① 肺通气,即气体进出肺的过程;② 肺换气,即肺泡与血液之间的气体交换;③ 气体运输,即血液对气体的运输,通过血液的运行,一方面把肺部摄取的氧气送到组织细胞,另一方面把组织细胞产生的二氧化碳运送到肺排出体外;④ 组织换气,即血液与组织细胞间的气体交换;⑤ 生物氧化,即组织细胞利用氧和产生二氧化碳的过程。呼吸过程的任何一个环节发生障碍均可导致组织缺氧和二氧化碳潴留,影响新陈代谢的正常进行,严重时甚至可危及生命。因此,肺功能评定对临床康复具有重要的价值。

(一) 主观呼吸功能障碍程度评定

通常采用六级制。

0 级:有不同程度肺气肿,但日常生活无影响,无气短。

1 级:较剧烈劳动或运动时出现气短。

2 级:行走速度较快或登楼、上坡时出现气短。

3 级:慢走即有气短。

4 级:讲话或穿衣等轻微动作时即有气短。

5 级:静息时气短,无法平卧。

(二) 肺容量测定

肺容量包括潮气量、补吸气量、补呼气量、肺活量、功能性残气量等,这些指标都可以用肺量计直接测定。

1. 潮气量(TV) 指静息状态下每次吸入或呼出的气量,似潮汐涨落,故名潮气量,与年龄、性别、体积表面、呼吸习惯、机体新陈代谢有关。正常值:成年人为 400～500 ml。

2. 补吸气量(IRV) 指平静吸气末再用力吸气所吸入的气量,它反映肺胸的弹性和吸气肌的力量。成年人正常值:男性 2 100 ml,女性 1 500 ml。

3. 补呼气量(ERV) 为平静呼气末再用力呼气所呼出的气量,反映了肺的气储备功能。正常值:成年人为 900～1 200 ml。在肥胖、腹水、肺气肿和支气管痉挛等情

肺功能评定

第四节 心肺功能评定

况下,补呼气量会有不同程度的下降。

4. 深吸气量(IC) 为平静呼气以后尽力吸气所吸入的最大气量。即:深吸气量(IC)=潮气量+补吸气量。成年人正常值:男性约 2 600 ml,女性约 1 900 ml。

5. 肺活量(VC) 为尽力吸气后缓慢而完全呼出的最大容量,即潮气量、补吸气量和补呼气量之和,是常用指标之一,反映了肺和胸廓的发育状况和功能水平。成年人正常值:男性平均约 3 500 ml,女性约 2 500 ml。健康成年人的肺活量因性别、年龄、体型和运动锻炼的情况不同而有较大差异,一般男性高于女性,身材高大者高于身材矮小者,锻炼者高于非锻炼者。测定值较预计值减少 20%以上视为肺活量减少,右肺肺活量占全肺活量的 55%,左肺占 45%。

肺活量降低常见于:① 引起限制性通气障碍的疾病,如脊柱与胸廓畸形、广泛性胸膜增厚、大量胸腔积液、气胸、肺炎、肺不张、弥漫性肺间质纤维化、肺水肿等;② 呼吸肌功能障碍,如重症肌无力、膈肌麻痹、感染性多发性神经根神经炎等。

6. 功能性残气量(FRC)及残气量(RV) 分别是平静呼气后和最大深呼气后残留于肺内的气量。FRC 正常值:男性(2 270±809) ml,女性(1 858±552) ml;RV 正常值:男性(1 380±631) ml,女性(1 301±486) ml。增加见于肺气肿;减少见于弥漫性肺间质纤维化等病。

7. 肺总量(TLC) 最大吸气后肺内所含的气量,即 VC 与 RV 之和。正常值:男性约 5 000 ml,女性约 3 500 ml。

残气量占肺总量百分比>35%提示阻塞性肺气肿,45%~55%为重度肺气肿,65%以上为严重肺气肿。

(三) 肺通气量测定

肺通气量指标包括静息通气量、最大自主通气量、时间肺活量等。

1. 静息通气量(VE) 指在静息状态下每分钟吸入或呼出的气体总量,每分通气量=潮气量×呼吸频率(次/min)。正常值:男性(9 872±2 954) ml,女性(8 116±2 528) ml。

2. 最大自主通气量(MVV) 为单位时间最大呼吸量,反映通气功能的最大潜力。受检者以最大努力进行深快呼吸 12 s,测定通气量,并折算成 1 min 的数值。要求在 15 s 内呼吸 10~15 次,过快过慢均不能得到最大值。MVV 正常值变异较大,一般以正常值±20%为正常范围。MVV 占预计值的 80%以上为基本正常,60%~70%稍有减退,40%~50%明显减退,39%以下严重减退。

3. 时间肺活量(FEV) 又称用力肺活量,是深吸气后以最大用力、最快速度所能呼出的气量。通常取第 1、2、3 秒的呼气容积及其各占 FVC 百分比,分别记为 FEV1、FEV1/FVC%、FEV2、FEV2/FVC%、FEV3、FEV3/FVC%,正常分别为 83%、96%、99%。临床常采用第一秒最大用力呼气容量(FEV1),FEV1<70%(老年人<60%)说明气道

阻塞,常见于肺气肿、支气管哮喘。FEV1 占肺活量(VC)比值可用于评估肺气肿的严重程度:可疑 60%~69%,轻度 50%~59%,中度 40%~49%,重度<40%。

4. 用力呼气中期流速(FEF 或 FMF25%~75%) 测定方法与 FEV 相同,但只测定 25%~75% 的流速。其意义与 FEV1 和 MVV 相似。正常值:男性 3.37 L/s,女性 2.85 L/s。

(四) 小气道通气功能

小气道是指 2 mm 以下的细支气管,即由终末细支气管到呼吸性细支气管 14~19 级支气管分支所组成。小气道阻力只占呼吸道全部阻力的 20%。因此,早期小气道病变可以不出现症状和体征。小气道功能测定主要包括肺闭合气量,最大呼气流速容量曲线和频率依赖性、肺顺应性等。闭合气量指平静呼气至接近残气量时,肺下部气道开始闭合所能再呼出的气体量。数值增高表示肺弹性回缩力减退或小气道病变。闭合气量随年龄增长而增加,在评定时应加以考虑。

四、气体代谢测定

(一) 基本概念

气体代谢是生命活动的基础,集中反映了呼吸、循环、运动、内分泌等多系统的功能状态。在临床上,气体代谢主要是指肺的气体交换功能(外呼吸功能)和体内有氧代谢能力(内呼吸功能),两者之间既有联系又有不同,前者主要反映心肺功能,后者则反映肌肉利用氧的能力。

气体代谢受多种因素影响,而且人体气体代谢的代偿能力很强,静息状态下的检测常难发现早期的异常,而运动中和运动后的连续动态观察,比较容易暴露出潜在的失代偿功能,可以大大提高气体代谢测定的敏感性和特异性,具有较好的实用价值。因此,运动时的气体代谢能力主要反映了心肺功能。

气体代谢测定是通过呼吸气分析,推算体内气体代谢情况的一种检测方法,因为无创、可反复、动态观察,在康复医学功能评定中应用价值较大。

(二) 应用范围

气体代谢测定的应用与指标有关,常用指标包括:

1. 最大摄氧量(maximal oxygen uptake, VO₂max) 又称最大氧耗量、最大吸氧量或最大有氧能力,是指机体在运动时所能摄取的最大氧量,是综合反映心肺功能状况和最大有氧运动能力的最好生理指标。其数值大小主要取决于心输出量、动静脉氧差、氧弥散能力和肺通气量。在康复医学中常用于评估患者的运动耐力、制订运动处方和评估疗效。

VO_2max 可通过极量运动试验（以活动平板运动试验最为准确）直接测定，运动达到极量时呼吸气分析仪所测定的摄氧量即为 VO_2max。判定达到 VO_2max 的标准为：① 分级运动中两级负荷的摄氧量差值小于 5% 或小于 2 ml/（kg·min）；② 呼吸商大于 1.1（成人）或 1.0（儿童）；③ 继续运动时摄氧量开始降低；④ 受试者筋疲力尽或出现其他停止运动试验的指征。正常人 VO_2max 的参考值见表 2-7。

表 2-7　正常人 VO_2max 的参考值

年龄/岁	VO_2max/[ml/(kg·min)]	
	男性	女性
20~29	44~51	35~43
30~39	40~47	34~41
40~49	36~43	32~40
50~59	32~39	29~36

VO_2max 可作为确定运动强度的参考指标，其与其他运动强度的对应关系见表 2-8。

表 2-8　不同运动强度指标的对应关系

VO_2max/%	最大心率/%	RPE	强度分类
<20	<35	<10	很轻松
20~39	35~54	10~11	轻松
40~59	55~69	12~13	稍费力
60~84	70~89	14~16	费力
>85	>90	17~18	很费力
100	100	19	最费力

也可根据运动时的心率推测该运动强度相当的 VO_2max 的百分比，即：

$$VO_2max(\%) = (实测心率-静息心率)/(最大心率-静息心率) \times \%。$$

2. 代谢当量（metabolic equivalent，MET）　是以静息、坐位时的能量消耗为基础，表达各种活动时相对能量代谢水平的常用指标。MET 可由 VO_2max 推算而来，1MET 相当于 VO_2max 3.5 ml/（kg·min），它稍高于基础代谢约［3.3 ml/（kg·min）］，是能量代谢的另一种表达方式。MET 的最大优点是将人体所消耗的能量标准化，从而使不同年龄、性别、体重的个体间得以进行比较。MET 在康复医学中具有极其重要的应用价值，MET 应用范围如下：

（1）判断体力活动能力和预后：关键的最高 MET 判断值为：① <5MET，65 岁以下的患者预后不良；② 5MET，日常生活受限，相当于急性心肌梗死恢复期的功能储备；③ 10MET，正常健康水平，药物治疗预后与其他手术或介入治疗效果相当；

④ 13MET,即使运动试验异常,预后仍然良好;⑤ 18MET,有氧运动员水平;⑥ 22MET,高水平运动员。

(2)区分残疾程度:一般将最大 MET<5 作为残疾标准。

(3)判断心功能及相应的活动水平:由于心功能与运动能力密切相关,因此,MET 的水平与心功能直接相关(表2-9)。

表 2-9　各种心功能状态时的 MET 及可以进行的活动

心功能	MET	可以进行的活动
I	≥7	携带 10.90 kg(24 磅)重物连续上 8 级台阶;携带 36.32 kg(80 磅)重物进行铲雪、滑雪、篮球、回力球、手球或足球,慢跑或走(速度为 8.045 km/h)
II	≥5,<7	携带 10.90 kg(24 磅以下)重物上 8 级台阶;性生活;养花种草型的工作;步行(速度为 6.436 km/h)
III	≥2,<5	徒手走下 8 级台阶;可以自己淋浴、换床单、拖地、擦窗;步行(速度为 4.023 km/h);打保龄球、连续穿衣
IV	<2	不能进行上述活动

(4)表示运动强度和制订运动处方:通过对各种活动的耗氧量测定发现,不同的人在从事相同的活动时其 MET 基本相等。因此,可以用 MET 来表示任何一种活动的运动强度。此外,MET 与能量消耗直接相关,所以在需要控制能量摄取与消耗比例的情况下(如糖尿病和肥胖症的康复),采用 MET 是最佳选择。热卡是指能量消耗的绝对值,MET 是能量消耗水平的相对值,两者之间有明确的线性关系,计算公式为:热卡 = MET×3.5×体重(kg)÷200。

在计算上可以先确定每周的能耗总量(运动总量)以及运动训练次数或天数,将每周总量分解为每天总量,然后确定运动强度,查表选择适当的活动方式,将全天的 MET 总量分解到各项活动中,形成运动处方。

(5)指导日常生活活动与职业活动:心肺疾病患者不可能进行所有的日常生活活动或职业活动,因此,需要在确定患者的安全运动强度后,根据 MET 表选择合适的活动(表2-10)。注意职业活动(每天8 h)的平均能量消耗水平不应该超过患者峰值 MET 的 40%,峰值强度不可超过峰值 MET 的 70%~80%(表2-11)。

表 2-10　各项日常生活活动和职业活动的 MET

活动	MET	活动	MET
生活活动			
修面	1.0	步行 1.6 km/h	1.5~2.0
自己进食	1.4	步行 2.4 km/h	2.0~2.5
床上用便盆	4.0	散步 4.0 km/h	3.0
坐厕	3.6	步行 5.0 km/h	3.4
穿衣	2.0	步行 6.5 km/h	5.6

活动	MET	活动	MET
站立	1.0	步行 8.0 km/h	6.7
洗手	2.0	下楼	5.2
淋浴	3.5	上楼	9.0
坐床	1.2	骑车（慢速）	3.5
坐床边	2.0	骑车（中速）	5.7
坐椅	1.2	慢跑 9.7 km/h	10.2
自我料理			
坐位自己进餐	1.5	备饭	3.0
上下床	1.65	铺床	3.9
穿脱衣	2.5~3.5	扫地	4.5
站立热水淋浴	3.5	擦地（跪姿）	5.3
挂衣	2.4	擦窗	3.4
园艺工作	5.6	拖地	7.7
劈木头	6.7		
职业活动			
秘书（坐）	1:6	焊接工	3.4
机器组装	3.4	轻的木工活	4.5
挖坑	7.8	油漆	4.5
织毛线	1.5~2.0	开车	2.8
写作	2.0	缝纫（坐）	1.6
娱乐活动			
打牌	1.5~2.0	桌球	2.3
手风琴	2.3	弹钢琴	2.5
小提琴	2.6	长笛	2.0
交谊舞（慢）	2.9	击鼓	3.8
交谊舞（快）	5.5	排球（非竞赛性）	2.9
有氧舞蹈	6.0	羽毛球	5.5
跳绳	12.0	游泳（慢）	4.5
网球	6.0	游泳（快）	7.0
乒乓球	4.5		

表 2-11 MET 与工作能力

最高运动能力	工作强度	平均 MET	峰值 MET
≥7MET	重体力劳动	2.8~3.2	5.6~6.4
≥5MET	中度体力劳动	<2.0	<4.0
3~4MET	轻体力劳动	1.2~1.6	2.4~3.2
2~3MET	坐位工作，不能跑、跪、爬，站立或走动时间不能超过 10% 工作时间		

3. 无氧阈(anaerobic threshold, AT)　是指无氧代谢时的摄氧量,是人体在逐级递增负荷运动中,有氧代谢已不能满足运动肌肉的能量需求,开始大量动用无氧代谢供能的临界点。此时,血乳酸含量、肺通气量、二氧化碳排出量急剧增加。AT 相当于一般人心率在 140~150 次/min 或 VO_2max 的 50%~60% 时的运动强度,是测定有氧代谢能力的重要指标。AT 值越高,机体的有氧供能能力越强。AT 意义:① 小于 AT 的运动以有氧代谢为主,大于 AT 的运动以无氧代谢逐渐增加为主;② AT 表明体力活动和心肺系统能为肌肉提供足以维持有氧代谢摄氧量的最高水平;③ 一般认为,心血管疾病患者的运动训练最好控制在 AT 水平以下,以免发生心血管意外;④ AT 的高低对判断受试者的耐力运动能力有重要价值。AT 较高者有较强的耐力运动能力。

AT 应用范围:① VO_2max 和 AT 可以识别心肺疾病的严重程度,预测最大心输出量,反映心肺储备和机体对氧的运输能力,能客观评定受试者的功能容量;② AT 值以 VO_2 表示,正常人 AT 值不应低于 40%VO_2max;③ 运动试验结果可分成五个等级,A 级功能损害程度最轻或无损害,E 级功能损害程度最重(表 2-12)。

表 2-12　运动负荷试验的 VO_2max 和 AT 结果分级

分级	功能损害程度	$VO_2max/[ml/(kg \cdot min)]$	$AT/[ml/(kg \cdot min)]$
A	轻或无	>20	>14
B	轻~中	16~20	11~14
C	中~重	10~15	8~10
D	重	6~9	5~7
E	很重	<6	<4

(三) 适应证和禁忌证

与心肺运动试验相似。

(四) 测定方法

人体气体代谢的测定方法主要有以下两类。

1. 血气分析　抽取动脉血液,测定血液中的气体分压和含量,并以此推算全身的气体代谢和酸碱平衡状况。不足之处:① 只反映采血瞬间的情况;② 为有创性检查,多次重复检查不易被接受;③ 不能做运动试验及长时间观察。故在康复功能评定中受到限制。

2. 呼吸气体分析　测定通气量及呼出气中氧和二氧化碳的含量,并以此推算吸氧量、二氧化碳排出量等各项气体代谢的参数。这一方法无创伤、无痛苦,可以在各种活动时进行反复或长时间动态观察,在康复功能评定中具有较大的实用价值。呼吸气体的分析方法可分为化学法和物理法两种。

（五）运动方案

运动方式多采用活动平板,也有采用踏车运动、手摇车运动、台阶试验等。需要注意的是,由于活动肌数量和机械效率的差异,不同的运动方式所测得最大吸氧量有所不同(表2-13)。参与运动的肌群越多,所测得 VO_2max 越高。通常以平板运动测定的结果为基准。

表 2-13　不同运动方式所测得 VO_2max 的差异

运动方式	VO_2max	运动方式	VO_2max
活动平板(坡度≥3%)	100%	手臂摇轮运动	65%~70%
活动平板(坡度<3%)	95%~98%	手臂与腿联合运动	100%
直立踏车	93%~96%	游泳	85%
卧位踏车	82%~85%	台阶试验	97%
单腿直立运动	65%~70%		

（张绍岚）

第五节　日常生活活动能力评定

学习目标

1. 掌握常用日常生活活动能力的评定方法。
2. 熟悉日常生活活动能力评定时的注意事项。
3. 了解日常生活活动能力概念、分类。
4. 具有良好的临床思维能力、分析解决问题的能力,能运用日常生活活动能力评定方法对患者进行评定。

案例导入

患者,男,54岁。脑出血术后3个月,左侧肢体瘫痪,经康复训练后患者现可在辅助下行走,为指导患者出院后生活,要对患者进行日常生活活动能力评定。

请思考：

该患者的评定内容和方法包括哪些?

一、概述

（一）基本概念

日常生活活动（activities of daily living，ADL）是指人们为了维持生存以及适应生存环境而每天必须反复进行的、最基本的、最具有共同性的活动，包括衣、食、住、行、个人卫生等基本动作和技巧，还包括与他人交往的能力等，对每个人都至关重要。

ADL 是人们维持生存以及适应生存环境的最基本能力，是康复医学中最基本和最重要的内容，康复工作的最重要目标之一就是恢复患者的日常生活活动能力。ADL 的各项活动对于健康人来说易如反掌，但对于病、伤、残者来说其中的任何一项都可能成为一个复杂和艰巨的任务，需要反复的努力和训练才能重新获得。ADL 能力评定是用特定的方法，准确地了解患者日常生活的各项基本功能情况及独立程度。它是患者功能评估的重要组成部分，对于判断预后、制订和修订治疗计划、评价治疗效果、安排出院或者就业有非常重要的意义，是康复评定中必不可少的重要步骤。

（二）分类

根据 ADL 能力的性质可分为基础性日常生活活动和工具性日常生活活动。

1. **基础性日常生活活动（basic activities of daily living，BADL）** 又称为躯体日常生活活动（physical activities of daily living，PADL），是指人们为了维持基本的生存、生活需要而每天必须反复进行的基本活动，包括进食、更衣、个人卫生等自理活动和转移、行走、上下楼梯等身体活动。

2. **工具性日常生活活动（instrumental activities of daily living，IADL）** 是指人们为了维持独立的社会生活所需的较高级的活动，完成这些活动需借助工具进行，包括购物、炊事、洗衣、交通工具的使用、处理个人事务、休闲活动等。

IADL 是在 BADL 的基础上发展起来的体现人的社会属性的一系列活动，它的实现是以 BADL 为基础的。BADL 评定反映较粗大的运动功能，适用于较重的残疾，常用于住院患者。IADL 评定反映较精细的功能，适用于较轻的残疾，常用于社区残疾患者和老年人。

二、常用评定方法

ADL 能力评定包括 BADL 评定和 IADL 评定。BADL 评定有巴塞尔指数、Katz 指数、PULSES 评定量表、修订的 Kenny 自理评定和功能独立性量表（FIM）等。IADL 评定有功能活动问卷（FAQ）、Frenchay 活动指数等。

（一）巴塞尔指数

巴塞尔指数（Barthel index，BI）是广泛应用于临床。评定方法简单，可信度、灵敏度高,不仅能够用于评定患者治疗前后的功能状态,还能用于预测治疗效果、住院时间和预后。

巴塞尔指数分级是通过对进食、洗澡、修饰、穿衣、大便控制、小便控制、用厕、床椅转移、平地行走及上下楼梯共 10 项日常活动的独立程度采取打分的方法来区分等级。根据患者能够独立及需要帮助的程度分为自理、稍依赖、较大依赖、完全依赖 4 个功能等级,总分为 100 分。巴塞尔指数评分标准见表 2-14。

巴塞尔指数
评定

表 2-14　巴塞尔指数评分标准

序号	ADL 项目	得分	评分标准
1	进食	10	自理:能使用任何必要的用具,在适当的时间内独立进食
		5	需要帮助(如搅拌、切割食物)
		0	依赖
2	洗澡	5	自理:指无需他人指导和帮助安全进出浴室,完成洗澡全过程
		0	依赖或需帮助
3	修饰	5	独立地梳洗、刷牙、刮胡子、化妆
		0	依赖或需帮助
4	穿衣	10	独立地穿脱衣服、系扣、打领带、系腰带、系鞋带
		5	需要帮助,在适当的时间可做完一半的工作
		0	依赖
5	控制大便	10	不失禁,如需要能独立使用灌肠剂或栓剂
		5	偶尔失禁(每周≤1 次)或需要器具帮助
		0	失禁;或无失禁,但有昏迷
6	控制小便	10	不失禁,如需要能独立使用集尿器
		5	偶尔失禁(每 24h≤1 次,每周>1 次)或需要器具帮助
		0	失禁;或需由他人导尿;或无失禁,但有昏迷
7	用厕	10	独立使用厕所,穿脱衣裤,拭净,冲水
		5	需要帮助(穿脱衣裤、拭净时)
		0	依赖
8	床椅转移	15	独立进行床与轮椅转移
		10	最小的帮助和监督
		5	需要最大的帮助才能完成转移
		0	完全依赖
9	平地行走	15	能在水平路面独立行走 45 m,可用辅助器具
		10	在帮助下可行走 45 m
		5	如不能行走,能使用轮椅行走 45 m
		0	依赖:不能步行
10	上下楼梯	10	独立上下楼梯,可用辅助器具
		5	需要帮助和监督
		0	依赖:不能上楼梯

评出分数后,可以按下列标准判断患者 ADL 能力。60 分以上者为虽然有轻度残疾,但生活基本自理;40~60 分者为中度残疾,生活需要帮助;20~40 分者为重度残疾,生活需要很大帮助;20 分以下者为完全残疾,生活完全依赖。1993 年,国外学者提出一种改良的巴塞尔指数,称为 MBI(modified Barthel index),将评分更加细化,认为其可预测患者将来的恢复。

(二) 功能独立性评定

1. 评定量表及内容　功能独立性评定量表(functional independence measure, FIM)是一种全面评定患者 ADL 能力及社交能力的评定方法,FIM 能够全面、精确、敏感地反映患者的功能状态,现已在全世界广泛应用。评定内容包括躯体运动功能和认知功能两大类、6 个方面。其中运动功能包括自我照顾、括约肌控制、转移能力、行走能力 4 个方面、13 个项目,认知功能包括交流、社会认知 2 个方面、5 个项目,共有 18 项。FIM 评定内容见表 2-15。

表 2-15　FIM 评定记录表

评定项目	入院	出院	随访
Ⅰ. 自我照料			
1. 进食			
2. 梳洗、修饰			
3. 洗澡			
4. 穿脱上衣			
5. 穿脱裤子			
6. 如厕			
Ⅱ. 括约肌控制			
7. 排尿管理			
8. 排便管理			
Ⅲ. 转移			
9. 床或椅(轮椅)转移			
10. 进出厕所			
11. 进出浴盆、淋浴室			
Ⅳ. 行走			
12. 步行/轮椅			
13. 上下楼梯			
Ⅴ. 交流			
14. 理解(视、听或两者)			
15. 表达(语言、非语言或两者)			
Ⅵ. 社会认知			
16. 社会交往			
17. 解决问题			
18. 记忆力			
总计得分:			

2. 评分标准　根据患者进行 ADL 时独立或依赖的程度,将结果分为 7 个功能等级(1~7分),最高得分 7 分,最低得分 1 分。FIM 的评分标准见表 2-16。

表 2-16　FIM 评分标准

能力		得分	评分标准
独立	完全独立	7	能在合理的时间内独立完成所有活动,活动完成规范、安全,无须矫正,不用辅助设备和帮助
	有条件的独立	6	活动能独立完成,但活动中需要辅助设备(假肢、支具、辅助具),或者需要比正常长的时间,或存在安全方面的顾虑
有条件的依赖	监护、准备或示范	5	活动时不需要帮助,但需要他人监护、提示或规劝;或者需要他人准备或传递必要的用品,帮助者与患者无身体接触
	最小量帮助	4	活动中给患者的帮助限于辅助,或患者在活动中用力程度≥75%
	中等量帮助	3	需要在他人接触身体帮助下的活动,需稍多的辅助,患者在活动中的用力程度达到 50%~74%
完全依赖	最大量帮助	2	需要在他人接触身体大量帮助下完成活动,患者在活动中的用力程度为 25%~49%
	完全帮助	1	只有在他人接触身体帮助下才能完成活动,患者在活动中的用力程度为<25%

3. 评分分级　FIM 的各项评定分数相加即为最终得分,评分最高为 126 分(每项均为 7 分),最少为 18 分(每项均为 1 分),得分越高,表示独立性越好,依赖性越小,反之越差。根据评分情况,可做以下分级,得分的高低以患者独立的程度、对辅助器具或辅助设备的需求以及他人给予帮助的程度为依据。FIM 评分分级见表 2-17。

表 2-17　FIM 评分分级

等级	分值	功能独立程度
7	126	完全独立
6	108~125	基本独立
5	90~107	极轻度依赖或有条件的独立
4	72~89	轻度依赖
3	54~71	中度依赖
2	36~53	重度依赖
1	19~35	极重度依赖
0	18	完全依赖

(三) 功能活动问卷

功能活动问卷(functional activities questionnaire,FAQ)是 Pfeffer 于 1982 年提出

的,于 1984 年进行了修订(表 2-18),主要用于研究社区老年人的独立性和轻症阿尔茨海默病。FAQ 评分分值越高表明障碍程度越重,正常标准为<5 分,≥5 分为异常。

表 2-18　功能活动问卷(FAQ)

项目	评分标准			
	0 分	1 分	2 分	3 分
	正常或从未做过,但能做	困难,但可单独完成或从未做过	需要帮助	完全依赖他人
每月平衡收支的能力,算账的能力				
工作能力				
能否到商店买衣服、杂物和家庭用品				
有无爱好,会不会下棋和打扑克				
会不会做简单的事情,如泡茶等				
会不会准备饭菜				
能否了解最近发生的事情(时事)				
能否参加讨论和了解电视、书和杂志的内容				
能否记住约会时间、家庭节日和吃药				
能否拜访邻居,自己乘坐公共汽车				

三、评定注意事项

1. 加强医患合作　评定前应与患者交流,使其明确评定的目的,取得患者的理解与合作。

2. 了解相关功能评定　评定前应了解患者的一般病情和肌力、肌张力、关节活动度、平衡能力、感觉、知觉及认知状况等整体状况。

3. 选择恰当的评定环境和时间　评定应在患者实际生活环境中或 ADL 能力评定室中进行,若为再次评定而判断疗效,应在同一环境中进行,以避免环境因素的影响。评定的内容若是日常生活中的实际活动项目,应尽量在患者实际实施时进行,避免重复操作带来的不便。

4. 正确选择评定方式和内容　由于直接观察法能更为可靠、准确地了解患者的每一项 ADL 的完成细节,故评定时应以直接观察为主,但对于一些不便直接观察的隐私项目应结合间接询问进行评定。评定应从简单的项目开始,逐渐过渡到复杂的项目,并略去患者不可能完成的项目。

5. 注意安全,避免疲劳　评定中注意加强对患者的保护,避免发生意外。不能强求在一次评定中完成所有的项目,以免患者疲劳。

6. 注意评定实际能力   ADL 能力评定的是患者现有的实际能力,而不是潜在能力或可能达到的程度,故评定时应注意观察患者的实际活动,而不是依赖其口述或主观推断。对动作不理解时可以由评定者进行示范。

7. 正确分析评定结果   在对结果进行分析判断时,应考虑患者的生活习惯、文化素质、工作性质、所处的社会和家庭环境、所承担的社会角色以及患者残疾前的功能状况、评定时的心理状态和合作程度等有关因素,以免影响评定结果的准确性。

(敖文君)

第六节　言语功能评定

学习目标

1. 掌握失语症、构音障碍、吞咽障碍的基本概念。
2. 熟悉失语症、构音障碍、吞咽障碍常用的康复评定方法和操作技术。
3. 了解失语症、构音障碍、吞咽障碍康复评定的注意事项。
4. 能应用常用的评价方法对患者进行评价及分析。

案例导入

患者,男,54 岁,右利手,干部,大学文化。因右侧肢体活动不利,言语不利,无法阅读 33 天,于 2011 年 4 月 16 日入院。患者于 2011 年 3 月 15 日无明显诱因出现头痛伴大汗,1 h 后入院查头磁共振成像(MRI)示脑梗死。4 h 后词不达意,肢体活动未见明显异常,次日患者右上肢抬举无力,逐渐加重至右下肢。查体:血压 140/100 mmHg,神志清楚,时间空间定向力、计算力、记忆力均减退,MMSE 量表 13 分。右侧同向性偏盲,右侧中枢性面舌瘫。入院后查头 MRI 示双侧额叶、左颞叶、枕叶、丘脑,右侧半卵圆中心多发亚急性脑梗死,左颞枕叶病灶较大较新,直径>1.5 cm。临床诊断:脑梗死。失语症检查:自发语非流畅性,有找词困难,听理解单词及句子水平均为 100%,复述单词水平 80% 及句子水平 70%,命名单词水平 70%,句子水平 40%,阅读理解及执行文字命令不能完成,抄写单词水平 100%、句子水平 90%,描写单词水平 90%、句子水平 80%,写出的字不理解。

请思考:

1. 患者主要的语言功能障碍有哪些?
2. 针对患者的功能障碍如何进行评定?

一、概述

言语和语言是两个不同的概念,言语是人们掌握和使用语言的活动,语言是人们进行沟通交流的各种表达方式,包括口语、书面语和姿势语(如手势、表情、手语),二者有区别,又密切联系,而语言—语言交流和吞咽功能在生理、病理生理上也有一定联系。

言语障碍(dysphasia)是指通过口语或书面语或手势语传达个人的思想、感情、意见和需要的能力等方面出现缺陷,最常见的是构音障碍和失语症等。言语功能评定主要是通过交流,观察和使用通用的量表(必要时还可以通过仪器对发音器官进行检查)来评定患者有无言语功能障碍,并确定是否需要言语治疗。语言—语言交流和吞咽功能在生理、病理生理上有一定联系,临床上常归属于言语-吞咽障碍训练部门进行治疗。依据语言障碍的类型及严重程度,制订合理的训练计划,确定短期及长期康复目标,进行有针对性的康复训练,改善语言障碍患者的预后,提高生活质量,是医护工作者义不容辞的责任。

二、失语症评定

失语症(aphasia)是因大脑功能受损引起的言语功能受损或丧失,常表现为听、说、读、写、计算等方面的障碍。患者意识清醒、无感觉缺失和发音肌肉瘫痪,却丧失对语言信号的理解或表达能力。临床上典型的类型有布罗卡失语、感觉性失语、传导性失语、经皮质运动性失语、经皮质感觉性失语、经皮质混合性失语、命名性失语、完全性失语。

失语症的
评定方法

(一) 评定方法

1. 用具　录音机及录音带、口形矫正镜(可供两人并排使用)、节拍器、秒表、呼吸训练用具(火柴、蜡烛、吸管等)、压舌板、消毒器械、对应的名词、动词图卡与字卡各约 300 枚,情景画与文句卡片约 50 枚,汉字偏旁、笔画卡片,常用实物或模型,各类报刊、书籍,彩色纸张、颜料、各类笔纸等。

2. 方法　临床上常用的失语症评定方法有:波士顿诊断失语检查法(Bosten diagnostic aphasia examination,BDAE),亚琛失语检查法(Achener aphasia test,AAT)。1988 年北京医院王新德教授根据国外失语研究进展,结合我国国情组织制订了《汉语失语症检查法(草案)》,1992 年北大医院高素荣教授在 BDAE 的基础上,结合我国国情制订了汉语失语检查法,在临床上得到广泛应用。具体方法步骤可登录"智慧职教"平台,搜索"失语症的评定方法"微课学习。

（二）注意事项

1. 向患者及家属讲清言语评定的目的和要求，以取得理解与配合。

2. 测验时尽量使患者放松，避免引起患者窘迫、紧张等。

3. 评定时患者如连续答错，可将测验拆散分解，先易后难，设法提高患者参与的兴趣。

4. 当患者不能作答时，检测者可做示范。

5. 尽可能借助录音或复读设备，方便检测者准确判断言语障碍的程度和性质。

6. 评定尽量在 1.5 h 内完成，患者若疲劳或极端不配合，最好分几次完成检查，并选择患者状态较佳时检测。

三、构音障碍评定

构音障碍（dysarthria）是指由于神经肌肉病变导致言语肌肉的麻痹或运动不协调所致的言语障碍，是口语交流机械部分的语音障碍，而词法和语法正常，主要表现为说话含糊不清，不流利，发音不准，咬字不清，音量、音调、速度、节律、韵律异常，鼻音过重等，常伴有咀嚼、吞咽和控制流涎的困难。临床上分为三类，即运动性构音障碍、器质性构音障碍和功能性构音障碍。运动性构音障碍是由于神经病变、与言语有关的肌肉麻痹、收缩力减弱或运动不协调所致的言语障碍；器质性构音障碍是由于构音器官的形态异常导致功能异常而出现的构音障碍；功能性构音障碍是指发音错误表现为固定状态，但找不到明显病因的构音障碍，主要好发于青少年儿童。

（一）评定方法

构音障碍的评定包括构音器官评定和构音评定两部分。

1. 构音器官评定　在观察静息状态下构音器官的同时，通过完成指令或模仿，使之做粗大运动并对以下项目作出评价。① 部位：构音器官哪个部位存在运动障碍。② 形态：确认各器官的形态是否异常偏位及异常运动。③ 程度：判定异常程度。④ 性质：确认的异常，判断是中枢性、周缘性或失调性。⑤ 运动速度：确认单纯运动或反复运动，是否速度低下或节律变化。⑥ 运动范围：确认运动范围是否限制，协调运动控制是否低下。⑦ 运动的力：确认肌力是否低下。⑧ 运动的精巧性、正确性、圆滑性：可通过协调运动和连续运动判断。

2. 构音评定　构音评定是以普通话语音为标准音结合构音类似运动对患者的各个言语水平及其异常的运动障碍进行系统评价。

（二）注意事项

1. 与患者或家属交代清楚评价的意义和目的，让患者对自身障碍有正确的认识。

2. 做好训练前准备,让患者放松,避免紧张。

3. 评定顺序要先易后难,必要时医者可进行示范。

4. 选择评定项目要结合患者的工作和学习背景,提高兴趣。

5. 注意正面引导,避免直接否定患者,必要时可借助录音。

6. 进行项目评估的时间不宜过长,可分段进行。

四、吞咽障碍评定

吞咽困难(dysphagia)是指食物从口腔输送到胃的过程发生障碍。除口、咽、食管疾患外,脑神经及延髓病变、假性延髓麻痹、锥体外系疾病、肌病等均可引起吞咽困难。

食物要从口腔进入胃必须要有完整而正常的吞咽过程。此吞咽过程包括自发性与非自发性的阶段,可分为口腔准备期、口腔期、咽喉期、食管期。

1. 评定方法 包括摄食前的一般评价、摄食—吞咽功能评价、摄食过程评价、辅助检查。

知识拓展

五项基本口腔反射

评估患者吞咽时,康复护理人员必须测试患者有否呈现异常的口腔基本反射现象。正常婴儿在进食时都有五项口腔的基本反射功能:觅食反射、紧咬反射、吸吮反射、呕吐反射、咳嗽反射。但其中前三种基本反射功能会随年龄的增长而消失,成人若在进食中出现原已退化的基本反射功能,则为不正常的现象。

2. 注意事项

(1)在急性期进行吞咽功能的评定,应在患者病情稳定、主管医师允许后方可进行。最好在鼻饲管去除后进行。

(2)在做辅助检查时,旁边应有吸痰器备用。同时应在具备临床急救技术的医务人员监护下进行。

(3)进行吞咽功能的评定之前,应向患者或家属说明评定的目的及主要内容,以获得全面的理解和配合。尤其应申明检查或治疗中及后期可能出现的特殊情况,如呛咳、吸入性肺炎、窒息;局部黏膜损伤、出血、疼痛、感染;牙(义)齿脱落、误咽等。

(4)不宜进行的情况参见"失语症评定"。

(戴 波)

第七节 康复心理评定

学习目标

1. 掌握心理评定的概念,心理测验方法。
2. 熟悉心理评定的方法,心理评定注意事项。
3. 了解心理评定的目的。
4. 能对患者实施康复心理评定。

案例导入

患者,女,16岁,学生。最近1个月总是情绪低落,闷闷不乐,总想哭,不愿意吃饭,对周围的一切都失去了兴趣,觉得活着没有意思,在微信朋友圈里总是发一些消极的信息,引起了父母的注意,父母随即带女孩来医院就诊。

请思考:

1. 女孩存在什么样的问题?
2. 如何对女孩进行心理测验?

一、概述

(一)基本概念

康复心理评定是指利用观察、调查、描述和评定等取得的信息和心理测验所得的材料进行综合判断,对人的各种心理特征进行量化概括和推断,为康复治疗提供依据。

知识拓展

康复患者的心理变化过程

由于康复对象具有不同程度的功能障碍,功能障碍影响了患者生活、家庭和工作,进而引发一系列的心理和行为的反应,康复的患者一般会经历如下的心理反应路程:①震惊期:震惊是对创伤和事故本身的立即反应,此阶段的对策主要是温暖的安慰和鼓励;②否认期:是心理防卫机制的表现,可以避免难以承受的痛苦导致精神崩溃,所以有限否认阶段是必要的,但是当否定影响康复治疗进行时,则需设法结束这一时期进入抑郁期,如由护理人员直接告诉患者真实的病情;③抑郁期:当患者从医师或周围患者那里了解并领悟到自己将终身残疾时,心情骤变,极度悲哀和痛苦,严重者有自杀想法和行为,因此要重点进行心理干预;④反对独立期:当患者遇到巨大挫折后,失去自信心,不相信自己能独立,而出现明显的依赖心理,要培养患者的独立意识;⑤适应期:承认、接受并想办法解决问题的阶段,愿意与周围人来往并力所能及地参加半天或全天的工作,发挥自己的潜能为社会做出贡献,此阶段要鼓励患者重返家庭和社会。

(二)康复心理评定的方法

康复心理评定的方法有多种,包括个案史法、观察法、调查法、心理测验法、医学检测法等。一般主张多种方法结合会达到更好的效果。

1. **个案史法** 个案史法是通过收集研究对象的家庭史、现病史、既往健康史、成长发展史以及现在的心理状态等信息,对患者的心理特征作出系统而全面的判断,个案史法的信息多来源于患者及家属的回忆或由评定者查阅有关病历记录而获得。

2. **观察法** 观察法是通过对研究对象的科学观察和分析,研究其中的心理行为规律的方法。观察的内容包括仪表、体型、人际交往风格、言谈举止、注意力、各种情境下的应对行为等。

3. **调查法** 调查法是通过晤谈、访问、座谈或问卷等方式获得资料,并加以分析研究。

4. **心理测验法** 心理测验法是指在标准的环境下,对个人行为样本进行客观分析和描述的一类方法,包括智力测验、情绪测验、人格测验、神经心理测验等,是心理评定中的主要方法。

5. **医学检测法** 医学检测法是通过实验室检查和身体状况评估,为心理评估提供辅助的客观资料。

(三)康复心理评定的目的

1. **为康复治疗提供依据** 了解伤病引起的心理上的变化,明确心理异常的范围、性质、程度和对其他功能的影响,为安排或调整康复计划提供重要依据。

2. **对康复效果进行评价** 预测康复过程中患者的心理和行为上的反应会对康复效果产生影响,因此根据心理评定的结果,对患者采取相应的措施,能够提高康复的效果。同时,心理评定也是客观评价康复疗效的重要指标。

3. **为回归社会做准备** 通过心理评定了解患者的潜在能力,为患者回归社会提供指导依据,帮助患者更好地回归家庭、社会。

二、常用评定方法

（一）智力测验

1. 基本概念

（1）智力：智力（intelligence）又称为智能，是指人认识、理解客观事物并应用知识、经验等解决问题的能力。

（2）智力测验：智力测验（intelligence test）是有关人的普通心智功能的各种测验的总称，是通过测验的方式衡量个体智力水平高低的一种科学方法，又称智能测验。智力测验在某种程度上可反映患者的精神病理状况，因此医护人员可根据评定结果指导患者进行康复训练。

（3）智商：智商（intelligence quotient，IQ）是智力数量化的单位，是将个体智力水平数量化的估计值，能反映个体智力水平的高低。

2. 测试方法

韦氏智力量表（Wechsler intelligence scale）是智力测试的国际通用方法，包括韦氏幼儿智力量表（WPPSI）、韦氏儿童智力量表（WISC）、韦氏成人智力量表（WAIS）。我国心理学家龚耀先主持修订的中国版的韦氏成人智力量表（WAIS-RC），适用于 16 岁以上青少年及成人（表 2-19）。

表 2-19　WAIS-RC 测试项目和内容

测试名称		测试内容	测试的能力
语言测试	知识	历史、天文、地理等（29 题）	知识广度、学习及接受能力、材料记忆能力、日常事务认识能力
	领悟	社会风俗、价值观等（14 题）	一般知识、判断能力、运用实际知识解决新问题能力、抽象思维能力
	算术	心算（14 题），计时	数学计算的推理能力、注意力
	相似性	患者说出每对词的相似性（13 对）	抽象思维能力、概括能力
	数字广度	给患者听一组数字，让其顺背、倒背	注意力、短时记忆能力
	词汇	听词汇，在词汇表上指出并说明其含义	言语理解能力和表达能力
操作测验	数字符号	按照要求给测验表上多个无序的数字配上相应的符号，限时 90 s	一般学习能力、知觉辨别能力及灵活性、动机强度
	图画填充	说出并指出图画中缺失部分	视觉辨认能力、视觉记忆能力、视觉理解能力、测量智力的 G 因素
	木块图	按照木块测验图卡要求用红白两色的立方体木块组合成图案	空间关系辨认能力、视觉结构分析和综合能力、视觉运动协调能力
	图片排列	把说明一个故事的一组图片打乱顺序，让患者摆成应有的顺序	分析综合能力、因果关系观察能力、逻辑联想能力
	图形拼凑	把图形的碎片拼成完整的图形	局部与整体关系处理能力、概括思维能力、知觉组织能力、辨识能力

（二）人格测验

1. 基本概念

（1）人格：人格又称个性，是指个体在适应社会的成长过程中，经遗传和环境的交互作用形成的稳定而独特的心理特征，包括气质、性格、能力等。

（2）人格测验：人格测验是对人格特点的揭示和描述，即测量个体在一定情境下经常表现出来的典型行为和情感反应，通常包括气质或性格类型的特点、情绪状态、人际关系、动机、兴趣和态度等内容。

2. 测试方法

目前采用的人格测验方法有很多种，最常用的为问卷法和投射法。问卷法也称为自陈量表，临床上常用的人格自陈量表有艾森克人格问卷（EPQ）、明尼苏达多相人格测验（MMPI）等，常用的投射法测验有罗夏墨迹测验和文字联想测验等。

EPQ 分为儿童版和成人版，儿童版适用于 7～15 岁儿童，成人版适用于 16 岁以上青少年及成人。我国修订的 EPQ，包括 E、N、P、L 共 4 个量表，88 个问题（表 2-20）。受试者根据自己看完问题后的最初想法回答"是"或"否"，然后由评定者对其分别评分，再根据受试者的年龄、性别，诊断出受试者的人格特征。

表 2-20　EPQ 评定说明

量表名称	测试目的	结果说明
E 量表（21 条）	内外向性	高分：性格外向，表现为感情外露，热情、活泼、开朗、善于交际，喜欢刺激和冒险，适应环境能力强
		低分：性格内向，表现为安静离群，喜欢独处而不喜欢接触人，踏实可靠，富于内省
N 量表（24 条）	神经质	高分：情绪不稳定，表现为焦虑、紧张、抑郁、情绪反应重、喜怒无常
		低分：情绪稳定，表现为平静，不紧张，情绪反应慢、弱
P 量表（23 条）	精神质	高分：个性倔强，表现为固执，不服劝，难以适应环境，对人施以敌意
		低分：个性随和，表现为对人友善、合作
L 量表（20 条）	掩饰性	高分：有掩饰或自我隐蔽倾向，说明受试者较老练成熟
		低分：掩饰倾向低，说明受试者单纯、幼稚

（三）情绪测验

1. 基本概念

（1）情绪：情绪是人对客观事物所持态度的一种内心体验，包括喜、怒、哀、乐。从情绪的状态来分，可分成积极状态和消极状态，在临床上常见的消极状态有焦虑和抑郁两种。

（2）焦虑：焦虑是人们遇到某些事情如挑战、困难或危险时出现的一种缺乏明显客观原因的内心不安或无根据的恐惧的情绪反应。

（3）抑郁：抑郁是一种对外界不良刺激产生沮丧的情绪反应，常见症状有情绪低落、忧郁悲伤、兴趣索然、自责感、自卑感、自罪感等，严重时可出现自杀行为。

2. 测试方法　一般采用焦虑和抑郁评定量表进行评定，评定量表包括他评量表和自评量表。他评量表常采用汉密尔顿焦虑量表（HAMA）和汉密尔顿抑郁量表（HAMD），自评量表常采用 Zung 焦虑自评量表（SAS）和 Zung 抑郁自评量表（SDS）。

（1）汉密尔顿焦虑量表：1984 年，由汤毓华翻译引进的汉密尔顿焦虑量表沿用至今，该量表共有 14 个项目，每个项目采用 0~4 分的 5 级评分法（表 2-21）。各级的标准为：0 分无症状；1 分症状轻；2 分症状中等；3 分症状重；4 分症状极重。总分≥29 分可能为严重焦虑，总分≥21 分肯定有明显焦虑，总分≥14 分肯定有焦虑，超过 7 分可能有焦虑，若小于 7 分便没有焦虑症状。

表 2-21　汉密尔顿焦虑量表（HAMA）

项目	说明
焦虑心境	担心、担忧，感到有最坏的事情将要发生，容易被激惹
紧张	紧张感、易疲劳、不能放松，情绪反应，易哭、颤抖、感到不安
害怕	害怕黑暗、陌生人、一人独处、动物、乘车或旅行及人多的场合
失眠	难以入睡、易醒、睡得不深、多梦、梦魇、夜惊、睡醒后感到疲倦
认知功能	或称记忆力、注意力障碍。注意力不能集中，记忆力差
抑郁心境	丧失兴趣、对以往爱好的事务缺乏快感、忧郁、早醒、昼重夜轻
躯体性焦虑（肌肉系统症状）	肌肉酸痛、活动不灵活、肌肉经常抽动、肢体抽动、牙齿打战、声音发抖
感觉系统症状	视物模糊、发冷发热、软弱无力感、浑身刺痛
心血管系统症状	心动过速、心悸、胸痛、血管跳动感、昏倒感、心搏脱漏
呼吸系统症状	时常感到胸闷、窒息感、叹息、呼吸困难
胃肠消化道症状	吞咽困难、嗳气、食欲不佳、消化不良（进食后腹痛、胃部烧灼痛、腹胀、恶心、胃部饱胀感）、肠鸣、腹泻、体重减轻、便秘
生殖、泌尿系统症状	尿意频繁、尿急、停经、性冷淡、过早射精、勃起不能、阳痿
自主神经系统症状	口干、潮红、苍白、易出汗、易起"鸡皮疙瘩"、紧张性头痛、毛发竖起
与人谈话时的行为表现	（1）一般表现：紧张、不能松弛、忐忑不安、咬手指、紧握拳、摸弄手帕、面肌抽动、不停顿足、手发抖、皱眉、表情僵硬、肌张力高、叹息样呼吸、面色苍白 （2）生理表现：吞咽、频繁呃逆、静息时心率快、呼吸加快（20 次/分以上）、腱反射亢进、震颤、瞳孔放大、眼睑跳动、易出汗、眼球突出

HAMA

（2）汉密尔顿抑郁量表：汉密尔顿抑郁量表共有 24 个项目，多数项目采用 0~4 分的 5 级计分，少数项目采用 0~2 分的 3 级计分，总分是各项目得分总和（表 2-22）。总分<8 分为无抑郁状态，总分>20 分可能为轻、中度抑郁，总分>35 分可能为重度抑郁，总分越高病情越重。

表 2-22　汉密尔顿抑郁量表（HAMD）

项目	评分标准
抑郁情绪	无（0 分）；只在问到时才诉说（1 分）；在访谈中自发地描述（2 分）；不用言语也可以从表情、姿势、声音或欲哭中流露出这种情绪（3 分）；患者的自发言语和非语言表达（表情、动作）几乎完全表现为这种情绪（4 分）
有罪感	无（0 分）；责备自己，感到自己已连累他人（1 分）；认为自己犯了罪，或反复思考以往的过失和错误（2 分）；认为疾病是对自己错误的惩罚，或有罪恶妄想（3 分）；罪恶妄想伴有指责或威胁性幻想（4 分）
自杀	无（0 分）；觉得活着没有意义（1 分）；希望自己已经死去，或常想与死亡有关的事（2 分）；消极观念（自杀念头）（3 分）；有严重自杀行为（4 分）
入睡困难	入睡无困难（0 分）；主诉入睡困难，上床 30 min 后仍不能入睡（要注意平时患者入睡的时间）（1 分）；主诉每晚均有入睡困难（2 分）
睡眠不深	无（0 分）；睡眠浅多噩梦（1 分）；半夜（晚 12 点钟以前）曾醒来（不包括上厕所）（2 分）
早醒	无（0 分）；有早醒，比平时早醒 1 h，但能重新入睡（1 分）；早醒后无法重新入睡（2 分）
工作和兴趣	无（0 分）；提问时才诉说（1 分）；自发地直接或间接表达对活动、工作或学习失去兴趣，如感到没精打采，犹豫不决，不能坚持或需强迫自己去工作或劳动（2 分）；病室劳动或娱乐不满 3 h（3 分）；因疾病而停止工作，住院病者不参加任何活动或者没有他人帮助便不能完成病室日常事务（4 分）
迟缓	思维和语言正常（0 分）；精神检查中发现轻度迟缓（1 分）；精神检查中发现明显迟缓（2 分）；精神检查进行困难（3 分）；完全不能回答问题（木僵）（4 分）
激越	无（0 分）；检查时有些心神不定（1 分）；明显心神不定或小动作多（2 分）；不能静坐，检查中曾起立（3 分）；搓手、咬手指、扯头发、咬嘴唇（4 分）
精神焦虑	无（0 分）；问及时诉说（1 分）；自发地表达（2 分）；表情和言谈流露出明显忧虑（3 分）；明显惊恐（4 分）
躯体性焦虑	指焦虑的生理症状，包括口干、腹胀、腹泻、呃逆、腹绞痛、心悸、头痛、过度换气和叹息，以及尿频和出汗等。无（0 分）；轻度（1 分）；中度，有肯定的上述症状（2 分）；重度，上述症状严重，影响生活或需要处理（3 分）；严重影响生活和活动（4 分）
胃肠道症状	无（0 分）；食欲减退，但不需他人鼓励便自行进食（1 分）；进食需他人催促或请求和需要应用泻药或助消化药（2 分）

项目	评分标准
全身症状	无（0分）；四肢、背部或颈部沉重感，背痛、头痛、肌肉疼痛、全身乏力或疲倦（1分）；症状明显（2分）
性症状	指性欲减退、月经紊乱等：无异常（0分）；轻度（1分）；重度（2分） 不能肯定，或该项对被评者不适合（不计入总分）
疑病	无（0分）；对身体过分关注（1分）；反复考虑健康问题（2分）；有疑病妄想，并常因疑病而去就诊（3分）；伴幻觉的疑病妄想（4分）
体重减轻	按A或B评定： A. 按病史评定：不减轻（0分）；患者述可能有体重减轻（1分）；肯定体重减轻（2分） B. 按体重记录评定：一周内体重减轻0.5 kg以内（0分）；一周内体重减轻超过0.5 kg（1分）；一周内体重减轻超过1 kg（2分）
自知力	知道自己有病，表现为忧郁（0分）；知道自己有病，但归咎于伙食太差、环境问题、工作过忙、病毒感染或缺乏休息（1分）；完全否认有病（2分）
日夜变化	症状分早上或傍晚重：无（0分）；轻度（1分）；重度（2分）
人格解体或现实解体（指非真实感或虚无妄想）	无（0分）；问及时才诉说（1分）；自然诉说（2分）；有虚无妄想（3分）；伴幻觉的虚无妄想（4分）
偏执症状	无（0分）；有猜疑（1分）；有牵连观念（2分）；有关系幻想或被害妄想（3分）；伴有幻觉的关系幻想或被害妄想（4分）
强迫症状	无（0分）；问及时才诉说（1分）；自发诉说（2分）
能力减退感	无（0分）；仅于提问时方引出主观体验（1分）；患者主动表示有能力减退感（2分）；需鼓励、指导和安慰才能完成病室日常事务或个人卫生（3分）；穿衣、梳洗、进食、铺床或个人卫生均需他人协助（4分）
绝望感	无（0分）；有时怀疑"情况是否会好转"，但解释后能接受（1分）；持续感到没有希望，但解释后能接受（2分）；对未来感到灰心、悲观和失望，解释后不能解除（3分）；自动反复诉说"我的病不会好了"或诸如此类的情况（4分）
自卑感	无（0分）；仅在询问时诉说有自卑感（我不如他人）（1分）；主动诉说有自卑感（我不如他人）（2分）；患者主动诉说："我一无是处"或"低人一等"（3分）；自卑感达妄想的程度，例如"我是废物"类似情况（4分）

三、评定注意事项

1. 评定使用何种方法、使用次数，每个心理治疗师均有明显差异。即使同一测验方法，所用的刺激物和对测验反应作出的分析也各有不同，很难认定哪一种心理测验是全面的。

2. 心理测验仅是一种行为取样方法，其反应只是个性行为的一个片段，它不能完全反映丰富多彩的心理、行为方式的全部。因此，心理测验结果并不能解释过去、将来所有的心理、行为特征。

3. 康复计划实施过程中遇到的许多心理评估问题，迄今标准化资料不多。因此，对一些随机出现的心理问题只能由心理治疗师根据自己的能力和经验做出估计和预测。

4. 在选择测验方法时应全面考虑病残者的境况，以便选择最适宜的检查手段。

（卢玉仙）

在线测试

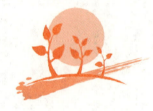

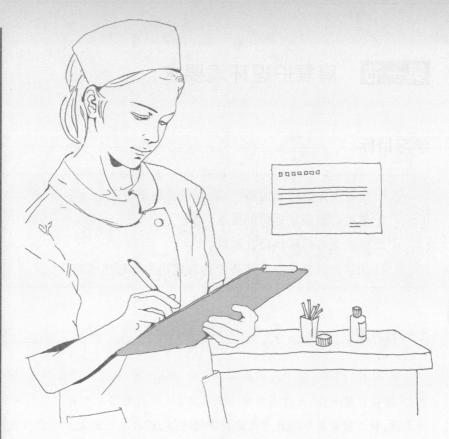

第三章　康复护理基本技术

思维导图

第一节　康复护理环境要求

学习目标

1. 掌握无障碍环境的概念、康复设施环境要求。
2. 熟悉心理康复环境的要求。
3. 了解无障碍环境设计标准。
4. 能够为康复对象家庭环境的改建提供合理性的建议。

案例导入

患者,男,40 岁。2 个月前因左小腿碾压伤入院,软组织损伤严重,胫腓骨粉碎性骨折,难以保留肢体,进行了左膝下截肢术。1 个月前患者康复出院回到家中,感觉生活不便,计划对家庭环境进行改造以方便生活,随向社区康复护士进行咨询。

请思考:

针对患者的实际情况提供专业的建设性意见和建议。

一、环境与无障碍环境

(一) 基本概念

1. **环境**　环境是指围绕着人群的空间以及其中可以直接、间接影响人类生活和发展的各种自然要素和社会要素的总体,包括自然生态环境、人工环境、人文社会环境。在现代高速发展的社会,人们每天都必须与若干不同的环境(家庭环境、工作环境和社会环境)接触,而这些环境大多数是为非残疾人设计的,并未考虑到有运动、视觉、听觉障碍的残疾人。

2. **无障碍环境**　无障碍环境指的是一个既可通行无阻而又易于接近的理想环境,包括物质环境、信息交流及社区服务的无障碍。

(二) 无障碍环境设计标准

1. 在一切公共建筑的入口处必须设置替代台阶的坡道,其高度和水平长度之比应不大于 1∶12。

2. 在盲人经常出入处须设置盲人行走道,在十字路口设置有助于盲人辨别方向的音响设施。

3. 门的净空廊宽度要在 0.8 m 以上,采用旋转门的需另设残疾人出入口。

4. 所有建筑物走廊的净空宽度应在 1.3 m 以上。

5. 公厕应设有带扶手的坐便器,门隔断应做成外开式或推拉式,以保证内部空间便于轮椅进入。

6. 电梯的入口净宽应在 0.8 m 以上。

二、康复设施环境要求

康复环境设施的基本要求应做到无障碍,对出入口、阶梯、电梯、房门以及门把手、开关、窗户和窗台的高度等均应本着这个原则建设和改造。

(一) 医院环境要求

1. **病房要求**　室内应宽敞,病床之间的间隙应不小于 1 m,出入口宽度应大于 1 m,以方便轮椅出入;病区最好设置活动室、餐厅,方便患者平时交流、活动;病房内应有较大的存放衣物柜,因住院康复时间较长,大小便失禁,换洗衣服较多;室内光线和通风良好,居住环境适宜。

2. **病床要求**　高度不超过 45 cm,床脚要能制动或无滑轮,床应有护栏,可摇起,床垫应有弹性,必要时配备防压疮垫。

(二) 家庭环境要求

家庭环境与人类活动密切有关,患者返回家庭后,家中必须进行适当的改造才能方便他们的生活,改造的原则是符合无障碍的要求。

1. **出入口**　理想的通道应光线良好,表面平坦,易于走到家里。如有安装扶手的需要,扶手高度应因人而异。为方便使用轮椅的患者,出入口应为斜坡形,表面不要太光滑,两侧应有扶手。地面两边要有 5 cm 高的突起围栏,以防轮子滑出,坡表面要用防滑材料。在入口处应有一个足够大的平台,让患者休息和准备进入。平台的作用是让患者进出门后能转过身来关门或锁门,如与斜坡并行有一部分台阶,则台阶的高度不应大于 15 cm。门口的外面可增加一个缓冲台,利于轮椅使用者或其他使用助行器的患者。门口的有效宽度至少为 85 cm,这样可适合大多数轮椅使用者通过。

2. **楼梯设计**　楼梯每阶高度不应大于 15 cm,宽度为 30 cm,两侧均需有扶手,离地面的高度为 0.65~0.85 m,楼梯至少应有 1.2 m 的宽度。要注意台阶的边缘,台阶表面不能太光滑,梯面要用防滑材料。

3. **走廊**　通过一个轮椅和一个行人的走廊宽度为 1.4 m,供轮椅出入的通道应至少有 1.2 m 有效宽度。单拐步行时通道所需宽度为 70~90 cm,双拐步行时通道需

90~120 cm。

4. 室内

（1）空间：对使用手杖、腋杖和支架的人所需要的室内活动空间较正常人大，对轮椅使用者则更大。一般用于90°转弯的空间应为140 cm×140 cm，而做180°转弯时所需的空间应为140 cm×180 cm，而偏瘫患者使用轮椅和电动轮椅360°旋转时需有210 cm×210 cm的空间，转90°需150 cm×180 cm的空间。

（2）地板：所有地板上的覆盖物应粘牢或钉牢，防止使用轮椅时隆起或撕裂，散在的小块地毯应被移开，室内地板不应打蜡。

（3）床：床靠墙放置以增加稳定性。可通过使用规则的木块垫高每一床腿，将床提高一个适当的高度。床垫应坚固、舒适，在床边放置一张桌子或一个柜子，并在其上面放台灯、电话和必要的药品。

（4）衣柜：对坐轮椅的患者来讲，衣柜需要降低，一般降到距地面132 cm，以便轮椅使用者能够接近。壁柜上的挂钩应装在离地面142.2 cm处。衣橱的隔板应装在不同的水平，最高的隔板不超过114.3 cm。患者经常使用的衣服、梳妆品应放在最容易接近的抽屉里。

（5）开关和插座：墙上电灯开关、插座应低于92 cm。

5. 卫生间

（1）空间：厕所、浴室门宽度应有81.5 cm，最小的盥洗室（内有洗手池、马桶和小浴盆）应有2.21 m×1.52 m的使用面积，马桶和洗手池中轴线间距不应少于68.5 cm，与墙的距离不应少于45 cm，否则轮椅不能靠近。

（2）水龙头、洗手池：水龙头采用长手柄式，以便操作，开关最好用摇柄式，一方面省力，一方面患者易于探及。洗手池底部不应低于69 cm，以便乘轮椅患者的膝部能进入池底，便于接近水池以洗手和脸。池深不必大于10 cm，排水口应低于患者够得着处。水龙头洗手池上方的镜子应倾斜向下，否则患者难以照见自己坐圈里的身体部分。镜子中心应在离地105~115 cm处，以使乘轮椅患者应用。

（3）便池：大便池一般采用坐式马桶，高40~45 cm，两侧安置扶手，两侧扶手相距80 cm左右。马桶坐圈应当升高以便转移。

（4）淋浴头：淋浴头应采用手持式带蛇皮管的，这样患者应用时方便。淋浴头安装、淋浴头及控制旋钮的位置，淋浴椅或长凳，支持扶手的形式（如果患者站着淋浴，垂直性扶手有助于患者走近，而水平扶手则有助于患者的平衡）等，应充分方便使用者。任何一个可接近的热水管，都应该被遮蔽起来，以免烫伤。

6. 厨房和用餐
台面的高度对轮椅使用者应至少有60 cm高，台面应是光滑的，有利于重物从一个地方移到另一个地方。可用一个带有脚轮的小推车，这些物品能够很容易地从冰箱或其他地方移到台面上。餐桌的高度应能让轮椅使用者把双膝放到桌下，最好使用可升降的餐桌。家里备有灭火器，要注意电炉、煤气灶的使用，避免引起火灾。靠近炉灶的台面要防火，有利于烹调时对较热物品的转移。

(三) 公共场所环境要求

1. 城市道路 实施无障碍的范围是人行道、过街天桥与过街地道、桥梁、隧道、立体交叉的人行道、人行道口等。

(1) 人行道：为了便于轮椅使用者通过，其宽度不小于 120 cm，路面应以坚固防滑水泥、柏油碎石铺成，如以砖石铺设，应平整，砖与砖之间紧密无缝。设有路缘石（马路牙子）的人行道，在各种路口应设缘石坡道。如果有坡，其坡度不超过 8%，宽度以 90~120 cm 为宜，如斜坡长超过 10 m，斜坡改变方向或斜坡超过以上标准，则中间应有一休息用的平台。所有斜坡的路面应是防滑的，其两侧边缘应有一个 3.5 cm 的路阶，以防轮椅冲出斜坡边缘。为了使斜坡适用于步行者和轮椅使用者，其两侧应装有栏杆，对步行者而言，其扶手高度以 90 cm 为宜，而对轮椅使用者则以 75 cm 为宜。

(2) 盲道：城市中心区道路、广场、步行街、商业街、桥梁、隧道、立体交叉及注意建筑物地段的人行地道应设置盲道，人行天桥、人行地道、人行横道及主要公交车站应设提示盲道。

1) 盲道铺设的位置和走向，应方便视力残疾者安全行走和顺利到达无障碍设施位置。

2) 盲道铺设应连续，应避开树木、电线杆、拉线、树穴、井盖等障碍物，其他设施不得占用盲道。

3) 行进盲道宜设在距人行道外侧围墙、花台、绿地带 25~60 cm 处。

4) 行进盲道可设在距人行道内侧树穴 25~60 cm 处；道上如无树穴，行进盲道距立缘石不应小于 50 cm。

5) 行进盲道在转弯处应设提示盲道，其长度应大于行进盲道的宽度。

6) 沿人行道和分隔带的公交车站应设提示盲道，其宽度应为 30~60 cm，距路缘石边宜为 25~50 cm。

2. 居住区 实施无障碍的范围主要是道路、绿地等。设有路缘石的人行道，在各路口应设缘石坡道；主要公共服务设施地段的人行道应设盲道，公交候车站应设提示盲道；公园、小游园及儿童活动场的通路应符合轮椅通行要求，公园、小游园及儿童活动场通路的入口应设提示盲道。

3. 房屋建筑 实施无障碍的范围是办公、科研、商业、服务、文化、纪念、观演、体育、交通、医疗、学校、园林、居住建筑等。无障碍要求是建筑入口、走道、平台、门、门厅、楼梯、电梯、公共厕所、浴室、电话、客房、住房、标志、盲道、轮椅席等应依据建筑性能配有相关无障碍设施。

三、心理康复环境要求

1. 心理活动与环境是否统一 即主观方面的思维情感、言谈举止是否符合于客观要求,有无反常离奇之处。

2. 精神活动是否协调一致 有无认识、情感和意志等心理过程矛盾冲突的表现。

3. 个性心理特征是否稳定 即一个人对事物的爱好、性格、气质等个性特点,是否一如既往,有无突出明显、偏离常态的变化。

(卢玉仙)

第二节 体位摆放与体位转移

学习目标

1. 掌握各种功能障碍体位摆放的方法及体位转移的方法。
2. 熟悉体位摆放及体位转移的目的及重要性。
3. 了解体位摆放及体位转移的定义。
4. 能正确协助脑损伤患者抗痉挛体位摆放及从床到轮椅的转移。

案例导入

患者,男,38岁,油漆工人,平素体健,于工作中从 3 m 高处坠落,当时即疼痛难忍伴肢体活动受限,未出现意识丧失,双下肢肌力 0 级,大小便失禁,CT 示腰椎多发爆裂性骨折、胸骨骨折、多发肋骨骨折,临床诊断为腰椎多发爆裂性骨折、脊髓损伤,胸骨骨折,多发肋骨骨折,择期手术,术后患者恢复尚可,但脊髓损伤平面较高,患者双下肢截瘫,拆线后病情稳定,转入康复科继续康复治疗。

请思考:

1. 该患者的体位应该如何摆放?
2. 如何指导患者从床上转移到轮椅上?

一、体位摆放

(一) 基本概念

体位摆放是指根据患者治疗、护理以及康复的需要对其采取并能保持的身体姿势和位置。为了患者保持肢体的良好功能而将其摆放在一种体位或姿势又称为良姿位摆放。各科患者可通过保持良好姿势,来预防患者痉挛模式和临床各种并发症的出现。如在脑损伤患者的康复护理中,为了防止或对抗痉挛姿势的出现,保护肩关节及早期诱发分离运动而设计一种针对性的治疗体位,从而能抑制上肢屈肌、下肢伸肌的痉挛模式。

体位摆放的目的是预防痉挛和畸形的出现,保持躯干和肢体功能状态,预防并发症及继发性损害的发生。

患者体位摆放训练时,室内温度适宜,温度过低会使肌张力增高。1~2 h 变换体位,任何时候禁止拖、拉、拽,保持床单元平整、干燥,做好大小便失禁护理,预防压力性损伤及关节脱位;脊柱有损伤的患者,翻身时采取轴线翻身,侧卧时,保持头、颈、胸、腰在一条直线上,防止脊柱扭曲,再次损伤。

(二)体位摆放方法

1. **急救患者体位** 急救时体位常采取三种:平卧位、半坐卧位、坐位。

（1）平卧位:又称仰卧位,是一种自然体位,患者平卧在床上,头下放一枕头,两臂放在身体两侧,双下肢伸直(图3-1)。

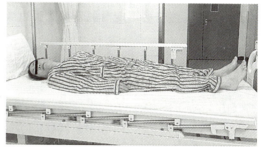

昏迷患者置于平卧位时,头应偏向一侧,使口腔分泌物及呕吐物容易流出,防止反流导致窒息。心肺复苏时,患者应去枕头,呈仰卧位,头、颈、躯干平直无扭曲,双手放于躯干两侧,将患者置于平硬的地面或硬板床上,解开衣领,暴露胸部。

图 3-1 平卧位

（2）半坐卧位:又称半坐位,患者仰卧后,把床头摇起,用棉被或多个枕头等物将患者的上半身支起,膝下垫一枕头或叠好的小棉被等物,防止下滑(图3-2),适用于呼吸困难、胸腔积液、胸部外伤、腹部外伤、肺炎等患者。神志不清的患者慎用,下肢骨折时可抬高患肢。

（3）坐位:患者坐起,靠在棉被上或其他支撑物上,双腿下垂(图3-3),适用于急性左心衰竭、哮喘发作、呼吸困难的患者。

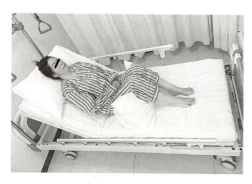

图 3-2 半坐卧位

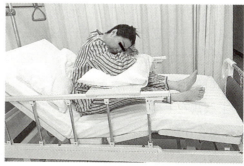

图 3-3 坐位

2. 脑损伤患者良姿位摆放　在急性期时,大部分脑损伤患者的患侧肢体呈弛缓状态。急性期过后,患者逐渐进入痉挛阶段。大部分患者的患侧上肢以屈肌痉挛占优势,患侧下肢以伸肌痉挛占优势。长时间的痉挛会造成关节挛缩、关节半脱位和关节周围软组织损伤等并发症。早期正确摆放肢体可有效预防各种并发症的发生,为后期的康复打下良好的基础。脑损伤患者的良姿位摆放包括:患侧卧位、健侧卧位、仰卧位、床上坐位等。

(1)患侧卧位:患侧在下,健侧在上,头部垫枕,患臂外展前伸旋后,患侧肩部尽可能前伸以避免受压和后缩,上臂旋后,肘与腕均伸直,掌心向上;患侧下肢轻度屈曲位放在床上,健腿屈髋屈膝向前放于长枕上,健侧上肢放松,放在胸前的枕上或躯干上(图3-4)。

(2)健侧卧位:健侧在下,患侧在上,头部垫枕,患侧上肢伸展位置于枕上,使患侧肩胛骨向前向外伸,前臂旋前,手指伸展,掌心向下;患侧下肢向前屈髋屈膝,并完全由枕头支持,注意足不能内翻悬在枕头边缘(图3-5)。

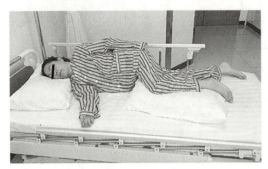

图3-4　患侧卧位

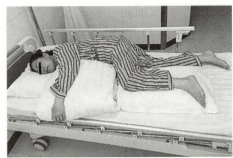

图3-5　健侧卧位

(3)仰卧位:头部用枕头良好支撑,患侧肩胛和上肢下垫一长枕,上臂旋后,肘与腕均伸直,掌心向上,手指伸展位,整个上肢平放于枕上;患侧髋下、臀部、大腿外侧放垫枕,防止下肢外展、外旋;膝下稍垫起,保持伸展微屈(图3-6)。

(4)床上坐位:当病情允许,应鼓励患者尽早在床上坐起。但是床上坐位难以使其躯干保持端正,容易出现半卧位姿势,激化下肢的伸肌痉挛。因此在无支持的情况下应尽量避免这种体位。床上坐位时,患者背后给予多个软枕垫实,使脊柱伸展,达到直立坐位的姿势,头部无须支持固定,以利于患者主动控制头的活动。患侧上肢抬高,放置于软枕上,有条件的可给予一个横过床的可调节桌子,桌上放一软枕,让患者的上肢放在上面。髋关节屈曲近90°,患侧肘及前臂下垫软枕,将患侧上肢放在软枕上(图3-7)。

3. 脊髓损伤(高位)患者良姿位摆放

(1)仰卧位:头部垫枕,将头两侧固定,肩胛下垫枕,使肩上抬前挺、肘关节伸直、前臂旋后、腕背伸、手指微曲,髋、膝、踝下垫枕,双足保持中立位(图3-8)。

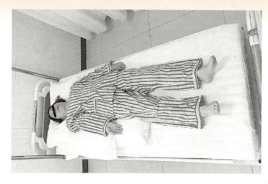

图 3-6　仰卧位

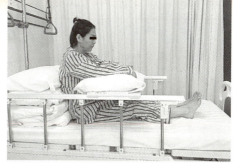

图 3-7　床上坐位

（2）侧卧位:头部垫枕,上侧上肢保持伸展位,下肢屈曲位,将下侧的肩关节拉出以避免受压和后缩,臂前伸,前臂旋后,肢体下均垫长枕,背后用长枕靠住,以保持侧卧位(图 3-9)。

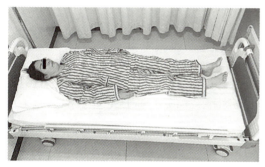

图 3-8　仰卧位

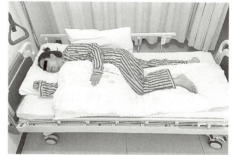

图 3-9　侧卧位

4. 骨关节疾病患者的功能位摆放　功能位有利于肢体恢复日常生活活动,例如梳洗、进食、行走等,即使发生挛缩或僵直,只要作出最小的努力即可获得最基本的功能。在临床上,常采用绷带、石膏、矫形支具、夹板等将肢体固定于功能位。

（1）上肢功能位:肩关节屈曲 45°,外展 60°(无内、外旋);肘关节屈曲 90°;前臂中间位(无旋前或旋后);腕关节背伸 30°~45°并稍内收(即稍尺侧屈);各掌指关节和指间关节稍屈曲由示指至小指屈曲度有规律地递增;拇指在对掌中间位(即在掌平面前方,其掌指关节半屈曲指间关节轻微屈曲)。

（2）下肢功能位:下肢髋伸直,无内、外旋,膝稍屈曲 20°~30°,踝处于 90° 中间位。

5. 烧伤患者抗挛缩体位　在烧伤的急性期,正确的体位摆放可减轻水肿,维持关节活动度,防止挛缩和畸形,以及使受损伤的功能获得代偿。烧伤患者常常感觉非常不适,多采取长期屈曲和内收的舒适体位,极易导致肢体挛缩畸形。抗挛缩体位原则上取伸展和外展位,但不同的烧伤部位体位摆放也有差异,也可使用矫形器协助。烧伤患者身体各部位抗挛缩体位见表(表 3-1)。

表 3-1　烧伤患者抗挛缩体位

烧伤部位	可能出现的畸形	抗挛缩体位
头面部	眼睑外翻,小口畸形	戴面具,使用开口器
颈前部	屈曲挛缩	去枕,头部充分后仰
肩	上提、后撤、内收、内旋	肩关节外展90°~100°并外旋
肘	屈曲并前臂旋前	肘关节处于伸展位
手背部	MP① 过伸,PIP② 和 DIP③ 屈曲,拇指 IP④ 屈曲并内收,掌弓变平(鹰爪)	腕关节背伸 20°~30°,MP 屈曲 90°,PIP 和 DIP 均为 0°,拇指外展及对掌位
手掌部	PIP 和 DIP 屈曲,拇指 IP 屈曲并内收	MP、PIP 和 DIP 均为 0°,拇指外展,腕背伸 20°~30°
脊柱	脊柱侧凸,脊柱后凸	保持脊柱成一条直线,以预防脊柱侧弯,尤其是身体一侧烧伤者
髋	屈曲、内收	髋关节中立伸展位;如大腿内侧烧伤,则髋关节外展 15°~30°
膝	屈曲	膝关节伸直位
踝	足跖屈并内翻	踝关节背屈 90°位,防止跟腱挛缩

注:① MP:掌指关节;② PIP:近端指间关节;③ DIP:远端指间关节;④ IP:指间关节。

二、体位转移

(一) 基本概念

体位转移是指人体从一种姿势转移到另一种姿势的过程,包括卧→坐→站→行走,是提高患者自身或在他人的辅助下完成体位转移能力的锻炼方法。其目的是教会瘫痪患者从卧位到坐位、从坐位到立位、从床到椅、从轮椅到卫生间的各种转移方法,使他们能够独立地完成各项日常生活活动,从而提高其生存质量。

体位转移包括床上运动和转移技术。按病种分类,常见的有偏瘫患者的转移和脊髓损伤患者的转移。偏瘫患者的转移包括床上翻身、卧位平移、由卧位到坐起、坐位转移、坐到站、站到坐;脊髓损伤患者因损伤节段位置的不同,转移方法也会不同。

(二) 床上运动

1. 床上撑起运动　协助患者坐起,患者在床上取伸膝坐位,身体前倾,两手掌平放在床上。患者肘关节伸直,用力撑起,使臀部离床并向上抬起。保护好患者,让其作前后左右移动。此方法适用于截瘫患者。

2. 床上左右移动　移向右侧时,先将健足伸到患足的下方,用健足勾住患足向右移动;用健足和肩支起臀部,同时将下半身移向右侧,臀部右移;将头慢慢移向右侧。

左移的动作与此类似,此方法适用于截瘫患者。

3. 坐起 对有良好的坐位平衡能力及臂力的患者进行坐位训练时,通常用最简单的方法,借助绳梯或一根打结的粗绳,双手交替牵拉,就可从仰卧位到坐位,它适用于双下肢瘫痪患者;在无辅助设备的情况下,应先翻身至健侧卧位,然后将下肢移动到床沿,并逐渐用健侧上肢支撑身体坐起;对不能自行坐起者,扶助坐起的方法是,让患者双臂肘关节屈曲支撑于床面上,操作者站在患者侧前方,用双手扶托患者双肩并向上牵拉,指导其利用双肘支撑抬起上部躯干,逐渐改用双手掌撑住床面,支撑身体而坐起。

(三) 转移技术

转移技术主要包括从仰卧位到坐位运动,从坐位到站的运动,床与轮椅间转移等。

1. 从仰卧位到坐位运动 患者仰卧,患侧上肢放于腹上,健足放于患侧足下呈交叉状。护理人员位于患者健侧,双手分别扶于患者双肩,缓慢帮助患者向健侧转身,并向上牵拉患者双肩。患者同时屈健肘支撑身体,随着患者躯体上部被上拉的同时患者伸健肘,手撑床面。健足带动患足一并移向床沿,两足平放于地面,整理呈功能位。

2. 从坐位到站立的运动 协助患者将足跟移动到膝关节中离线的后方。协助患者身体向前倾;操作者面向患者站立,双下肢分开位于患者双腿两侧,用双膝夹紧患者双膝外侧以固定,双手托住患者臀部或拉住腰带,将患者向前上方拉起。患者双臂抱住操作者颈部或双手放于操作者肩胛部,与操作者一起向前向上用力,完成抬臀、伸腿至站立。协助患者调整重心,使双腿下肢直立承重,维持站立平衡。

3. 床与轮椅间转移 以单人协助的床与轮椅间转移为例。

(1) 从床到轮椅的转移

1) 站立位转移法:轮椅与床边呈30°,刹住车闸,翻起脚踏板;协助患者坐于床边足着地,躯干前倾;操作者直背屈髋,面向患者,将患者头放在操作者靠近轮椅侧的肩上;如患者为肱二头肌有力者,让患者双臂抱住操作者的颈部,否则,患者双上肢垂于膝前;双下肢分开位于患者双腿两侧,双膝夹紧患者双膝外侧并固定,双手抱住患者臀部或拉住腰带,操作者挺直后背并后仰将患者拉起呈站立位;在患者站稳后,操作者以足为轴慢慢旋转躯干,使患者背部转向轮椅,臀部正对轮椅正面,然后使患者慢慢弯腰,平坐至轮椅上;帮助患者坐好,翻下脚踏板将患者脚放于之上(图3-10)。

2) 床上垂直转移法:对有一定躯干控制能力,双手或单手能部分支撑身体的患者可用此法。轮椅正面向床,垂直紧贴床边,刹闸;协助患者挪动身体靠近床沿坐起,背对轮椅,躯干前屈,单手或双手向后伸抓住轮椅扶手;操作者站在轮椅一侧,一手扶患者的肩胛部,另一手放于患者的大腿根部;操作者和患者同时用力,患者尽可能将躯体撑起并将臀部向后上方移,操作者将患者的躯干向后托,使患者的臀部从床上移动到轮椅上;打开车闸,移动轮椅离床,使患者足跟移至床沿,刹住车闸,把双足放于脚踏板上(图 3-11)。

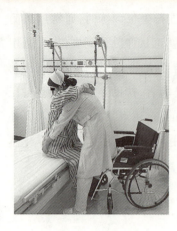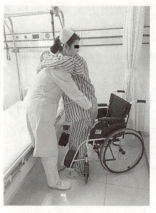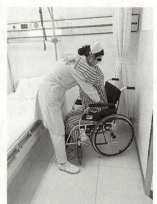

图 3-10　站立位转移法

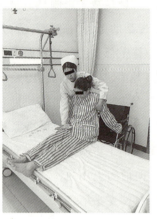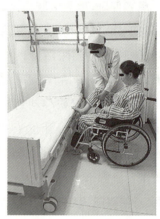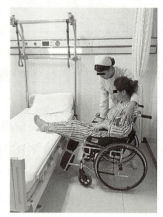

图 3-11　垂直转移法

（2）使用轮椅注意事项：① 根据患者的不同年龄、不同体型、不同疾病来正确选择适合患者自己使用的轮椅。② 使用前全面检查轮椅各个部件的性能，以保障患者的安全。③ 要保证患者乘坐轮椅的姿势正确，可采用身体重心落在坐骨结节上方或后方(后倾坐姿)或相反的前倾坐姿，前倾坐姿的稳定性和平衡性更好，而后倾姿势较省力和灵活，要注意防止骨盆倾斜和脊柱侧弯，应系安全带，以保证患者的安全。④ 乘坐轮椅的患者在站立前，应先将轮椅的闸制动，以防轮椅移动导致患者跌伤。⑤ 推乘坐轮椅患者下坡时，应倒向行驶，以保证安全。⑥ 长时间乘坐轮椅者，要特别注意压疮的预防。应保持轮椅座面的清洁、干燥、柔软、舒适，定时进行臀部的减压，每 30 min 抬臀一次，每次 3～5 s。⑦ 长时间使用轮椅者，应佩戴手套，以防止轮圈对手掌的摩擦。⑧ 高位截瘫乘坐轮椅者，必须有专人保护。

第三节　膀胱、肠道的康复护理

学习目标

1. 掌握膀胱及肠道护理的措施及注意事项。
2. 熟悉膀胱及肠道功能评估。
3. 了解神经源性膀胱及神经源性肠道的定义。
4. 能正确制订截瘫患者膀胱及肠道功能康复护理计划并实施。

案例导入

患者,男,49岁,小学文化,建筑工人。既往体健,有长期吸烟史。患者因高处坠落致腰部肿痛、双下肢感觉运动丧失1 h余入院,临床诊断:腰椎骨折,截瘫;双上肢肌力5级,双下肢肌力0级,尿失禁,给予保留导尿,完善相关检查,择日手术,术后病情稳定且已拆线,转入康复科治疗,患者术后14天未排便。

请思考:

1. 患者留置导尿期间如何护理,如何指导患者膀胱功能训练?
2. 患者术后14天未排便,该如何护理?

一、膀胱护理

（一）概述

排尿反射是由于尿液不断地流入膀胱,使膀胱充盈而引发,当尿量在膀胱内达到400~500 ml时(成年人),膀胱内压急剧上升,刺激膀胱壁牵张感受器,冲动经盆神经传入到脊髓排尿反射初级中枢,同时也上传到大脑皮质的排尿反射高级中枢,从而产生排尿欲。在环境不许可时,低级排尿中枢受到高级排尿中枢的抑制,当环境许可时,抑制被解除,这时脊髓排尿反射中枢的兴奋沿盆神经传出,引起膀胱逼尿肌收缩和膀胱内括约肌松弛,迫使尿液进入后尿道并刺激后尿道感受器,冲动沿盆神经传到排尿中枢,后者发出冲动至第2骶椎至第4骶椎（S_2-S_4）前角细胞抑制阴部神经使外括约肌松弛,于是尿液排出。

神经源性膀胱(neurogenic bladder)是控制膀胱的中枢和周围神经伤病引起的排尿功能障碍,临床表现为尿失禁和/或尿潴留。神经源性膀胱是康复医学中常见的并发症之一,可由中枢神经系统疾病、周围神经系统疾病、累及神经系统的感染性疾病、内分泌与代谢疾病、外伤、药物等原因引起。由于膀胱的储尿和排空机制发生障碍,神经源性膀胱会导致泌尿系感染、结石、尿液反流、上尿路积水等并发症,严重者会导致肾功能衰竭。

膀胱护理是针对因神经损伤导致的膀胱尿道功能失调而实施的特殊护理,其主要目的是恢复膀胱排尿功能,改善排尿症状,减少残余尿,预防泌尿系统并发症,保护肾功能,我们应根据患者存在的障碍情况,采取积极有效的康复护理措施,提高患者的生活质量。

(二)膀胱功能的评估

1. 尿量与次数　尿量有无增多或减少,排尿的次数,是否有排尿异常,是否受意识支配以及排尿困难、排尿疼痛等。

2. 辅助排尿情况　有无留置导尿管,间歇导尿。

3. 排尿习惯　患者排尿姿势、间隔时间。

4. 残余尿量测定　残余尿量大于 150 ml,说明膀胱功能差;小于 80 ml,说明膀胱功能尚可。

5. 辅助检查　包括尿流动力学检查、膀胱镜检查、尿液分析、肾功能检查、泌尿系超声及 X 线、CT 等检查。

(三)膀胱护理措施

1. 留置导尿管　对于意识不清,无法接受间歇性导尿的患者,可留置尿管持续导尿。但这易引起泌尿系感染,所以在留置尿管期间应加强护理,如严格遵守无菌操作原则,保持尿管通畅,及时清倒尿液,注意观察尿量、颜色和性状,尿道口每天清洗消毒 2 次,根据尿管材料种类的不同及季节变化,定时进行更换。

2. 间歇导尿　对病情稳定、无泌尿系感染和尿液反流的患者可以实施间歇导尿。具体做法:严格限制水的摄入量,每天控制在 2 000 ml 内,每小时平均 125 ml,在两次导尿间可以自排尿 100 ml 以上,残余尿 300 ml 以下时,每 6 h 导尿 1 次;自排尿 200 ml 以上,残余尿 200 ml 以下时,每 8 h 导尿 1 次;残余尿 100~200 ml 时,每天导尿 1~2 次;当残余尿小于 100 ml 或为膀胱容量 20% 以下时,即达到膀胱功能平衡,停止导尿。

3. 排尿习惯训练　帮助患者建立规律排尿的习惯,在特定的时间进行排尿,如餐前 3 min、晨起或睡前,鼓励患者入厕排尿。白天每 3 h 排尿 1 次,夜间 2 次,可结合患者具体情况进行调整。这种训练同样可以减少尿失禁的发生,并能逐渐帮助患者建立良好的排尿习惯。

4. 诱导排尿训练

(1)利用条件反射诱导排尿:能离床的患者,协助其到洗手间,坐在坐厕上,打开水龙头让其听流水声。对需卧床的患者,放置便器,用温热毛巾外敷膀胱区或用温水冲洗会阴,边冲洗边轻轻按摩患者膀胱膨隆处。

(2)开塞露塞肛诱导排尿:采用开塞露塞肛,促使逼尿肌收缩,内括约肌松弛而导致排尿。

5. 排尿意识训练(意念排尿) 适用于留置尿管的患者。每次放尿前 5 min,患者卧于床上,指导其全身放松,想象自己在一个安静、宽敞的卫生间,听着潺潺的流水声,准备排尿,并试图让患者自己排尿,然后由陪同人员缓缓放尿。想象过程中,强调患者运用全部感觉。开始时可由护士指导,当患者掌握正确方法后由其自己训练,护士督促、询问情况。

6. 反射性排尿训练 导尿前 30 min,通过寻找扳机点,如以手腕的力量,指腹轻叩击耻骨上区或大腿上 1/3 内侧,每分钟 50~100 次,每次叩击 2~3 min。或牵拉阴毛、挤压阴蒂或阴茎,或用手刺激肛门诱发膀胱反射性收缩,产生排尿意识。

7. 手法训练

(1)盆底肌肉训练:嘱患者在不收缩下肢、腹部及臀部肌肉的情况下自主收缩耻骨、尾骨周围的肌肉(会阴及肛门括约肌)。每次收缩维持 10 s,重复做 10 次,每天 3 次。这种训练可以减少漏尿的发生。

(2)屏气法:患者采取坐位,身体前倾,腹部放松,训练患者收缩腹肌,从而增加膀胱及骨盆底部的压力,促使尿液排出。适用于尿潴留导致的充盈性尿失禁者。

(3)手压法:双手拇指置于髂嵴处,其余手指放在下腹部膀胱区,用力向盆腔压迫,帮助排尿。也可用单拳代替手指加压,适用于尿潴留的患者。

8. 心理护理 尿失禁患者常因尿液刺激和尿液异味等问题而感到自卑和抑郁,心理压力大。因此,应该尊重、关心患者,给予理解和安慰,并随时予以帮助和做好护理。

9. 皮肤护理 保持皮肤清洁干燥,及时用温水清洗会阴部,被服应勤洗勤换,以免刺激皮肤,防止感染和压力性损伤的发生。

(四)注意事项

1. 导尿时必须严格遵守无菌操作原则,保护患者隐私。

2. 对膀胱高度膨胀且极度虚弱的患者,第一次放尿不得超过 1 000 ml。要注意观察因膀胱压力过高而引起的自主神经反射亢进的临床表现,如出现突发性血压升高、皮肤潮红、出汗、头痛等反应,应当迅速排空膀胱,缓解压力。

3. 留置导尿后,在尿管未阻塞的情况下,不提倡常规膀胱冲洗,防止逆行感染。

4. 膀胱训练前要接受尿流动力学检查,以确认膀胱类型和安全的训练方法,避免因训练方法不当而引起尿液反流造成肾积水。

5. 注意倾听患者的主诉并观察尿液情况。

二、肠道护理

（一）概述

结肠通过蠕动、逆蠕动和团块蠕动将粪便送入直肠，刺激直肠壁内的感受器，冲动经盆神经和腹下神经传至脊髓腰骶段的低级排便中枢，同时上传到大脑皮质，引起便意和排便反射。这时通过盆神经的传出冲动，使降结肠、乙状结肠和直肠收缩，肛门内括约肌舒张，同时阴部神经的传出冲动减少肛门外括约肌舒张，使粪便排出体外。与此同时通过支配腹肌和膈肌的神经使腹肌和膈肌也发生收缩，增加腹压协助将粪便排出。

神经源性肠道（neurogenic bowel）是支配肠道的中枢或周围神经结构受损或功能紊乱导致的排便功能障碍。多表现为便失禁和/或大便排空困难。常见于脊髓损伤、脑卒中、脑外伤、脑肿瘤、多发性硬化、糖尿病等疾病。

神经源性肠道导致的便失禁、排空困难等一系列问题，影响了患者的饮食、日常生活活动和社会交往，给患者带来极大的精神压力，也严重影响了患者的生存质量。指导患者选择适合自身排便的时间、体位和方式，各种康复训练和不随意使用缓泻剂及灌肠等方法，形成规律的排便习惯。降低患者便秘或便失禁的发生率，降低对药物的依赖性，帮助患者建立胃结肠反射、直结肠反射、直肠肛门反射，使大部分患者在厕所、便器上利用重力和自然排便机制独立完成排便，在社会活动时间内能控制排便。

（二）排便功能的评估

1. **大便次数、量和形状**　如大便次数增多或减少，每次耗时多少，每次大便间歇时间是否固定，粪便外观有无栗子样、糊状或水样便等。

2. **辅助排便情况**　如有无使用手指刺激、肛门栓剂排便，或服用缓泻药及灌肠法排便等。

3. **排便习惯**　如排便的体位姿势，患者是否能自理等。

（三）肠道护理措施

1. **饮食调节**　饮食应为高纤维素、高营养素较多的食物，如蔬菜、水果类食物，以促进大便的形成及增加肠蠕动，病情许可时每天液体摄入量不少于 2 000 ml。

2. **药物使用**　包括增加肠道水分、软化大便的药物如乳果糖、酚酞等，导泻药物如番泻叶，直肠用药如栓剂、灌肠等。

3. **适宜运动**　多运动可以减少便秘的发生，卧床患者可进行仰卧起坐、平卧抬腿、抬起臀部、顺时针按摩腹部等；能够每天站立和进行训练的患者坚持训练；不能站立者可进行站起、步态减重训练。

4. **定时排便**　根据患者既往的习惯安排排便时间，养成每天定时排便的习惯，通过训练逐步建立排便反射,也可每天早餐后 30 min 内进行排便活动。

5. 促进直结肠反射建立　手指直肠刺激可缓解神经肌肉痉挛,诱发直肠肛门反射,促进结肠尤其是降结肠的蠕动。弛缓性直肠用局部刺激不能排出大便,不适宜手指刺激。具体操作为示指或中指戴指套,涂润滑油后缓缓插入直肠,在不损伤直肠黏膜的前提下,沿直肠壁做环形运动并缓慢牵伸肛管,诱导排便反射。每次刺激时间持续 1 min,间隔 2 min 后可以再次进行。

6. 排便体位　排便常采用可以使肛门直肠角增大的体位即蹲位或坐位,此时可借助重力作用使大便易于排出,也易于增加腹压,有益于提高患者自尊、减少护理工作量、减轻心脏负担。若不能取蹲或坐位,则以左侧卧位较好。对于脊髓损伤的患者也可使用辅助装置协助排便。

7. 指导患者盆底部肌肉运动　患者平卧,双下肢并拢,双膝屈曲稍分开,轻抬臀部,缩肛提肛 10~20 次,每天练习 4~6 次。

8. 灌肠　小剂量药物灌肠 15 min 后即会出现肠蠕动,可减少自主神经过反射的发生,适用于第 6 胸椎(T6)以上的脊髓损伤患者。可利用有节制功能的导管装置进行灌肠,增强排便控制能力,提高患者生活质量。具体操作为:将导管插入直肠,给药时在肛门附近利用气囊充气固定导管使其不易脱出,给药结束后气囊放气,将导管拔出。

(四) 注意事项

1. 排便训练要持之以恒,坚持几周甚至数月,训练的时间应根据患者的情况进行调整和评价。

2. 如无禁忌,保证患者每天摄入足量的液体,适当增加食物纤维的含量和适当运动。

3. 神经源性肠道功能障碍患者应尽早开始康复,充分利用脊髓损伤后尚存的反射群,通过手指直肠探查、手指定时辅助排便、腹部按摩、规范用药、正确的饮食指导,帮助患者建立胃结肠反射、直肠肛门反射,能及时保护残存的肠道功能,有效防止便秘造成的肠道膨胀损伤肠壁牵张感受器。

4. 手指直肠刺激易引发自主神经过反射,要注意监测患者的血压、心率等体征。

5. 严重腹泻患者,要注意保护肛门周围皮肤,保持皮肤清洁、干燥。必要时肛门周围涂软膏保护皮肤,避免破损感染,并注意观察骶尾部皮肤的变化,保持床单元整洁平整,排除不良气味。

（周　莹）

在线测试

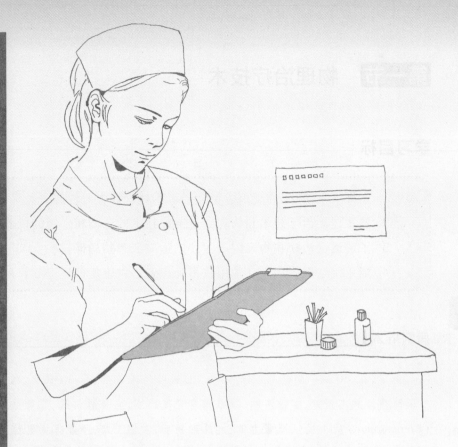

第四章　康复护理治疗技术

思维导图

第一节　物理治疗技术

学习目标

1. 掌握运动治疗、物理因子治疗的基本概念和主要内容。
2. 熟悉运动治疗技术和物理因子治疗技术的分类和常用的仪器设备。
3. 了解运动治疗和物理因子治疗的适应证和禁忌证。
4. 能正确运用物理治疗常用技术为患者提供康复护理服务。

病例导入

患者,女,60岁。脑梗死入院一周。发病以来无头痛、恶心、呕吐、意识障碍及大小便障碍。神志清楚,言语流利,饮水偶有轻度呛咳,左鼻唇沟浅,左侧肢体肌力0级(Brunnstrum 分级 1 级),肌张力低,腱反射稍弱,右侧正常,不能保持坐位。

请思考:

1. 该患者需要提供的康复治疗服务包括什么?
2. 临床常用的康复治疗技术有哪些?

物理治疗技术是应用运动、手法和电、光、声、磁、冷、热、水、电等物理学因素作用于人体以治疗患者疾病的方法。在现代康复医学中将前者称为运动治疗技术,后者称为物理因子治疗技术即理疗。其治疗目的是减轻疼痛,促进循环,预防和改善残疾,最大限度地恢复残疾者的力量、移动能力与协调性。物理治疗也包括为确定神经支配障碍和肌力障碍的情况所做的相关电检测和徒手检测、确定功能障碍的测试、关节活动度及肺活量的检测等。提供给医师协助辅助诊断,记录治疗过程等。物理治疗师既要预防残疾,为患者及残疾者做康复工作,又在预防医学和临床研究中起着积极的作用。

一、运动治疗技术

(一) 基本概念

1. **运动治疗技术**　是指以运动学、生物力学和神经发育学及基本原理,采用主动或被动的运动,通过改善、代偿和替代的途径,促进神经肌肉功能,提高肌力、耐力、心肺功能和平衡功能,减轻异常压力或施加必要的治疗压力,纠正人的身体、心理、情感及社会功能障碍,提高健康水平的一类康复治疗措施。

2. 物理治疗师(physiotherapist,PT) 是指实施物理治疗的专业治疗人员。同类别的人才还包括作业治疗师(occupational therapist,OT)、言语治疗师(speech therapist,ST)等。

(二)运动治疗技术的特点

1. 主动参与 运动治疗过程中应注重调动患者的主观能动性和激发患者的潜在功能,要求康复对象及相关人员积极主动配合并参与治疗全过程,促进患者的身心功能恢复。

2. 防治结合 运动治疗不仅可以促进疾病的临床治愈和功能恢复,防止和减轻并发症或不良后果的发生,同时还可以强身健体,锻炼患者意志,增加身心健康。

3. 整体康复 运动治疗中肌肉关节的活动可以锻炼局部器官功能,也可通过神经反射和体液调节来改善全身,以达到全面康复的目的。

(三)运动治疗技术的主要内容及分类

1. 主要内容 运动治疗技术内容丰富,项目较多,依据目前临床常用的治疗方法来看,主要包括基本技术和特殊技术两大类。基本技术包括:肌力训练、关节活动度训练、关节松动技术、牵伸技术、牵引技术、转移技术、平衡与协调训练技术、步行训练、呼吸训练、放松训练、有氧训练、水中运动及医疗体操等;特殊技术包括运动再学习、博巴斯技术、布伦斯特伦技术、鲁德技术、本体感神经肌肉易化法、贴扎技术、筋膜技术等。

(1)肌力训练:是增强肌力的主要方法,广泛应用于神经系统疾病和骨关节疾病引起的运动功能障碍,通过肌力训练可以增强患者的肌力,使其能够完成更高水平的肌力活动,为患者今后的日常生活动作、协调、平衡及步态训练做准备。

(2)关节活动度训练:是利用各种方法来维持和恢复因组织粘连或肌肉痉挛等因素所引起的关节活动障碍的一门技术。常用的训练方法有主动训练、助力训练和被动训练。

(3)关节松动技术:是针对关节活动障碍专门设计的改善关节活动中的附属运动的手法技术,属于被动活动范畴。基本手法包括摆动、滚动、滑动、旋转及分离牵拉。

(4)牵伸技术:是指运用外力牵伸短缩或挛缩组织并使其延长的一门运动治疗技术,利用该技术能明显改善组织的短缩或挛缩状态,以达到重新获得关节周围软组织的伸展性、降低肌张力,改善或恢复关节活动度的目的。常用的牵伸技术和方法有被动牵伸、主动牵伸和主动抑制。

（5）牵引技术：是应用作用力与反作用力的力学原理，通过手法、器械或电动装置产生的外力，作用于人体脊柱和肢体，使关节发生部分分离，关节周围软组织被牵伸，进而达到康复治疗目的的一门治疗技术。该方法与牵伸技术的区别主要在于后者作用于软组织，而牵引技术主要作用于关节。牵引技术的分类方法有很多种，但是无论哪种牵引技术均可以起到减轻椎间盘压力，促使髓核回纳的作用。不仅如此，该技术还可以缓解脊柱小关节负荷，促进炎症消退，缓解肌肉痉挛增加关节活动度等作用。临床上常用的牵引装置有颈椎牵引带和腰椎牵引床。

（6）转移技术：是恢复患者生活自理能力和活动能力的前提，是指将患者从一种体位转换到另外一种体位的过程，包括床上转移、卧坐转移、坐站转移、轮椅与床的转移、轮椅与马桶的转移等内容。依据患者的实际情况转移分为主动转移、被动转移和辅助转移三种。需要注意的是不同的转移方法所遵循的训练原则不同。

（7）平衡训练：平衡在临床上是指身体所处的一种姿势状态，并能在运动或受到外力作用时自动调整并维持姿势的一种能力。人体平衡分为静态平衡和动态平衡两大类，当平衡发生变化时，人体可以通过踝调节、髋调节和跨步调节三种调节机制来应变。目前针对平衡训练的方法有很多种，如桥式运动、抛接球训练、伸手取物等。临床工作中进行平衡训练前应注意：当患者有严重心律失常、心力衰竭等症状时，应暂停训练，训练过程中治疗师一定要在患者身旁密切监护患者，避免患者跌倒发生二次损伤。

（8）协调训练：协调是人体产生平滑、准确、有控制地运动的能力。与平衡密切相关，协调障碍又名共济失调，常见的共济失调有小脑性共济失调、大脑性共济失调和感觉性共济失调。影响协调的因素有视觉、本体感觉、动作的频率和精神心理因素等，临床针对协调障碍主要的训练方法是轮替动作和定位的方向性动作练习两个方面。

（9）步行训练：步行是在神经系统和运动系统的双重支配与控制下完成的高度自动化的协调、对称稳定运动。步行训练前要求患者肌力、平衡能力和协调能力等均达到一定的水平。步行训练是针对患者疾病的特点，利用各种康复手段，最大限度地帮助患者提高步行能力、矫正异常步态，促进患者独立转移，提高生活质量回归社会的运动治疗技术。常采用的措施有：基础训练、药物、手术治疗和理疗。步行训练的方法包括基础训练、步行分解训练、减重支撑训练、下肢机器人训练、室内步行训练和社区步行训练。

（10）呼吸训练：是指通过呼吸方式、呼吸肌的训练、胸腔松动训练及咳嗽训练来改善肺功能，帮助呼吸系统疾病患者和术后患者尽早、最大限度地恢复肺功能，缩短康复时间的一门技术。常用的训练方法包括：膈肌呼吸、吹笛式呼吸、局部呼吸、胸腔松动练习、呼吸肌训练、排痰训练和改善活动功能训练等。

（11）放松训练：可以使机体产生生理、生化和生理方面的变化，对精神紧张和神经症治疗效果明显。不仅可以提高患者运动能力，对抗应激和缓解疼痛作用也较好。

该方法主要适用于肌张力增高性运动障碍,进行训练时需在专业人员指导下进行。常用的训练方法包括肌肉松弛法、意念松弛法和肌电生物反馈松弛法等内容。

（12）有氧运动:是指人体在氧气充分供应的情况下进行的体育锻炼,即在运动训练过程中,人体吸入的氧气与需求相等,达到生理上的平衡状态。常见的有氧运动方式有医疗步行、快走、慢跑、游泳、骑自行车、瑜伽、有氧操等内容,进行有氧训练时要注意结合患者实际情况选择合适的运动项目,做到循序渐进、持之以恒。

（13）水中运动:是指利用水的特性使患者在水中进行运动训练,以缓解患者症状或改善功能的一种方法,是水疗法中常用的一种治疗方法。近年来随着康复医学的快速发展,水疗康复训练越来越受到康复患者的欢迎,发达地区的部分医院已经逐渐开展此项目,相信不久的将来水疗一定会成为康复训练的主要项目之一。

（14）医疗体操:专门用来防治疾病的体操,对创伤、手术后及瘫痪的功能恢复以及很多内科疾患具有良好的作用,在临床上得到广泛应用,是医疗体育的重要内容之一。该方法选择性强,动作简单易学,容易控制运动量,易掌握且适应性广。常用的医疗体操包括颈椎操、腰椎前凸矫正操、脊柱侧弯矫正操、肩周炎操、呼吸操和下腰痛的医疗体操等。

2. 分类方法　可按不同标准进行分类,常用的分类方法有以下两种。

（1）依据肌肉收缩方式分类:可以分为等张运动、等长运动和等速运动,等张运动又分为向心性运动和离心性运动。

（2）依据运动方式分类:可以分为被动运动、助力运动、主动运动及抗组运动。

知识拓展

等长运动与等张运动的概念

等长运动是指以增加肌肉张力来对抗一个固定阻力的运动。强度较大的运动如举重运动;强度较小的运动如倒立和瑜伽的一些静态训练方法。等长运动亦称为静态运动。

等张运动是肌肉收缩时肌纤维缩短,而作用在肌肉上的负荷不变,运动过程中肌肉张力不发生明显变化,故名等张运动,如步行、慢跑和比较轻松的游泳运动。等张运动亦称为有氧运动。

（四）运动治疗技术常用的器械

1. 上肢训练设备　肋木、悬吊架、支撑器、弹簧拉力器、墙壁拉力器、哑铃、沙袋、肩关节练习器、前臂内外旋运动器、腕关节屈伸运动器、体操棒、磨砂台、分指板等。

2. 下肢训练设备　起立床、股四头肌训练器、踝关节屈伸训练器、踝关节矫正板、平衡板、平衡杠、助行器、阶梯、步行训练装置、功率自行车、活动平板等。

3. 其他　姿势矫形镜、训练球、训练床、训练椅、运动垫、牵引装置、辅助器械、等速训练仪等。

（五）运动治疗的适应证与禁忌证

1. 适应证

（1）骨科疾病：骨折术后及稳定期、软组织损伤、关节病变、脱位和损伤（肩关节周围炎、踝关节扭伤、膝关节韧带损伤、髌骨软化症等）、人工关节置换术后、颈椎病、手外伤后、腰椎间盘突出症或其摘除术后、强直性脊柱炎、类风湿脊柱炎、截肢术后、断肢再植术后等。

（2）神经系统疾病：脑血管疾病（脑梗死、脑出血、脑栓塞等）后遗症、脊髓损伤、脊髓灰质炎后遗症、帕金森病、多发性硬化、周围神经损伤、进行性肌萎缩等。

（3）儿科疾病：脑性瘫痪、脊柱裂、进行性肌营养不良等。

（4）内科疾病：慢性充血性心力衰竭、慢性支气管炎、慢性阻塞性肺疾病、哮喘、糖尿病、风湿性关节炎和类风湿性关节炎等。

（5）其他疾病：乳腺癌根治术后等。

2. 禁忌证

（1）绝对禁忌证：生命体征不平稳，存在严重并发症如肺部感染、尿路感染、新发深静脉血栓、褥疮等，患有传染性疾病，脊柱结核，严重的心肺功能障碍，严重骨质疏松，合并其他部位的骨折和损伤且未愈合，病理性骨折，骨折延迟愈合、不愈合，内固定物松动等以上情况均不应进行运动疗法。

（2）相对禁忌证：视网膜病变、糖尿病肾病等。

二、物理因子疗法

（一）基本概念

物理因子疗法（physical modality therapy）　是指应用天然或人工物理因子（力、电、声、光、水等）通过神经、体液、内分泌等生理调节机制作用于人体，以达到预防和治疗疾病的治疗方法。

（二）物理因子的分类及主要疗法

1. 自然物理因子　应用大自然的物理因子日光疗法、空气疗法、海水浴疗法、温（矿）泉疗法等。

2. 人工物理因子　通过人工的方式获得的电能、光能、热能、机械能等物理因子作用于机体，引起人体各种反应，借以促进、调节、维持或恢复各种生理功能，影响病理过程或克制病因，从而达到预防和治疗疾病的目的，包括直流电疗法、低频电疗法、中频电疗法、高频电疗法、光疗法、超声波疗法、磁场疗法、传导热疗法、冷疗与冷冻疗法、压力疗法、生物反馈疗法、冲击波疗法及自然疗法等内容。

（1）直流电疗法（galvanism）：是使用低电压的平稳直流电通过人体一定部位以治疗疾病的方法，是最早应用的电疗方法之一，直流电对人体的作用取决于其在组织中引起的物理、化学变化。目前单纯应用直流电疗法较少。

（2）低频电疗法（low frequency electrotherapy）：应用频率1 000 Hz以下的电流治疗疾病的方法，称为低频电疗法，可用于治疗急、慢性疼痛。其特点是：① 低压、低频，而且可调；② 无明显的电解作用；③ 对感觉、运动神经都有强的刺激作用；④ 有止痛但无热的作用。目前常用的低频电疗法有：神经肌肉电刺激疗法、经皮神经电刺激疗法、间动电疗法、低频高压电疗法等。

（3）中频电疗法（medium frequency electrotherapy）：是指应用频率为1 000～100 000 Hz的脉冲电流治疗疾病的方法。其特点是：① 无电解作用；② 可以克服组织电阻，增加作用深度；③ 对机体组织有兴奋作用；④ 可以使用较大的电流强度来引起深部肌肉强烈地收缩，但不引起烧灼刺痛感。临床常用的有干扰电疗法、调制中频电疗和等幅正弦中频（音频）电疗法三种。近年来，随着计算机技术的应用，已有电脑中频电疗机、电脑肌力治疗机问世，并应用于临床。

（4）高频电疗法（high frequency electrotherapy）：医学上把频率>100 000 Hz的交流电称为高频电流。应用高频电流作用于人体以治疗疾病的方法，称为高频电疗法。其特点是：① 热效应与非热效应；② 治疗时电极可以离开皮肤；③ 对神经肌肉无兴奋作用。高频电疗的分类方法有很多种，依据波长的不同可以分为共鸣火花电疗法、中波电疗、短波电疗、超短波电疗、分米波电疗、厘米波电疗和毫米波电疗；依据波形分为减幅振荡电流、等幅振荡电流和脉冲等幅振荡电流。

（5）光疗法（phototherapy）：是指应用人工光源或日光辐射治疗疾病的方法。光波按波长由长至短排列，光波依次分为红外线、可见光、紫外线三部分。临床常用的光疗法包括红外线疗法（infrared therapy）、蓝紫光疗法（blue and violet light therapy）、紫外线疗法（ultraviolet therapy）和激光疗法（laser therapy）。

（6）超声波疗法（ultrasound therapy）：是指频率在2 000 Hz以上，不能引起正常人听觉反应的机械振动波。将超声波作用于人体以达到治疗目的的方法称为超声波疗法。频率500～2 500 kHz的超声波有一定的治疗作用。现在理疗中常用的频率一般为800～1 000 kHz。其特点是：① 可使深层组织发生显著的温度改变；② 机械效应和热效应共同作用，分离胶原纤维，增加结缔组织延展性，有效地治疗关节囊、韧带、肌腱的粘连和瘢痕；③ 增加细胞膜的通透性，以增加离子交换；④ 属于局部治疗，少有全身反应发生；⑤ 应用时间相对较短。常用的超声疗法有直接接触法和间接接触法。

（7）磁场疗法（magnetic field therapy）：应用磁场作用于人体以治疗疾病的方法称为磁场疗法，简称磁疗。磁场可用于治疗多种疾病，如高血压、高血脂、神经性头痛、神经衰弱、面肌痉挛、支气管炎、肠炎、溃疡病、颈椎病、腰腿痛、急性腰扭伤、腰肌劳损、胆绞痛、胆道结石、尿路结石、鼻炎、皮炎、静脉炎等。常用的有动磁场疗法和静磁场疗法。

（8）传导热疗法（conductive heat therapy）：将加热后的介质作用于人体表面，使热传导到疾患部位以治疗疾病，促进康复的方法称为传导热疗法。可用作传导热疗法的介质有水、泥、蜡、砂、盐、酒、中药、化学盐袋等，临床常用的治疗方法有 Kenny 湿敷温热法、温热罨包疗法、热袋温敷法和石蜡疗法。

（9）冷疗与冷冻疗法：冷疗法是应用比人体温度低的物理因子（冷水、冰等）刺激皮肤或黏膜以治疗疾病的一种物理治疗方法。常用方法有冷敷法、浸泡法、喷射法、灌注法和饮服法。冷冻疗法是应用制冷物质和冷冻器械产生的 0℃ 以下低温，来作用于人体局部组织，以达到治疗疾病的一种方法。常用方法有点冻法、接触冷冻法、喷射冷冻法、倾注冷冻法和插入冷冻法。

（10）压力疗法（compress therapy）：又称加压疗法，是指通过对人体体表施加适当的压力，以预防或抑制皮肤瘢痕增生、防治肢体肿胀的治疗方法。压力治疗是经循证医学证实的防治增生性瘢痕最为有效的方法之一，常用于控制瘢痕增生、防治水肿、促进截肢残端塑形、防治下肢静脉曲张、预防深静脉血栓等。

（11）生物反馈疗法（biofeedback therapy）：又称生物回授疗法，或称自主神经学习法，是在行为疗法的基础上发展起来的一种新型心理治疗技术和方法。通过人体内生理或病理信息的自身反馈，使患者经过特殊训练后，进行有意识的"意念"控制和心理训练，从而消除病理过程、恢复身心健康的新型心理治疗方法。常用的生物反馈疗法包括肌电反馈仪、皮电反馈仪、脑电反馈仪和皮温反馈仪。由于此疗法训练目的明确、直观有效、指标精确，因而求治者无任何痛苦和副作用，深受广大患者欢迎。

（12）冲击波疗法（shock wave therapy）：冲击波是一种利用电能产生脉冲磁场与液体之间的物理作用而产生的机械脉冲压力波，具有声学、光学和力学等物理性质。冲击波疗法是指利用高能量冲击波进行治疗的物理治疗方法，具有促进组织修复及再生的作用。

（三）物理因子疗法的主要作用

1. 消炎作用　多种物理因子具有消炎作用，皮肤、黏膜、肌肉、关节及内脏器官的急、慢性炎症都属于理疗适应证。物理因子消炎作用的机制除了像紫外线等可直接杀灭病原微生物之外，还与改善局部血液循环、加速炎性物质的消散和增强免疫力等因素有关。

2. 镇痛作用　针对疼痛病因进行治疗的基础上，应用恰当的物理因子可较好地达到镇痛的目的。临床上炎症疼痛可以采用上述具有消炎作用的物理因子；缺血性疼痛和痉挛性疼痛可采用温热疗法，改善缺血，消除痉挛；神经性疼痛可应用直流电麻醉药导入疗法抑制痛觉冲动传入，或可采用低、中频电疗法。

3. 抗菌作用　紫外线有较好的杀菌作用，其杀菌效力最强的光波长为 254~257 nm，对金黄色葡萄球菌,枯草杆菌、铜绿假单胞菌(绿脓杆菌)、溶血性链球菌等均有杀灭作用。

4. **镇静和催眠**　电睡眠疗法、镇静性药物电离子透入疗法、全身不感温水浴疗法、颈交感神经节超短波疗法、磁场疗法等能够增强大脑皮质扩散性抑制、解除全身紧张状态,因而产生明显的镇静、催眠效果。

5. **兴奋神经肌肉**　低、中频电流,如间动电流、干扰电流、调制中频电流,均可引起运动神经及肌肉兴奋,可用以治疗周围神经麻痹及肌肉萎缩。其机制为细胞膜受电刺激后,产生离子转移、膜通透性和膜电位发生变化,形成动作电位,引起神经、肌肉兴奋。

6. **缓解痉挛**　由于热能够降低肌梭中传出神经纤维兴奋性,使牵张反射减弱和肌张力下降,因此具有热效应的物理因子均可起到缓解、降低痉挛的作用。

7. **软化瘢痕和消散粘连**　石蜡疗法、超声疗法、直流电碘离子透入疗法,可改变结缔组织弹性,提高延展性,因而具有软化瘢痕和消除粘连的作用。

8. **加速伤口愈合**　应用小剂量紫外线照射,可防止和控制伤口感染,且能刺激肉芽组织生长,加速伤口愈合过程。

9. **加速骨痂形成**　电流强度较弱的直流电阴极、经皮电神经刺激疗法(TENS)、干扰电疗法和脉冲磁场疗法,均能促进骨质生长,加速骨折愈合。

10. **增强机体免疫力**　实验证明,紫外线、红外线、磁场等物理因子均有增强和调节机体免疫力的作用。

11. **脱敏作用**　紫外线能将蛋白分解生成组胺,小剂量组胺不断进入血液,又刺激组胺酶产生,当组胺酶达到足够量时,则可分解产生过量的组胺,而起到脱敏作用。

12. **治疗癌症**　目前热疗、激光的光敏效应、气化、炭化、低温冷冻等方法在癌症治疗上取得了一定的进展。

(四) 物理因子疗法的适应证和禁忌证

1. 适应证

(1) 炎症:各种原因导致的急性、慢性炎症。

(2) 损伤:软组织损伤、神经损伤等各类损伤。

(3) 粘连和瘢痕:术后粘连,瘢痕增生。

(4) 血液循环不良:如脉管炎、雷诺病。

(5) 功能障碍性疾病:如肌肉、关节、血管、器官等不能正常发挥功能,以及神经官能症。

2. 禁忌证

(1) 高热、恶液质。

(2) 严重的心脏病和动脉硬化,动脉瘤。

(3) 恶性肿瘤,活动性肺结核,出血倾向疾病等。

第二节 作业治疗技术

学习目标

1. 掌握作业治疗的概念、适应证和禁忌证。
2. 熟悉作业治疗的作用。
3. 了解作业治疗的分类和内容。
4. 能正确运用作业治疗常用技术为社区残疾人提供康复护理服务。

案例导入

患者,女,75岁。脑出血后2个月,目前可独立步行,患者身体、面部常向右侧,双眼向右注视(眼球活动无障碍),进食时总是把碗碟中左半侧的食物剩下。

请思考:

1. 首先考虑患者具有的功能障碍是什么?
2. 可采用的治疗方法包括哪些?

一、概述

作业治疗法(occupational therapy,OT)是康复医学的一个重要组成部分,是通过有目的性和选择性的作业活动,如日常生活活动、手工操作技巧、休闲娱乐活动等,来促进患者的功能恢复,提高患者的生存质量,从而早日回归家庭和社会的一种康复治疗技术。

世界作业治疗联盟(WFOT)将作业治疗定义为:通过选择性的作业活动去治疗有身体或精神疾患的伤残人士,使患者在各方面达到最高程度的功能水平和独立性。

2002年WHO将作业治疗的定义修改为:"协助残疾者和患者选择、参与、应用有目的和意义的活动,以达到最大限度地恢复躯体、心理和社会方面的功能,增进健康,预防能力的丧失及残疾的发生,以发展为目的,鼓励他们参与及贡献社会"。

作业治疗
概述

二、作业治疗分类

1. 按作业活动的项目分类 日常生活活动、认知作业、书法、绘画、治疗性娱乐、

第四章 康复护理治疗技术

游戏、电气装配与维修、计算机作业、五金、金工、皮工、纺织、木工、黏土、制陶作业、手工艺作业、编织作业和园艺作业。

2. 按作业活动的性质分类 功能性作业活动、心理及精神性作业活动、儿童作业活动和老年人作业活动。

3. 按作业活动的功能分类 日常生活活动、生产性作业活动、娱乐休闲性活动和特殊教育性活动。

4. 按作业活动的目的分类 减轻疼痛的作业活动、增强肌力的作业活动、增加耐力的作业活动、改善关节活动度的作业活动、改善手眼协调性和平衡控制能力的作业活动、改善知觉技能的作业活动、改善视、听、触觉的作业活动、改善记忆力、定向力、注意力、理解力等认知功能的作业活动和增强语言表达及沟通能力的作业活动。

三、作业治疗作用

1. 促进机体功能的恢复 增加躯体感觉和运动功能,如增加关节活动度、提高肌力和耐力,改善身体协调性、平衡能力以及手指的精细功能等。

2. 改善认知和感知功能 提高大脑的高级功能,如定向力、注意力、认识力、记忆力、顺序、定义、概念、归类、解决问题、安全保护意识等。

3. 提高日常生活活动能力 通过生活活动自理能力的训练,矫形器及自助器具的使用,提高自我照料能力、环境适应能力以及工具使用能力等。

4. 改善精神状况和参与社会 可减轻悲观、抑郁、恐惧、愤怒、依赖等心理异常和行为改变,辅助心理治疗,提高处理人际关系、自我表达和应对能力。

5. 帮助就业或再就业 促进工作能力的恢复和提供患者职业前技能训练。

四、作业治疗特点

1. 作业治疗项目是经过选择的、有目的的活动,治疗师要以患者的需要为中心进行作业的选择。

2. 完成一项作业活动,常需协调地、综合地发挥躯体、心理和情绪、认知等因素的作用。故可根据患者训练和治疗的重点目标,并运用作业分析的知识,选择以躯体运动为主的,或以情绪调节为主的,或以认知训练为主的作业。

3. 对残疾人的作业治疗,重视利用各种辅助器械、工具,以补偿功能的不足,用新的方式以器械帮助患者完成生活和劳动所必需的作业。

4. 作业治疗着眼于帮助恢复或取得正常的、健康的、有意义的生活方式和生活能力,可能的话还要恢复或取得一定的工作能力(不一定恢复原来的职业),而正常的、健康的生活方式有赖于各基本因素之间的相互协调和平衡。

五、选择作业治疗方法的原则

1. **根据治疗的目的选择作业治疗的内容与方法** 根据患者功能障碍的评定结果,明确其治疗目的或设定其目标,制订适合患者的作业治疗计划。

2. **根据患者的功能状态选择适宜的作业活动** 每个患者的功能障碍程度不同,身体状况不一样,存在着个体差异,在选择作业治疗方法时,应根据患者的个体情况,选择患者能主动参与并能完成 70% ~ 80% 以上的作业活动。

3. **根据患者的个人爱好和兴趣因人而异选择作业活动** 作业治疗活动是一种有目的、有意义的活动。

4. **根据患者所处的环境因地制宜地选择作业活动** 以便训练患者的日常生活自理能力及沟通能力,学会掌握各种生活技能。

5. **根据患者的身体状况选择作业活动的强度** 每一种作业活动的强度不一样,选择作业活动时,应根据患者当时的身体状态及个体不同情况,选择患者能够承受的作业活动强度和活动时间。

六、躯体功能作业治疗临床应用

1. **主要工作地点** 普通医院、康复中心、社区医疗中心及日间训练中心等。

2. **服务对象**

(1)伤残所致的功能障碍:包括骨折、关节损伤、颅脑及脊髓损伤等,截肢、断肢再植等。

(2)神经肌肉系统疾病:如脑卒中、共济失调、进行性肌营养不良、帕金森病、脑瘫、阿尔茨海默病、周围神经病损、脊髓灰质炎后遗症等。

(3)骨关节系统疾病:如风湿、类风湿关节炎、强直性脊柱炎、退行性骨关节炎、肩关节周围炎等。

(4)各种肿瘤的相对稳定期。

(5)其他:如肺心病、冠心病、糖尿病等。

3. **工作内容**

(1)促进机体功能的恢复:包括肌力、肌张力、耐力、关节活动度、知觉、认知、柔顺性、协调性和灵敏性训练等。作业治疗师可通过作业活动条件的变化,要求患者在活动时必须完成相应的动作。如双手做砂磨板活动,以扩大关节的活动范围,增加负荷,通过改变动作复杂性,使患者的肌力、关节活动度、协调性、体力、耐力及平衡能力等方面得到提高。

(2)神经发育疗法:包括强制性运动疗法、运动再学习法、双侧上肢训练、镜像治疗等,以促进中枢与肢体的正常发展。

（3）促进残余功能最大限度地发挥：通过安装假肢并训练等，使残余功能最大限度地发挥。还可以预防肌肉萎缩，减轻或预防畸形的发生，提高对疼痛的耐受力等。

（4）改善精神状况：减轻残疾者或患者的抑郁、恐惧、愤怒、依赖等心理异常和行为改变。

（5）提高日常生活能力：特别是在日常生活活动训练中，可以提高患者的翻身、起坐、穿衣、进食、个人卫生、行走等生活自理能力。

（6）促进工作能力的恢复：患者要恢复正常生活和工作能力，必须经过一段时间的调整和适应，作业治疗则是恢复他们这方面独立性的好方法。

4. 适应证

（1）神经系统疾病：如脑卒中、脑外伤、脑瘫、脑炎、脑瘤术后所致的瘫痪，帕金森病、阿尔茨海默病、脊髓损伤、脊髓灰质炎后遗症以及各种原因引起的周围神经损伤等等。

（2）运动系统疾病：如四肢骨折、截肢、各种关节炎、关节置换术后、手外伤、软组织损伤等所致功能障碍患者。

（3）其他系统疾病及各种原因所致功能障碍患者：如心肺系统疾病、糖尿病、烧伤、小儿精神发育迟滞、先天性畸形、学习障碍以及精神心理障碍性疾病等等。

5. 禁忌证　严重的精神、意识障碍，且不能合作的患者，急、危重症及病情不稳定的患者，或需要绝对休息的患者，均属于作业治疗的禁忌证。

6. 注意事项

（1）作业治疗师应根据患者的个体情况和特点，有目的地选择作业活动。

（2）作业治疗的选择应与患者所处的环境相适应，具有实用性。

（3）作业治疗要充分重视患者参与的积极性。

（4）作业治疗应遵循渐进性的原则，并对治疗量可进行调节。

（5）作业治疗应考虑患者在回归家庭、重返社会后，环境因素对其功能的影响。

（刘　尊）

第三节　言语治疗技术

学习目标

1. 掌握失语症、构音障碍的康复治疗训练方法和康复护理措施。
2. 熟悉言语治疗的概念、训练方法和注意事项。
3. 了解失语症、构音障碍的病因和分类。
4. 能正确根据患者情况制订康复护理计划并实施。

患者,女,53 岁,因"进行性吞咽困难 1 年,加重伴言语含糊 4 月"入院。患者 1 年来无明显诱因出现吞咽困难,饮水时呛咳明显,未重视。4 月来出现讲话含糊,伴进食困难加重,进食少,无伴头痛,无呕吐,并诉有偶有呼吸费力,曾到五官科检查无异常。查头及颈 MRI 示:两侧脑室,枕大池轻度增宽,颈椎轻度退行病变。体格检查:神志清楚,体形消瘦,步行入院,构音含糊,眼球活动自如,无复视,鼻唇沟对称,双眼无突出,声音嘶哑,双软腭提差,垂居中,咽反射消失,伸舌居中,可见舌萎缩及少许纤颤,呼吸稍促,咽无充血,四肢肌肉稍萎缩,以手指间大小鱼际等肌肉明显,拍打后可见肌束颤动,肌力较差,双上肢 4 级,双下肢 4 级,双下肢腱反射稍弱。临床诊断:重症肌无力(延髓肌型和肌萎缩型)。

请思考:

1. 患者主要的功能障碍有哪些?

2. 针对患者的语言功能障碍,如何进行康复治疗?

一、概述

(一) 基本概念

言语治疗(speech therapy,ST)是指通过各种手段对有言语障碍者进行针对性地治疗,使其重新获得最大的沟通与交流能力,其目的是改善言语功能。所采用的手段是言语训练,或借助于交流替代设备如交流板、交流手册和手势语等。

(二) 训练方式

1. **一对一训练** 一名医护人员负责一名患者的训练方式。根据患者具体情况,制订个人训练计划和具体语言训练内容。训练过程中,患者注意力集中,刺激条件易控制,治疗针对性强,可及时调整。

2. **自主训练** 患者经过一对一训练后,充分理解语言训练的方法和要求,具备独立训练的基础。医护人员可将部分需要反复训练的内容让患者进行自主训练,并定期检查。训练内容及训练治疗量由医护人员设计决定。

3. **集体训练** 集中各种类型及不同程度的言语障碍者,以小组形式进行言语训练。该训练能改善言语障碍者对社会的适应性,减少心理不安,提高交流欲望,同时为其提供交流场所,对改善因言语障碍所致的其他障碍问题(如心理、情绪、人际关系方面等)具有积极作用。

4. **家庭训练** 将评定和制订的治疗计划介绍和示范给家属,并通过观摩、阅读指导手册等方法教会家属训练技巧,再逐步过渡到回家进行训练。医护人员定期检查和评定,并调整训练内容。

(三) 适用人群

凡有语言障碍者均可接受言语治疗。因言语训练是训练者与言语障碍者间的双向交流,故对伴有严重意识障碍、情感障碍、行为障碍、智力障碍、重度痴呆或有精神疾病的患者,以及无训练动机或拒绝接受治疗者,言语治疗难以实施或难以达到预期效果,不适合进行言语治疗;出现全身状态不佳、接受一段时间的系统语言训练,已达到相对静止状态(也称平台期)的患者,应停止训练。

二、失语症的康复护理

失语症(aphasia)是由于脑部器质性病变导致大脑语言区域及相关区域受到损伤,而造成原语言功能受损或丧失、缺失的一种语言障碍综合征。

(一) 病因

1. 脑血管意外　大脑语言中枢分布的动脉主要是大脑中动脉和后动脉,如果大脑的栓塞、出血和血栓发生在中动脉和后动脉的分支,就可能造成失语,且多为持续性失语。

2. 脑外伤　脑外伤也是导致失语的一个重要原因。因脑外伤的部位、程度不同所导致的失语症状及严重程度不同。如颞叶外伤多出现感觉性失语,并见视野下象限同侧偏盲;角回外伤多表现轻型感觉失语,阅读困难比较突出等。

3. 脑肿瘤　多数患者起病初期的失语症状为暂时性发作,亦有与局部运动性癫痫伴同出现或构成癫痫大发作先兆症状。临床以命名性失语最为多见。

4. 脑组织炎症　各种不同原因所致的脑膜炎、脑炎、脑蛛网膜炎也可引致失语,其中脑炎引起的失语常较明显,且恢复困难。

5. 其他　皮克病初期失语可为命名性失语,口语语汇日见贫乏,错误逐渐严重,最后完全失语。由于智力同时衰退,所以虽见失语日趋严重而患者不能自觉。阿尔茨海默病多出现感觉性失语症,错语多语比较突出。

(二) 分类

1. 运动性失语症　病变位于第三额回后部的言语运动中枢。症状特点为患者能理解他人语言,构音器官的活动并无障碍,有的虽能发音但不能构成语言。

2. 感觉性失语症　病变位于中枢联系中断,阻碍了听觉性词"图象"的激活。患者听觉正常,但不能听懂他人评议的意义,虽有说话能力,但词汇、语法错误紊乱,常答非所问。

3. 失读症 病变主要位于角回,特点为患者无视力障碍,看到原来认识的文字符号却读不出字音,亦不知其意义,多伴有失写、失算、体象障碍、空间失认等。

4. 失写症 病变位于额中回后部的运动性书写中枢。患者虽能听懂别人语言,但自动书写能力丧失,默写和抄写亦不可能。

5. 命名性失语症 损部位为枕叶和颞叶交界区。患者言语、书写能力存在,但词汇遗忘很多,物体名称遗忘尤为显著。

(三)康复治疗

1. 训练方法

(1) Schuell 刺激疗法:此法是言语治疗中最常用的方法,通过反复的语言刺激促进脑内语言模式的组织、储存和提取。本刺激法的原则是:① 给予适当的语言刺激,即使用患者容易接受的合理的语言单位、刺激长度、刺激难度、刺激速度并提高音量。② 给予集中的强有力的多种途径的语言刺激,即在给予集中听觉刺激的同时,辅加视、触、嗅等刺激。③ 给予反复刺激,即一次刺激得不到正确反应时,反复多次刺激以提高反应性。④ 每次刺激应引起相应的反应,患者对刺激应产生诸如用手指示、复述、读音、说话、写字等反应,如不能激起反应,则说明给予的刺激不恰当而应该调整。⑤ 对患者正确的反应,通过鼓励、赞许等进行强化,对错误反应可以沉默或改变刺激内容,不应强行矫正。

(2) 阻断去除法:利用未受阻断的较好的语言形式中的语言材料作为"前刺激",来引出对另一语言形式中有语义关联的语言材料(被阻断者)的正确反应,从而去除阻断。

(3) 功能重组法:分为系统内重组和系统间重组两种。系统内重组是指按设计的功能系统情报处理过程模型,分析在哪个构成环节(要素)上受到了损害,通过对这些环节的训练,来达到受损害功能内各要素的重组。系统间重组是指利用正常的功能系统协助受损功能系统的改善。

(4) 补偿技术(compensation technique):失语症的恢复是有限度的,为使失语症患者具有日常生活中所必需的实用的交流能力,必须让患者充分利用残存的语言功能学会一些实用的、基本的、适合自身水平的交流技术,如利用文字及图画卡片、画图、手势语等。

2. 训练的具体操作
语言训练室的温度、通风及照明应适宜,能隔音保持安静。最好做到一人一室,进行"一对一"的训练,以防止患者的情绪受到影响,使注意力不集中。室内应配备口形纠正及表情模仿用的大镜子、录音机、秒表、节拍器、呼吸训练用品、压舌板、各种字词卡片和图片、人物和情景图片及训练用实物等。训练时间以上午为宜,每次在 30 min 以内,以避免患者疲劳。训练内容要适合患者的文化水平、生活情趣等,先易后难,循序渐进,充分调动患者的积极性。

(1) 听理解训练:① 单词的辨认,出示一定数量的实物、图片或词卡,让患者在听到简单指令后指认。如在患者面前放 3 张图片(茶杯、勺子、叉子),先后说"请指出我说的东西",如"茶杯",让患者指认相应的图片。② 执行指令,治疗师发出口头指令,让患者执行。如"把书合上""闭上眼睛""把笔放在书上",逐渐增加信息成分。③ 回答是与否问题,如问"这是茶杯吗?""7 月份下雪吗?"要求患者回答"是"或"不是"。不能口头回答者,可用字卡或手势。让患者听一小段短文,根据其内容提问,回答方式同上。

(2) 阅读理解训练:① 视知觉障碍的训练,重点放在视觉输入与大脑语言中枢的联系上,不涉及语义理解。在患者面前摆出数张图片或字卡,让患者把图片和字卡分别放在一起,或把相同的图片或字卡放在一起,逐渐增加卡片数量。② 单词、句子理解训练,采用单词、句子和图画匹配的方式,患者阅读单词或句子找出相应的图画。也可要求患者阅读句子,找到语义和语法错误。③ 短文理解,患者阅读短文后,从多项选择问题中选择正确答案,或者提问,让患者用"是"或"不是"进行回答。

(3) 口语表达训练

1) 用自动语训练:治疗者与患者同时或先后朗读患者熟知的歌词、诗歌、格言及问候语等。

2) 用正反义词、关联词训练:如男-女,好-坏,大-小,正-反,黑-白;面和米,丈夫和妻子等。治疗者先和患者同时练习,随后治疗者说出一个词,患者说对应的词。

3) 单词的表达训练:① 复述练习,治疗者先出示对应的图片和字卡,并反复地让患者听数次,让患者复述。② 词组完成练习,治疗者说"丈夫和……"患者接着说"妻子"。③ 选择回答,出示妇女头像图片,治疗者问:"是妻子还是丈夫?"回答"妻子"。期待反应的词为选择词中的第一个词,以抑制复述。④ 视物(或图)呼名,出示物品或图片,让患者说出其名称。可辅以语音暗示(说出起始音)、语义暗示(告诉词义或同义词、反义词)、类别暗示、功能暗示、描述暗示及手势暗示。⑤ 找词练习,让患者在一定时间内尽可能多地说出某一类别的名称,如水果名称、地名;或以某一字的刺激(如火),让患者找出与火有关的词,如"热、暖和、红色、火焰"。

4) 句子表达训练:① 语法训练,即把以不同颜色代表不同词性的图片(名词、动词、形容词字卡),按一定的顺序排列,先练习复述,让患者记住正确的语法结构。然后出示 3 张图片(表示主语、谓语和宾语),让患者说出完整的句子,再后出示 2 张图片,如一张是一男子站立的图片表示主语,另一张是一辆汽车的图片,表示宾语,而谓语用箭头(→)代替,让患者说出任何有关的动作使句子完整,如"他在修理汽车"或"他在开汽车"等。② 语义联系训练,即治疗者说出一核心词,让患者说出与其有关的词。如核心词为"工人",关联词为"工厂、机器、上班、城市、产品"等,然后将核心词与关联词联系起来,完成句子,如"工人上班""工人生产产品"等。③ 实用化训练,与患者讨论一些身边的人、事件、物品,让患者发表意见,并自由叙述。

(4) 书写训练:① 抄写,先按词性进行分类抄写,有助于患者理解语义。然后让患者进行完形练习,给出一个不完整的词组或句子,让患者从多项选择答案中选出合适的词或词组,填入使其完整。如一杯(果汁),学生在(上课)。逐渐增加句子的长

失语症的
对症治疗

113

失语症的
综合治疗

第三节 言语治疗技术

度和难度。② 听写训练,出示匹配的字卡和图片 10～20 张,患者一边听一边看,让患者写出听写的单词;然后增加难度,先后移去字卡和图片,听写单词。随着听写能力的提高,进一步练习听写不同难度的句子和短文。③ 自发书写练习,患者看图片、物品写出单词;给出一些名词,让患者在前面写出适当的动词;给出一些不完整的句子,填写适当的词,使句子完整;看动作图片,写出叙述短句;描写朋友、家人的外貌特征、去过的旅游胜地的景色、发生的事件;写日记、信件等。

（5）朗读练习:① 朗读单词,出示单词卡,治疗者先朗读数遍,然后和患者一起朗读,最后让患者自己朗读。② 朗读句子、短文,方法同上。朗读速度先慢速,然后逐渐接近正常速度。③ 朗读篇章,从报纸杂志中选出感兴趣的内容,反复练习朗读。

（四）康复护理

1. 语音训练　护士可以让患者对着镜子模仿护士发音,检查自己的口腔动作是不是与护士做的口腔动作一样。护士画出口形图,告诉患者舌、唇齿的位置以及气流的方向和大小。

2. 听理解训练　护士可以利用常用物品或常用物品名称的图片,让患者进行辨别,可以每次出示 3 个常用物品的图片,说出一个物品名称后令患者指出相应的物品图片。此外,护士为了训练患者对语句的理解,还可对其中一个物品的功能或所属范畴进行讲解,可用情景对话的方式与患者进行交流与对话。

3. 口语表达训练　① 单词训练,从简单的数字、诗词,儿歌和歌曲开始让患者自动地、机械地从嘴里发出,如一张画有一支铅笔的图片,护士说:"这是一支铅……"患者回答:"铅笔"。以自动语为线索,进行提问:如"星期三的后一天是星期几?""今天是几月几日?"等反复训练。可以使用反义词、关联词、惯用语的方法鼓励患者进行口头表达,如护士说"左"让患者接着说"右",还有"上"与"下"、"黑"与"白"、"跑"与"跳"等。② 复述单词,先进行听觉训练,画片先与对应文字卡片相配,然后给患者出示一组卡片,并说:"我说几遍图中物品名称,请一边看图写字一边注意听。"每个反复听 10 次,其间隔应为患者能够接受并试着复述的长度。如果患者能正确地复述,可变换刺激方法,用不同速度和强度,每次刺激让其复述两次。也可刺激后不马上复述,而让其等数秒后再试着复述。进一步不给听觉刺激,只让看字卡或图片然后提问:"这是什么?"以相互关联的单词集中练习,可增加效果,例如:烟、火柴、烟灰缸,桌子、椅子、书架等。③ 复述句子、短文,用以上复述练习中所用的单词,同其他语词组成简单的句子或短文反复练习。④ 实用化练习,将练习的单词、句子应用于实际生活。如提问:"杯子里装着什么东西""你渴的时候怎么办?"让其回答。⑤ 自发口语练习,看图画,让其用口语说明看情景画,鼓励患者自由叙述或叙述某日某事或身边发生的事物等。

4. 阅读理解及朗读训练　① 视觉认知,画、字组合练习。护士同时摆放出 3 张图片,将相对应的文字卡片让患者看过后进行组合,即字画统一,当患者能在 3 张画片中任意组合后,可以逐渐增加卡片的张数,以提高难度。② 听觉认知,将单词的文字卡片每3张一组摆出,患者听治疗师读一个词后指出相应的字卡。③ 朗读单词,出示每张单词卡,反复读给患者听,然后鼓励患者一起朗读,最后让其自己朗读。④ 句子、短文的理解,看句子或短文的卡片,让患者指出情景画与相应事物。用"是""不是"回答,或采用提问句卡,如"糖是甜的吗?""煤是白的吗?"等,反复让患者看和回答。⑤ 句子、短文的朗读,利用句篇卡,按单词朗读的要领练习。由慢速逐渐接近正常。⑥ 朗读篇章,从报刊的记事、小说、故事中选出患者感兴趣的内容,同声朗读,开始就以接近普通速度进行,即使跟不上也不等、不纠正,数次后鼓励其自己读。尽量选择有趣的读物反复练习,每天坚持,以提高朗读的流畅性。⑦ 书写训练,从抄写和听写单词,简单的短句到复杂的长句、短文,以及让患者看物品图片,写出单词、看动作图片,写叙述短句;看情景图片,写叙述文;最后记日记和给朋友写信等。

三、构音障碍的康复护理

构音障碍(dysarthria)是指由于神经病变,与言语有关的肌肉麻痹、收缩力减弱或运动不协调所致的言语障碍。强调呼吸、共鸣、发音和韵律方面的变化,从大脑到肌肉本身的病变都可引起言语症状。

(一) 病因

1. 难产　小儿出生时,由于难产等原因造成小儿缺氧或脑损伤,使得大脑中负责语言的部分发育不良,结果造成小儿语言障碍。

2. 中枢神经系统疾病　儿童2岁以内患中枢神经系统疾病,如脑炎、高热惊厥、病毒感染等,造成脑组织损伤,从而使小儿失去患病前原有的语言能力。听力异常也属于疾病类型,其导致语言障碍也多见。

3. 发音器官畸形　喉部畸形患者很罕见,主要是口腔腭裂、唇裂及舌体畸形或者是交通事故等意外造成的畸形导致语言障碍。

(二) 分类

1. 运动性构音障碍　指由于参与构音的诸器官(肺、声带、软腭、舌、下颌、口唇)的肌肉系统及神经系统的疾病所致运动功能障碍,即言语肌肉麻痹,收缩力减弱和运动不协调所致的言语障碍。一般分为六种类型:① 痉挛型构音障碍;② 迟缓型构音障碍;③ 失调型构音障碍;④ 运动过强型构音障碍;⑤ 运动过弱型构音障碍;⑥ 混合型构音障碍。

2. 器质性构音障碍　由于构音器官的形态异常导致功能异常而出现的构音障碍,主要表现为口语的发生和发展的迟缓,或一直无主动性语言,只能被动地用简单词语回答问题,同时多伴有智力方面的缺陷,这类语言障碍很难治疗。

3. 功能性构音障碍　指错误构音呈固定状态,但找不到作为构音障碍的原因,即构音器官无形态异常和运动功能异常,听力在正常水平,语言发育已达 4 岁以上水平,即构音已固定化。

(三) 康复治疗

治疗前先通过对构音器官、构音及相关障碍的评价与分析。

1. 选择训练课题

(1) 重度障碍者:呼吸训练、下颌训练、舌训练、唇训练、软腭训练、简单发音训练、交流辅助系统的应用。

(2) 中度障碍者:呼吸训练、舌训练、唇训练、软腭训练、发音训练。

(3) 轻度障碍者:语调练习、会话练习。

2. 做好训练前准备

(1) 调整坐姿:尽可能取端坐位。

(2) 松弛训练:颈肌放松,全身放松。

3. 音调训练　音调是指一个音节发音时的高低升降,有区别意义的作用,例如"语言"和"寓言"、"练习"和"联系"等,这些词语的意义之所以不同,主要靠音调来区别。多数患者表现为音调低或单一音调,训练时让患者由低向高发音,乐器的音阶变化也可以用来克服单一的音调。

4. 改善构音的训练

(1) 舌唇运动训练:舌唇的运动不良是构音障碍的常见原因,其运动不良会使所发的音歪曲、置换或难以理解。故要训练患者唇的张开、闭合、前突、缩回,舌的前伸、后缩、上举、向两侧的运动等。可根据患者水平进行被动(压舌板、冰刺激)、主动或抗阻(压舌板)训练。

1) 口唇运动功能训练(图 4-1):① 口唇闭合,双唇夹住吸管或压舌板,逐渐延长保持时间。② 口唇张大。③ 噘嘴-呲牙,双唇尽量向前噘起,然后尽量外展唇角做呲牙状,反复交替运动。④ 鼓腮,鼓腮数秒,然后突然呼出。

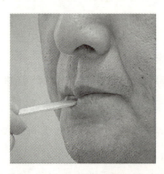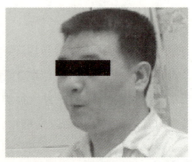

图 4-1　口唇运动功能训练

2）舌运动功能训练（图4-2）：① 舌伸缩，先做舌外伸训练，然后做舌伸缩交替训练。② 舌尖上抬-下拉，在舌外伸的基础上，进行舌尖向上、向下的反复交替运动。③ 舌左右运动，在舌外伸的基础上，进行舌尖向左、向右的反复交替运动。④ 舌环行运动，舌尖沿上、下齿龈做环行运动。

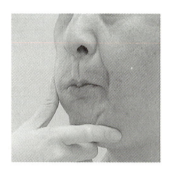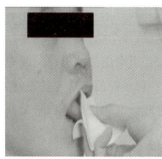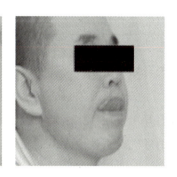

图 4-2　舌运动功能训练

（2）发音训练：舌唇运动改善后进一步让患者练习无声的构音运动（动作），最后轻声地引出靶音。原则是先训练发元音，然后发辅音，辅音先由双唇音开始，待能发辅音后，要训练将已掌握的辅音与元音相结合，这些音比较熟练了以后，就采取元音加辅音，再加元音的形式，最后过渡到单词和句子的训练。主要内容包括：① 音量训练表述。② 构音点不同音的组合训练，如"pa-da-ka"等。③ 构音点相同音的组合训练，如"ba-ma-pa"等。④ 无意义音节组合训练，如"ha-hu""mi-ki"等。⑤ 有意义音节组合训练，将患者有问题的音组合入有意义音节（单词）中，如"m"音有问题时，用"妈妈、棉帽、千里马、开门红"等组合练习。⑥ 句子水平的组合训练，利用诗歌、儿歌、短文、会话等练习。

（3）减慢言语速度：对能说字、词，但因肌痉挛或运动不协调而使发音歪曲或失韵律者，主要是控制言语的速度，使其有充分的时间完成每个字的发音动作。可让患者随节拍器的节拍发音，节拍的速度根据患者具体情况决定。也可由治疗师轻拍桌子，患者随着拍击节律进行训练。

（4）辨音训练：准确辨音是准备发音的前提，所以要训练患者对音的分辨。首先要能分辨出错音，可以通过口述或放录音等形式进行。

（5）利用患者的视觉途径：可以通过画图、卡片等让患者了解发音的部位和机制，指出其主要问题所在并告诉他准确的发音部位。

5. 鼻音化矫正训练　鼻音化是由于软腭运动不充分，鼻咽不能适当闭合，将鼻音以外的音发成鼻音。治疗的目的是增强软腭肌肉的运动。增强软腭肌肉运动的方法有以下几种：

（1）利用联合反应：让患者用两只手用力推桌子或墙的同时发"a"音。上肢肌肉的收缩可增强腭肌的收缩，促进鼻咽及声门闭合。可与打哈欠和叹息疗法结合应用。另外训练发舌后部音也可加强软腭肌肌力。

（2）吹气运动：如吹哨子、吹蜡烛、吹气球等，可引导气流通过口腔，减少鼻漏气。

（3）冷刺激：反复快速地用冰刺激腭弓，可增强软腭肌肉的运动。

（4）闭唇鼓腮：闭唇鼓腮，然后发"s"等。

6. 费力音矫正训练

（1）放松训练：在安静环境中，让患者按足趾屈伸、踝旋转、膝伸展、髋伸展、收腹深吸气、握拳、上肢前伸、耸肩、颈屈伸旋转、皱眉闭眼、用力咬牙闭唇、下颌上下左右移动旋转及舌用力抵硬腭的顺序，每个动作保持3s，然后放松，重复10次。从足部放松开始依次至口面部肌肉放松。可利用生物反馈的方法。

（2）打哈欠：让患者处在一种很轻的打哈欠状态时发声，理论上打哈欠可以完全打开声带而停止声带的过分内收。起初让患者打哈欠并伴随呼气，成功后，在打哈欠的呼气时再教他发出词和短句。

7. 气息音矫正训练　气息声的产生是由于声门闭合不充分引出，因此，重点是练习发声时关闭声门。可用一个元音或双元音结合辅音和另一个元音发音，如"ama""eima"等，再用这种以元音和双元音诱导发音的方法来产生词、词组和句子。

8. 呼吸训练　训练患者增强呼气流量、延长呼气的时间并改善气流的控制，即进行呼吸训练。改善呼气的训练包括胸腹部放松、腹式呼吸练习及膈肌促通手法、用力呼气（可加阻力）练习并尽量延长呼气持续时间等。气流的控制训练包括鼻吸气、嘴呼气，呼气时尽可能长地发"s""f"等摩擦音并转换摩擦音的强度、长短；尽可能长时间交替地发元音、摩擦音；数1—5、6—10，音量由小至大，由大至小，一大一小交替改变音量等。

9. 韵律训练　强调关键词前后停顿，关键词重读，保持正常的间歇。练习各种语调的语句，如疑问句、命令句、感叹句等表示不同感情的语句。重读句子中的一个词，使语义改变，如"我今天去上海""我今天去上海""我今天去上海"。

（四）康复护理

1. 康复护理原则

（1）康复护理早期介入：言语护理进行得愈早，效果愈好，因此早期发现有言语障碍的患者是护理的关键。康复护士在患者急性期后，生命体征已经稳定，一旦发现言语障碍即可参与到康复治疗师对患者的康复训练之中。

（2）及时评定：言语护理前应进行全面的言语功能评定，了解言语障碍的类型及其程度，制订针对性的康复护理方案。护理过程中要定期评定，了解护理效果，或根据评定结果调整护理措施。

（3）循序渐进：言语训练过程应遵循循序渐进的原则，由简单到复杂，如果听、说、读、写等功能均有障碍，护理首先从听理解力开始，重点应放在口语的训练上，护士要多与患者进行语言交流，用一些简单易懂的字、词，并通过手势增加患者对字、词的理解，巩固康复训练效果。

（4）及时给予反馈：护理人员要观察患者康复训练后的反应，及时给予反馈，以利于康复治疗师对患者进行训练计划的调整。

（5）调动患者主动参与：言语康复护理的本身是一种交流过程，需要患者的主动参与，护士和患者之间、患者和家属之间的双向交流是康复护理的重要内容，护理人员可以在病房内组织患者进行一些小游戏，激发患者交流的愿望；营造温馨、轻松的病房环境，尽量不要将语言障碍的患者安排在一个病房，便于患者间进行交流。

2. 康复护理训练　构音障碍主要表现为发音器官肌肉的运动功能失调，通过调整身体姿势，增强发音器官的肌力，改善其肌张力和增强其协调能力。具体方法如下：

（1）松弛训练：按顺序做足、腿、臀松弛，胸、腰、背部松弛，手与上肢的松弛，肩、颈、头的松弛。目的是降低言语肌的紧张性，此法对痉挛型构音障碍较为重要。

（2）呼吸训练：呼吸气流和呼吸气流量的控制是正确发音的基础，也是语调、重音、音节、节奏形成的先决条件。如鼻吸气、嘴呼气。呼气前要停顿，以免过度换气，逐渐增加呼气的时间，在呼气时发摩擦音、元音。

（3）发音训练：根据障碍的类型进行训练。

（4）发音器官运动训练：训练方法有舌的运动、唇的运动、腭的运动、交替运动等。

（5）语音训练：练习发"b"音。

（6）音律训练：音律可使说话更富于感情，因此要多进行音律训练。

（7）补偿技术：通过正规训练，一些患者仍不能达到交流的目的，为了减轻残疾，可让患者学习发音补偿法。

四、吞咽障碍的康复护理

吞咽障碍是指食物从口腔经咽、食管向胃运送过程中受到阻碍所产生的症状，表现为进食时呛咳，食后咳，痰中混食物，进食中咽部不适，食物残留感及反复肺炎发作。吞咽障碍可按照发生的部位分为口咽性和食管性吞咽障碍两大类，或按照疾病性质分为功能性（动力性）或结构性吞咽障碍两大类，各类间互有影响。因为食管病变常波及咽部，所以咽部的吞咽障碍比食管者多见。

（一）病因

任何疾病或病理状态，凡可暂时地或持久地引起吞咽通道的阻塞和狭窄、肌肉收缩力减弱或不协调、腺体分泌减少等情况出现时均可能导致吞咽障碍，常见原因有以下几种。

1. 吞咽通道（口腔、咽部、食管）及其邻近器官的炎症。

2. 脑卒中。

3. 头颈部的肿瘤、外伤、手术或放射治疗。

4. 颈椎增生压迫。

5. 食管动力性病变。

6. 儿童期的咽部和食管上下括约肌发育未完善。

7. 老人吞咽器官组织结构的萎缩性病变、神经感觉和运动反射的功能降低。

8. 全身衰弱导致咽部肌肉萎缩或收缩舒张功能不协调。

（二）症状

吞咽障碍的常见症状有：咽部异物感；食物咽下困难或须多次小口吞咽；食物吸入（气管）导致呛咳或窒息，或进入鼻腔，或吞咽后口中有残留；进食后反酸嗳气、呕出食物、胸骨后有烧灼感、堵塞感和疼痛感；有些患者以声音"湿润低沉"、发声低沉为主要主诉。

（三）康复治疗

康复治疗可分为不用食物、针对功能障碍的间接训练（基础训练）和使用食物同时并用体位、食物形态等补偿手段的直接训练（摄食训练）。

1. 间接吞咽训练　由于间接训练法不使用食物，误咽、窒息等危险性很小，可用于各种程度的吞咽障碍患者。

（1）口腔周围肌肉的运动训练：① 口腔、颜面肌训练，进行皱眉、闭眼、鼓腮、微笑等表情动作训练，可让患者面对镜子练习紧闭口唇；不能主动闭合者应先帮助患者进行被动闭唇，逐步过渡到主动闭唇、抗阻闭唇，增加肌力。② 下颌关节开闭训练，下颌关节开闭活动度训练有利于咀嚼运动。为强化咬肌肌力可让患者咬紧白齿或用白齿咬紧压舌板进行练习。③ 改善舌运动的训练，舌做前伸、后缩、侧方按摩颊、清洁牙齿、卷动等主动活动，同时用压舌板在舌上进行压、滑动等刺激或舌抵压舌板练习抗阻运动可改善舌的运动。用纱布包住舌尖用手向各个方向运动舌，可降低舌肌肌张力。用勺子使舌中央凹陷以利于良好地保持食团。各种发音训练也能在相当程度上促进舌的运动。

吞咽障碍的
康复治疗

知识扩展

反复唾液吞咽测试

检查时被检查者取坐位，卧床者应取放松体位；检查者将手指放在被检查者的喉结及舌骨处，让其尽量快速反复吞咽唾液，若口腔干燥无法吞咽时，可先在舌面上注 1 ml 水再进行吞咽；观察喉结和舌骨随吞咽运动越过手指再下降的过程，记录 30 s 内的吞咽次数，30 s 内能做 3 次即可。

（2）改善颈部关节活动度,进行颈部屈肌的肌力强化以及颈部放松训练:颈部屈曲位容易引起咽下反射。另外,在训练前和进食前放松颈部可以防止误咽。

（3）降低全身肌肉的痉挛

（4）改善吞咽反射的训练:寒冷刺激法能有效提高软腭和咽部的敏感度,使吞咽反射容易发生。刺激方法:把耳鼻喉科用的小镜子浸在冷却水中 10 s 后,轻轻地压在软腭弓上或用冷冻的湿棉棒刺激软腭、腭弓、咽后壁及舌后部,连续反复 5~10 次,与本法相似,让患者咽下小冰块,可使咽反射变快。让患者每天 2~3 次从口腔咽下胃导管也有较好的效果。若患者已经开始经口腔摄食,进食前以冷刺激进行口腔清洁,可提高对食块知觉的敏感度。

（5）闭锁声门练习:按住墙壁或桌子大声发"啊"或"憋气",或两手在胸前交叉用力推压等训练闭合声带,可有效地防止误咽。

（6）声门上吞咽训练:也称模拟吞咽训练,首先从鼻腔深吸一口气,然后完全屏住呼吸,吞咽唾液,最后呼气、咳嗽等一连串的活动。适用于咽下过程中引起的误咽,喉头上抬时,可以被动上下活动甲状软骨,然后让患者发"ooh-aah""eeh-ooh"音,进行喉头上抬训练。

（7）促进吞咽的方法:用手指上下摩擦甲状软骨至下颌下方的皮肤,可引起下颌的上下运动和舌部的前后运动,继而引发吞咽。此方法可用于口中含有食物却不能产生吞咽运动的患者。

（8）呼吸训练及咳嗽训练:腹式呼吸练习既可以提高呼吸控制能力,强化腹肌,增强声门闭锁,促进随意咳嗽,进行咳嗽训练可以强化声门闭锁,有利于咳出误咽的食物。

（9）低、中频电疗法:为了维持或增强吞咽相关肌肉的肌力,可通过皮肤进行低、中频脉冲电刺激改善吞咽功能。

2. 进食训练　一般在患者神志清楚,病情稳定,有咽反射,可随意充分咳嗽后,就可练习进食。

（1）进食的体位:刚开始进食时,以躯干后倾、轻度颈前屈位进食为好。

（2）阶段性进食训练:选择训练用食物为既容易在口腔内移动又不易出现误咽的胶冻样和均质糊状食物,例如软蛋羹及均质面糊、米粥等。一般先用上述种类的食物进行训练,逐渐过渡到普食和水。一口进食量应从少量（3~4 ml）开始,逐渐摸索合适的量为宜。因为一口进食量过多,食块残留在咽部会加大误咽的危险;一口进食量过少时食物在口中操作困难,吞咽反射无法发生。容易误咽时应注意进食速度不宜过快。

（3）咽部残留食物的去除方法:① 反复空吞咽,空吞咽指口中无食物时吞咽唾液。当咽部已有残留食物时若继续进食容易引起误咽。每次吞咽食物后反复进行空吞咽可以使食块全部咽下,达到去除咽部残留食物的效果。② 交替吞咽,即让患者交替吞咽固体食物和流食。当患者有食物残留时,可以在每次进食吞咽后饮极少量的水(1 ml 或 2 ml),既有利于引发吞咽反射,又能达到去除残留食物的目的。③ 点头式吞咽,会厌谷是食物容易残留的部位。当颈部后仰时会厌谷变窄小,可挤出该处的残留食物,然后颈部前屈、做低头的动作并进行空吞咽,可去除会厌谷的残留食物。④ 侧方吞咽,咽部两侧的梨状隐窝是最容易残留食物的地方。让患者分别向两侧转动下颌或倾斜颈部做侧方吞咽,会使同侧的梨状隐窝变窄,挤出残留物。同时,另一侧的梨状隐窝变浅,可去除梨状隐窝的残留食物。

(四) 康复护理

1. 康复护理原则

(1) 认真观察:经口进食时是否呛咳,进食所需的时间,每口及每次进食量及种类,进食时是否有情感失禁(强哭、强笑)。观察吞咽及模拟吞咽,咀嚼动作,口唇闭合的情况,有无喉头上抬及颈部运动情况。

(2) 饮水试验:饮水试验可以判断吞咽障碍的程度。其方法是让患者按习惯自己喝下 30 ml 水,观察所需时间及呛咳等情况。正常人一次咽下(从口至喉头运动为准),时间不超过 5s。

(3) 心理护理:患者有肢体运动障碍,言语和吞咽障碍等,长此以往,会产生恐惧、自卑、紧张心理。护士要安慰和关心他们,消除不良心理。生活上给予帮助,增强其战胜疾病的信心。

(4) 口腔护理:吞咽困难的患者,进食时口腔容易存留食物残渣,应及时协助清洁口腔,可在饭后用生理盐水漱口。流涎、不能经口进食的患者,要进行口腔护理。

2. 康复训练
吞咽障碍轻者,护士应指导患者进食的方法、饮食种类(如软食、半流质)的选择,并随时进行饮食监护,重者需要对口腔、颜面肌及颈部屈肌的肌力进行强化训练,并进行摄食训练。训练时选取的食物可从胶冻样食物向糊状食物过渡,如食藕粉等利于吞咽食物。

(1) 饮食护理:饮食的首要条件是易于在口腔内移动和吞咽,不易误咽,食物柔软,密度及形状均匀,有适当黏度,表面光滑,不易松散,通过口腔和咽部时容易变形,不易粘在黏膜上,颜色鲜,香味浓,味道美,利于食用及消化。液状食物易于在口腔移动,但易出现误咽;固态食物易加重口腔期障碍,但易于刺激反射,误咽少,既容易在口腔内移动又不易出现误咽的食物是胶胨样食物,如果冻、蛋羹和均质的糊状食物。

(2) 摄取体位:躯干后倾 30°轻度颈屈曲位进食位好,但在实践操作中应因人而异,予以调整。偏瘫患者,健侧卧位,颈部稍前屈易引起咽反射,可减少误咽。另外,颈部向患侧旋转 90°可减少梨状隐窝残留食物。

(3) 餐具选择:选择匙面小,难以粘上食物的汤匙,患者能够自己进食的话,选用勺柄粗,柄长都适宜的勺子。用吸管有困难时,可用挤压柔软容器,挤出其中食物。用普通杯子因颈部伸展过多,有导致误咽的危险,可用杯口小不接触鼻部的杯子等。

(4)定速:护理人员指导患者调整进食速度,使患者进行合适的摄食、咀嚼、吞咽。

(5)吞咽的意识化:护理人员要引导患者有意识地进行过去习惯的摄食、咀嚼、吞咽等一系列动作,防止噎呛和误咽,这种方法称为吞咽的意识化。

(6)摄食阶段性推进法注意事项:注意是否发热、呼吸状态、痰量等,配合功能恢复的程度,逐步改变经口摄取食物的次数、饮食内容、摄食体位等摄食构成要素。阶段性提高的标准首先是在适当时间内无噎呛,安全准确地摄取改变食物形态,以此达到阶段性推进。

(7)咽部残留食块去除法:可采用空吞咽,反复吞咽,交替吞咽(固体和流食交替),点头式吞咽,侧方吞咽等。

(8)替代进食:常用鼻胃管进食,这是昏迷患者和延髓麻痹患者的首选方法。昏迷患者最初 1~2 天内禁食,待病情稳定后鼻饲,严重的吞咽困难需要终身鼻饲。但大多数患者脑卒中或脑损伤的初期需要鼻饲,随着病情缓解,吞咽困难会有改善,可试着从口腔喂少许水,观察 2~3 天,若患者无明显饮水呛咳或能吞食糊状食物时则应拔去胃管,进行间接训练,以改善吞咽障碍。

(戴 波)

第四节 康复辅助器具技术

学习目标

> 1. 掌握矫形器、假肢、生活辅助器具、轮椅的作用。
> 2. 熟悉轮椅的构造。
> 3. 了解穿戴假肢注意事项、生活辅具制作原则。
> 4. 能正确使用矫形器、假肢、生活辅助器具、轮椅。

案例导入

患儿,5 岁。因肘关节损伤导致软组织挛缩,关节活动受限,经测肘关节后伸3°,屈曲 43°。

请思考:

患儿可以选择哪些辅助器具使其逐步恢复肘关节活动度?

一、概述

康复治疗当中用到的辅助器具（assistive devices），广义来讲，是指用于残疾人、老年人等身体功能障碍者实现全面康复的器具，主要包括功能代偿、生活辅助、康复训练、环境改造等四个方面的用品、用具及设备。在 2002 年新版的国家标准《残疾人辅助器具分类和术语》中对辅助器具定义为"由残疾人使用的，特殊生产的或通常可获得用于预防、代偿、监测、缓解或降低残疾的任何产品、器具、设备或技术系统。"目前社会上有一种观点认为康复辅助器具仅为残疾人所用，这种看法是非常片面的。其实我们的日常生活中同样会用到康复辅助器具，比如眼镜、拐杖、轮椅等。

辅助器具主要有以下两个功能：

1. 补偿减弱的功能　如配戴助听器能够使具有残余听力的耳聋患者重新听到外界的声音。

2. 恢复和改善功能　如足下垂者配置足托矫形器能够有效地改善步态，偏瘫患者能够通过肘杖、手杖等康复训练器具的训练改善其行走功能。

二、矫形器

矫形器是用于改变神经肌肉和骨骼系统的结构和功能特性的体外使用装置，可应用于四肢、躯干等部位。通过其固定、支持、矫正等作用，治疗骨骼、关节、肌肉和神经疾患并补偿其功能。矫形器可分为上肢矫形器、下肢矫形器和脊柱矫形器等。

1. 上肢矫形器　包括手矫形器、腕矫形器、肘腕手矫形器、肩肘腕手矫形器等。上肢矫形器主要用于保护麻痹的肌肉，防止拮抗肌痉挛，对矫正关节的畸形，起着支持、矫正、应用的作用。

2. 下肢矫形器　包括踝足矫形器、膝踝足矫形器、膝矫形器、髋膝踝足矫形器、足矫形器等。下肢矫形器的作用是固定不稳定关节、代偿麻痹肌肉、减轻患者患肢的承重、矫正畸形，补偿肢体缺损及不随意的运动控制。

3. 脊柱矫形器　包括脊柱侧凸矫形器、颈椎矫形器、软性胸腰矫形器、硬性胸腰矫形器等。脊柱矫形器的作用在于限制脊柱的运动，预防和矫正脊柱畸形，减轻疼痛，减少椎体承重，维持脊柱的稳定性，保护麻痹的肌肉等功能。

三、生活辅助器具

生活辅助器具是指利用患者的残存功能，无须外界力量的情况下，单凭患者自身力量即可独立完成日常生活活动而设计的一类器具。多与上肢功能和日常生活活动有关，它的使用不仅是一种治疗手段，还在一定程度上消除或抵消了残疾者的缺陷和不足,有助于树立患者重返社会的信心。

(一)几种常用的自助器具及其各自用途

1. 进食类自助器具

(1)加长把手的叉、匙　适用于够不着碟或碗的患者。

(2)"L"形刀　可用手握进行切割。

(3)带吸管夹及吸管的杯子　适用于不能自己饮水的患者。

2. 沐浴类自助器具

(1)加环沐浴巾　将毛巾两端加上双环,适用双手抓握功能较差的患者使用。

(2)沐浴手套　用于手抓握功能受限者。

(3)沐浴椅　适用体力低下或平衡功能障碍者。

3. 穿着类自助器具

(1)魔术扣　可以代替外衣纽扣,便于手指不灵活者穿衣。

(2)穿鞋器　适用于弯腰困难、手精细活动受限者。

4. 如厕类自助器具

(1)轮椅式便池　轮椅座位上铺有软垫,其下方有便盆,需如厕时可移开座位上的木板,座位下的便盆即可使用。

(2)加高坐垫　使髋、膝关节屈伸有困难者易于坐下和起立,坐垫可直接安装在厕所上,易于清洁。

(二)生活辅助器具的制作原则

根据患者的病损情况,选择辅助器具需要遵循以下原则:

1. 可以提高个体的能力以达到使用者在环境中的功能独立性。

2. 能很好地提高患者的学习和交流能力。

3. 须足够简单,使用者或照顾者能在较短时间内学会合理使用。

4. 可以按照个体需要调节,并随着个体的功能进展而调节。

5. 须强调在社区中的功能以及帮助其很好地融入社区,而不是突出其在社区中与其他成员之间的差异。

6. 需要美观,如果患者不喜欢则很难达到治疗目的和规范使用。

7. 使用的材料对患者无损害、轻便、舒适、易清洁。

8. 材料价格低廉,购买方便。

四、假肢

假肢又称义肢,是用于弥补截肢者肢体缺损而装配的人工肢体。假肢主要有弥补结构缺陷和弥补功能缺陷两个方面的作用。

（一）假肢的分类

1. 按截肢部分划分　分为上肢假肢和下肢假肢。

2. 按假肢结构划分　分为壳式假肢和骨骼式假肢。

3. 按假肢的安装时机划分　分为临时假肢和正式假肢。

4. 按假肢的驱动力源划分　分为自身力源假肢、外部力源假肢和混合力源假肢。

5. 按假肢的主要用途划分　分为装饰性假肢、功能性假肢、作业性假肢和运动型假肢。

6. 按假肢组件化情况划分　分为组件式假肢和非组件式假肢。

（二）穿戴假肢后的注意事项

假肢

1. 保持适当的体重　现代假肢接受腔形状、容量十分精确，体重增减超过 3 kg 就会引起接受腔的过紧或过松，使接受腔变得不适合。下肢穿戴假肢行走消耗能量就比正常人大很多，体重过大消耗能量就越大。

2. 防止残肢肌肉萎缩　防止残肢肌肉萎缩是非常重要的，但是残肢残留部分肌肉的训练常常被忽略，这样下去残肢就会继续萎缩，如此对假肢接受腔的适配及功能都不利。

3. 防止残肢肿胀及脂肪沉积　截肢者只要是穿戴假肢，就要求在不穿假肢时一定要缠绕弹力绷带，尤其是夜间或因故一段时间不能穿戴假肢时，更应该坚持应用弹力绷带包扎残肢，这是防止残肢肿胀及脂肪沉积的最有效方法。

4. 保持残肢皮肤和假肢接受腔清洁　防止残肢皮肤发生红肿、肥厚、毛囊炎、角化、溃疡、疖肿、皮炎、过敏等。残肢袜套要经常清洗，接受腔也要经常清理。保持残肢皮肤清洁、干燥是非常重要的。

知识拓展

假肢技术的发展

随着社会的进步，人们生活水平的提高，截肢患者对假肢的性能要求也越来越高，假肢的外观、功能和控制的仿生水平也逐渐提高。

在外观仿生方面，上肢假肢的活动关节数目和自由度越来越接近真实人体，有三个甚至更多主动自由度的多指多自由度假手将逐步得到推广应用。

在功能仿生方面，下肢假肢将向主被动协同工作的仿生大腿假肢发展，譬如在摆动期通过控制膝关节阻力来跟踪健侧步态轨迹、支撑期利用机构自锁来提高稳定性，过渡期通过能量存储或释放来减小冲击和能耗，起立及特殊路况时由外动力驱动的仿生大腿假肢来担当。

在控制仿生方面,以肌电信号为核心融合多种信息的多指多自由度假手模式控制方法有望走出实验室。

五、轮椅

轮椅是用来提高个人移动能力的常用辅助器具之一,它不仅是肢体伤残者的代步工具,更重要的是借助轮椅进行身体锻炼和参与社会活动。

(一) 轮椅的种类

1. **按驱动方式分**　分为手动轮椅和电动轮椅。
2. **按轮椅构造分**　分为折叠式轮椅和固定式轮椅。
3. **按使用对象分**　分为成人轮椅、儿童轮椅、幼儿轮椅。
4. **按轮椅用途分**　分为普通轮椅、偏瘫用轮椅、截瘫用轮椅、竞技轮椅等。

(二) 轮椅的大体结构

1. **轮椅架**　是轮椅的核心部分,有固定式和折叠式两种。车体多为铝合金材料或全塑料及碳纤维材料组成。
2. **轮**　为一对大轮和一对小轮,大轮外侧装有轮环,使用者驱动双侧轮环使轮椅移动。大轮承载较重,多用充气轮胎。小轮是辅助支承,载荷较轻,多是软橡胶制成。
3. **刹车装置**　较为简单,通过手拉板把刹住大轮。
4. **座靠部分**　十分重要,它直接与患者接触,应具有良好的透气性、吸湿性和分散压力的特性。

(三) 患者选择合适轮椅的标准

1. **座位宽度**　臀部两侧距轮椅侧板有 5 cm。
2. **座位深度**　腘窝距离椅座边缘有 5 cm。
3. **座位高度**　两脚能舒适地放在踏板上。
4. **扶手高度与长度**　一般高出座椅 22~24 cm。
5. **靠背高度和斜度**　靠背上缘要达到患者肩胛冈。躯干控制能力好的可以选择低靠背,即靠背上缘达到患者肩胛骨正下缘 2~3 cm。
6. **脚踏板**　中心距离地面 5 cm 为好。

(郭洁梅)

第五节　康复心理治疗

学习目标

1. 掌握心理治疗的概念、心理治疗遵循原则。
2. 熟悉常用的康复治疗方法。
3. 了解康复心理治疗的特点。
4. 能对康复对象实际情况提供合适的心理治疗方法。

案例导入

患者，男，23 岁，无业青年。该青年 5 年来一直在购买收藏女性的高跟鞋，并且以拥有高跟鞋而感到满足，且晚上要抱着高跟鞋睡觉。家人劝说无效，随即将之带到医院心理门诊就诊。

请思考：

1. 该患者出现了怎样的心理问题？
2. 如何治疗？

一、概述

（一）基本概念

心理治疗又称精神治疗，是指医务人员以心理学理论为指导，运用心理学方法，如语言、表情、姿势、行为或其他心理学技术，通过各种方式和途径，影响和改变患者的心理活动，以缓解或消除患者的各种不良心理、情绪、认知行为等问题，使之恢复健康。

康复心理治疗是医学心理学的一个分支，随着康复医学的发展而形成。康复心理治疗将医学心理治疗知识与技术运用于康复医学的评定与治疗中。对象主要是残疾人与一些心身疾病患者。

（二）特点

1. 个体化与复杂化　每个患者对疾病的体验都不相同，不同阶段患者的心理问题也不同。同时，患者的心理状态受到多种复杂因素的影响。因此，护士应针对每个患者的心理特点，进行个体化的治疗。

2. 广泛性与情境性　广泛性是指患者在医院环境下,其心理活动无时不在医务人员的影响下产生作用;情境性是指患者的心理活动受环境的影响而变化。

3. 社会性　社会性是指患者的心理状态离不开社会环境的影响,社会环境包括社会支持、周围人们的态度等。

（三）遵循原则

医患关系往往是心理治疗成败的关键,为保持良好的医患关系,医务人员必须遵循如下原则。

1. 互信原则　治疗者对待患者应态度诚恳、热情友好、一视同仁、平等相待、尊重理解、关心支持,尽量了解患者的心理特点,满足其心理需求,取得患者的信任。

2. 支持性原则　治疗者应积极支持和鼓励患者,使其建立起治愈的信心,以减轻和解除焦虑不安等不良情绪。多从医学科学的角度给予患者解释,说明并指出正确的解决方式,让患者感到治疗是有科学依据的,从而获得强大的心理支持,并能积极参与到治疗中来。

3. 针对性原则　患者因年龄、性别、伤残程度、文化素质、个性特征等的不同,心理反应也有明显差异,治疗者要在全面详细了解病情的基础上,根据患者的个性心理特征有针对性地采取心理治疗,力求获得实效。

4. 保密性原则　心理治疗过程中治疗人员应对患者的姓名、职业、病情及治疗过程进行保密,包括亲朋间诉说、同事间交流或公开发表时都应注意。

5. 中立性原则　心理治疗的目标是帮助患者自我完善与成长。因此,心理治疗师必须在治疗过程中保持中立的态度,帮助患者解决自己的问题,助人自助,而不是代替患者作出选择或决定。

6. 回避性原则　患者在熟人面前难以充分暴露自己的隐私,治疗师也会因角色冲突而难以保持态度的中立。因此,一般情况下应避免为亲友或熟人进行心理治疗。

7. 时间限定原则　个体治疗的会谈时间为每次 45～50 min,不得随意更改或延长约定的时间和会谈时间。

二、常用康复心理治疗方法

现代心理治疗方法很多,一般分为支持性心理疗法,认知疗法、行为疗法、生物反馈疗法、集体心理疗法、家庭心理疗法、社会技能训练等。下面简要介绍几种常用的心理疗法。

（一）支持性心理疗法

支持性心理疗法是最基本、应用最广的心理疗法,是指医护人员通过安慰、劝解、鼓励、指导等来支持和协助患者处理问题,适应所面对的现实环境,渡过心理危机的一种心理干预措施。医务人员亲切的态度、暖人的话语、科学权威的解释,均会给患者以心理上的支持,从而使患者减轻或消除焦虑、抑郁、自卑、绝望等不良情绪,树立战胜疾病和残疾的坚定信念,并积极主动地进行康复训练。针对焦虑或抑郁情绪比较突出的患者,应鼓励患者述说内心的忧虑和苦闷以分解不良情绪,并将患者康复的结局实事求是地告诉患者,告诉其从哪些方面努力才能实现其愿望。

(二)认知疗法

认知疗法的理论认为,个人的思维决定其情感和行为,心理障碍的产生源于错误的认知,而错误的认知常常会导致不良的情绪反应(如焦虑、恐慌等)。认知疗法就是通过挖掘发现患者错误的认知,并加以分析、批判,代之以合理的、现实的认知,从而解除患者痛苦,使之更好地适应现实环境。如截肢患者常常会产生强烈的无助、无用感,觉得自己是别人的负担,进而自卑、抑郁、焦虑,认知疗法则会鼓励患者用"既来之则安之"的态度去面对现实,不要自怨自艾、怨天尤人,并通过积极锻炼来提高适应能力,激发斗志,主动克服困难。

(三)行为疗法

行为疗法又称行为矫正或学习疗法,是一种以行为主义理论中的学习学说、巴甫洛夫的经典条件反射学说、斯金纳的操作性条件反射学说等为理论基础的心理治疗方法。人类的行为本质是条件反射,人们通过后天学习可以获得正常的、适应社会的良好行为。相反,通过后天学习获得的不良行为也可以被矫正,以此来增强患者重归生活的信心和期待。常用的治疗方法如下:

1. **系统脱敏疗法** 又称交互抑制法,这种方法主要是诱导患者缓慢地暴露出各种导致焦虑紧张的情境,并通过心理的放松状态来对抗这种焦虑情绪,从而达到消除焦虑紧张情绪的目的。

2. **暴露疗法** 可分为满灌疗法和逐级暴露法。满灌疗法是让患者突然面对惧怕的情景,一直坚持到紧张感消失,不允许患者有逃避行为。逐级暴露法是将焦虑情景由轻到重逐级增加,主要用于心理素质过于脆弱的患者。

3. **厌恶疗法** 通过惩罚手段抑制或消除患者不良行为的治疗方法。在某一不良行为后立即给予一个惩罚刺激(如电击、催吐等),经多次重复后,这种不良行为会被抑制甚至消除。由于康复患者的特殊性,厌恶疗法在康复中并不常用,即便使用也往往采取批评等轻微的惩罚刺激。

4. **阳性强化疗法** 又称奖励强化疗法,通过奖励而使某种行为出现的频率增加。患者有预期的良好行为表现时给予奖励,如微笑、食物、游戏、郊游等,使患者正确的行为得到巩固,不良的行为消退。

（四）生物反馈疗法

生物反馈疗法就是将患者的肌电活动、脑电、心率、血压等生物学信息通过现代仪器进行处理,然后通过视觉和听觉等人们可以认识的方式显示给患者,使患者能够清楚地了解自身生理活动变化,并有意识地控制自己的心理活动,以达到调整机体功能、防病治病的目的。操作时,治疗者应首先向患者讲解清楚基本原理和方法,然后再指导其用生理功能训练和心理意念去调整、控制自己的不良情绪。通过此疗法,可以使患者积极、主动地学习矫治自己的疾病,大大推动康复过程的进展。生物反馈的常用治疗仪器有:肌电、皮温、皮电、脑电、脉搏血压生物反馈仪等。

（五）集体心理疗法

集体心理疗法又称团体心理治疗,是指治疗者同时对多个相同疾病的患者进行心理康复治疗的方法。利用集体成员间的相互影响,给患者提供相互帮助、相互鼓励、与人交流的机会,使他们能够敞开心扉、倾诉苦恼、互相鼓励,有助于克服患者的孤独感和自卑心理,增强康复的信心。集体心理疗法的主要方法有普及性集体疗法、经验性集体疗法、交往模式校正疗法和心理剧启示法等。

（六）家庭心理疗法

家庭心理疗法是集体治疗的一个特殊类型,它是将家庭作为一个整体进行心理治疗。一个家庭一旦出现残疾者就会产生这样那样的问题,治疗者可经常与患者的家属及亲人进行接触与交谈,帮助家庭成员和患者共同面对并解决新问题,鼓励家庭成员对患者进行影响和协助,使其取得良好的康复疗效。

（七）社会技能训练

社会技能是一个人能有效地应付日常生活中的需求和挑战的能力,包括处理问题技能、人际交往技能、自我定向技能、控制情感及行为技能等。社会技能训练以患者的需求和问题为中心,强调患者的主动性、积极性、参与性和操作性相结合,强调各种心理功能的实用性,强调患者对社会技能的掌握程度,能使患者保持良好的精神状态,并在其所处的社会文化环境和人际交往中表现出适当和健康的行为。

三、临床应用

无论患何种疾病,当一个人觉察到自己失去健康时,就会产生某种痛苦或不适的信息,而对疾病,尤其是严重损害功能或威胁生命的疾病,任何人都不可无动于衷,都会产生不同程度的心理反应或精神症状。

（一）急性期或新近残疾的心理治疗

1. 要认识到只要使用合理的医疗技术和措施，患者的情况就能够改善，急性期患者较易接受暗示。自然环境和心理环境的稳定和平静与否，对患者影响很大。处理时应以平静、理解、审慎和合作的态度开展工作，还要帮助亲属认识到这一点。

2. 行为治疗的基本原则是重建新的替代行为，目的是帮助残疾人在重建的新的环境中生活，从而提高患者的适应能力和技巧，进而追求新的康复目标。

（二）残疾认同过程中的心理治疗

在残疾人的潜意识中，康复治疗如同惩罚。惩罚是良性强化刺激的丧失或恶性刺激的开始。患者可能表现为不参与康复过程的行为，以回避他认为是惩罚的各种活动。在这个过程中，关键是建立良好的医患关系。

1. 在康复治疗的开始阶段，医师应强调有效行为，要与治疗师一起，用积极、双向的临时性强化代替自然强化。当患者获得较多的功能行为，并重新参加家庭和工作活动时，有效行为就容易为患者所采用。

2. 康复训练开始时，治疗师应将注意力放在康复训练过程中每次训练任务的强度方面，当增加训练内容时要识别和找出什么是积极的强化刺激，并在初始阶段按1∶1的比例连续实施。然后，在维持或减少强化刺激的同时，通过增加训练任务的内容，来增加预期要完成的训练量。避免强化刺激成为恶性刺激。

3. 当遇到患者出现退缩或攻击行为时，应设法减弱这种强化，一方面，康复医护人员要留意患者的日常活动，并将它与康复内容结合起来，以达到更好的康复疗效。另一方面，还应帮助患者家属认识配合完成康复计划的重要性。

（三）抑郁状态的心理治疗

抑郁是一种对不良外界刺激发生长时间的沮丧感受反应的情绪改变。后天性肢体残疾最常见的心理问题就是抑郁；脑卒中及严重脑损伤后至少有50%的患者出现抑郁；在多发性硬化、运动神经元疾病等进行性神经疾病的患者中几乎都有不同程度的抑郁。抑郁被看作是一种丧失强化刺激的状态，由于残疾发生带来生活方式的突然变化，失去了过去生活中的鼓励因素，其结果是萌生忧伤和抑郁。抑郁可只表现为情绪低落，也可出现自杀倾向。

抑郁的治疗，一般不使用药物，主要依靠心理治疗。心理治疗的重点是帮助患者迅速得到鼓励的因素，对患者过去从事的在住院条件下易于做到的活动进行分析，并早日向患者提供与治疗有关的操作任务，以诱发患者对强刺激的反应。抑郁的心理治疗依赖于心理治疗师与患者之间建立的相互理解和同情关系。信息和交谈很重要，详细解释能使患者了解自己的病情，以及给家庭、工作和社会带来的影响，并能发现患者深层的压力,解决患者的问题。帮助患者做他可以做的事,可以治疗忧伤和抑郁,然后让患者完成他能胜任的最大训练任务,规定活动周期并弄清发生频率,识别强化刺激因素,开始时可将强化刺激安排紧凑些,并在执行这些计划中进行认真监督。对抑郁十分严重,以至不能对强化刺激有反应者,可选用抗抑郁药物治疗,同时,逐步给予一些与治疗有关的作业,以及能起到强化作用的临时性任务。

(四)焦虑状态的心理治疗

严重疾病或损伤能使患者处于焦虑症的状态,偏瘫、截肢或其他影响身体稳定性者能产生明显的害怕摔倒心理,慢性阻塞性肺疾病、心脏功能损害可产生与未来生存有关的焦虑,这些反应会进一步加重功能障碍。认知疗法能纠正这些信念,促进康复。脱敏策略和广泛的放松技术也是可以利用的。小剂量的抗抑郁药在不产生明显副作用的情况下可以产生较好的抗焦虑作用。镇静药相对安全有效,但尽可能短期使用。

(卢玉仙)

在线测试

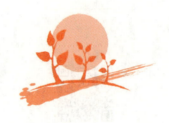

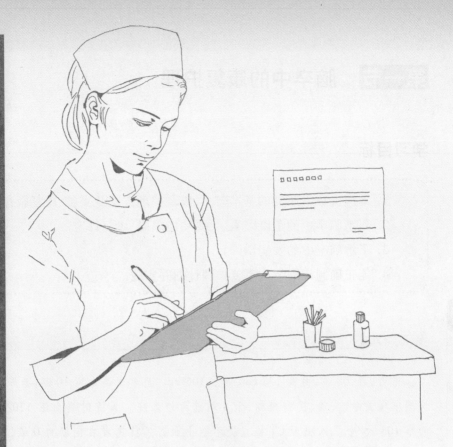

第五章　常见疾病的康复护理

第一节 脑卒中的康复护理

学习目标

1. 掌握脑卒中康复的基本概念、康复护理方案及实施、康复教育。
2. 熟悉脑卒中的危险因素、主要功能障碍、康复评定。
3. 了解脑卒中的发病诱因。
4. 能正确制订脑卒中康复护理计划并实施。

思维导图

案例导入

患者,男,68岁,身高178 cm,体重106 kg。患者患高血压10年,糖尿病5年。因突然出现头晕、头痛、视物模糊,于2周前急诊入院。入院时查血压170/110 mmHg,心率105次/分。入院后CT检查提示脑出血。目前患者右侧肌力0级,右侧感觉功能减退。临床诊断:脑出血;高血压;糖尿病。

请思考:

1. 该患者主要功能障碍有哪些? 如何评定?
2. 如何制订康复护理计划并实施?

一、概述

(一)基本概念

1. 脑卒中(cerebral stroke) 又称中风、脑血管意外(cerebral vascular accident, CVA),是一种急性脑血管疾病,是由于脑部血管突然破裂或因血管阻塞导致血液不能流入大脑而引起脑组织损伤的一组疾病,包括缺血性和出血性卒中。

脑卒中具有发病率高、死亡率高和致残率高的特点。不同类型的脑卒中,其治疗方式不同。目前认为预防是最好的措施,其中高血压、糖尿病、高脂血症、心脏病及不良的生活方式等是导致脑卒中的重要可控危险因素。因此,降压降糖降脂治疗对预防脑卒中发病和复发尤为重要。应加强对全民普及脑卒中危险因素及先兆症状的教育,才能真正防治脑卒中。

2. 脑卒中康复 脑卒中后会遗留不同程度、不同部位的功能障碍,这些功能障碍严重影响患者的生活质量,每年用于这些患者的医药费、护工费、住院费以及各种相关的社会福利事业开支巨大,给家庭和社会带来了沉重的负担。大量的研究表明,早期、科学、合理的康复训练介入,能有效提高脑卒中后患者的生存质量。

(二)常见病因

1. **血管病变不可控因素** 年龄、性别、基因等。

2. **心脏病和血流动力学改变** 如血压急骤波动、心功能障碍、传导阻滞、风湿性或非风湿性瓣膜病、心律失常尤其是心房颤动等。

3. **血液成分和血液流变学改变** 如高黏血症、凝血机制异常、血液病等。

4. **其他病因** 包括空气、脂肪、癌细胞和寄生虫等栓塞,脑血管痉挛、受压和外伤等。

(三)临床分型

根据病因和临床表现的不同,分为出血性(脑出血、蛛网膜下腔出血)和缺血性(脑血栓形成、脑栓塞)两大类。

二、主要功能障碍

1. **运动功能障碍** 是最常见的功能障碍之一,多表现为一侧肢体瘫痪,即偏瘫,并伴有共济失调,即四肢协调动作和身体平衡发生障碍。运动功能障碍的恢复一般需经过四个时期:软瘫期、痉挛期、恢复期、后遗症期。

2. **感觉功能障碍** 脑卒中患者有不同程度和不同类型的感觉障碍,主要表现为痛觉、温度觉、触觉、本体觉和视觉的减退或丧失。

3. **言语功能障碍** 脑卒中患者常发生言语功能障碍,包括失语症和构音障碍。失语症表现为听、说、读、写的能力障碍,构音障碍表现为发音器官的肌力减退、协调性不良或肌张力改变而导致语言形成的障碍。

4. **认知功能障碍** 包括意识障碍、智力障碍、失认症和失用症等高级神经功能障碍。

5. **日常生活活动障碍** 脑卒中患者,由于运动功能、感觉功能、认知功能等多种功能障碍并存,导致日常生活活动能力障碍。

6. **心理社会功能障碍** 是指人的内心、思想、精神和感情等心理活动发生障碍,同时患者的行为也可因认知障碍而受影响,这种行为使患者的社会适应较差,产生社会功能障碍。

7. **继发性功能障碍** 包括膀胱与直肠功能障碍、肩部功能障碍、骨质疏松、吞咽功能障碍、深静脉血栓形成、失用综合征、面神经功能障碍、关节活动障碍、疼痛等。

三、康复评定

1. 脑神经功能评估　常采用临床神经功能缺损程度评分、美国国立卫生研究院卒中量表（NIH stoke scale，NIHSS）（表5-1）。

表5-1　美国国立卫生研究院卒中量表（NIHSS）

项目	评分标准	得分
1a 意识水平 即使不能全面评价（如气管插管、语言障碍、气管创伤、绷带包扎等），检查者也必须选择一个反应。只在患者对有害刺激无反应时（不是反射）方记录3分	0＝清醒，反应敏锐 1＝嗜睡，最小刺激能唤醒患者完成指令、回答问题或有反应 2＝昏睡或反应迟钝，需要强烈反复刺激或疼痛刺激才能有非固定模式的反应 3＝仅有反射活动或自发反应，或完全没反应、软瘫、无反应	
1b 意识水平提问（仅对最初回答评分，检查者不要提示） 询问月份，年龄。回答必须正确，不能大致正常。失语和昏迷者不能理解问题记2分，患者因气管插管、气管创伤、严重构音障碍、语言障碍或其他任何原因不能说话者（非失语所致）记1分	0＝都正确 1＝正确回答一个 2＝两个都不正确或不能说	
1c 意识水平指令 要求睁眼、闭眼；非瘫痪手握拳、张手。若双手不能检查，用另一个指令（伸舌）。仅对最初的反应评分，有明确努力但未完成也给评分。若对指令无反应，用动作示意，然后记录评分。对创伤、截肢或其他生理缺陷者，应给予一个适宜的指令	0＝都正确 1＝正确完成一个 2＝都不正确	
2 凝视 只测试水平眼球运动。对自主或反射性（眼头）眼球运动记分。若眼球侧视能被自主或反射性活动纠正，记录1分。若为孤立性外周神经麻痹（Ⅲ、Ⅳ、Ⅴ），记1分。在失语患者中，凝视是可测试的。眼球创伤、绷带包扎、盲人或有视觉或视野疾病的患者，由检查者选择一种反射性运动来测试。建立与眼球的联系，然后从一侧向另一侧运动，偶有出现凝视麻痹	0＝正常 1＝部分凝视麻痹（单眼或双眼凝视异常，但无被动凝视或完全凝视麻痹） 2＝被动凝视或完全凝视麻痹（不能被眼头动作克服）	

项目	评分标准	得分
3 视野 用手指数或视威胁方法检测上、下象限视野。如果患者能看到侧面的手指,记录正常。如果单眼盲或眼球摘除,检查另一只眼。明确的非对称盲(包括象限盲)记 1 分。患者全盲(任何原因)记 3 分,同时刺激双眼。若人濒临死亡记 1 分,结果用于回答问题 11	0=无视野缺失 1=部分偏盲 2=完全偏盲 3=双侧偏盲(全盲,包括皮质盲)	
4 面瘫 言语指令或动作示意,要求患者示齿、扬眉和闭眼。对反应差或不能理解的患者,根据有害刺激时表情的对称情况评分。有面部创伤或绷带、经口气管插管、胶布或其他物理障碍影响面部检查时,应尽可能移至可评估的状态	0=正常 1=最小(鼻唇沟变平、微笑时不对称) 2=部分(下面部完全或几乎完全瘫痪,中枢性瘫) 3=完全(单或双侧瘫痪,上下面部缺乏运动,周围性瘫)	
5 上肢运动 上肢伸展:坐位 90°,位卧 45°。要求坚持 10 s;对失语的患者用语言或动作鼓励,不用有害刺激。评定者可以抬起患者的上肢到要求的位置,鼓励患者坚持	0=上肢于要求位置坚持 10 s,无下落 1=上肢能抬起,但不能维持 10 s,下落时不撞击床或其他支持物 2=能对抗一些重力,但上肢不能达到或维持坐位 90°或位卧 45°,较快下落到床上 3=不能抗重力,上肢快速下落 4=无运动 9=截肢或关节融合 　5a 左上肢 　5b 右上肢	
6 下肢运动 下肢卧位抬高 30°,坚持 5 s;对失语的患者用语言或动作鼓励,不用有害刺激。评定者可以抬起患者的上肢到要求的位置,鼓励患者坚持	0=于要求位置坚持 5 s,不下落 1=在 5 s 末下落,不撞击床 2=5 s 内较快下落到床上,但可抗重力 3=快速落下,不能抗重力 4=无运动 9=截肢或关节融合 　6a 左下肢 　6b 右下肢	

项目	评分标准	得分
7 共济失调 目的是发现双侧小脑病变的迹象。试验时双眼睁开,若有视觉缺损,应确保试验在无缺损视野内进行。双侧指鼻、跟膝胫试验,共济失调与无力明显不成比例时记分。如患者不能理解或肢体瘫痪不记分。盲人用伸展的上肢摸鼻。若为截肢或关节融合,记录9分,并解释清楚	0=没有共济失调 1=一个肢体有 2=两个肢体均有 　如有共济失调: 　左上肢 1=是 2=否 9=截肢或关节融合 　右上肢 1=是 2=否 9=截肢或关节融合 　左下肢 1=是 2=否 9=截肢或关节融合 　右下肢 1=是 2=否 9=截肢或关节融合	
8 感觉 用针检查。测试时,用针尖刺激和撤除刺激观察昏迷或失语患者的感觉和表情。只对与卒中有关的感觉缺失评分。偏身感觉丧失者需要精确检查,应测试身体多处部位:上肢(不包括手)、下肢、躯干、面部。严重或完全的感觉缺失,记2分。昏迷或失语者可记1或0分。脑干卒中双侧感觉缺失记2分。无反应及四肢瘫痪者记2分。昏迷患者(1a=3)记2分	0=正常,没有感觉缺失 1=轻到中度,患侧针刺感不明显或为钝性或仅有触觉 2=严重到完全感觉缺失,面、上肢 下肢无触觉	
9 语言 命名、阅读测试。要求患者叫出物品名称、读所列的句子。从患者的反应以及一般神经系统检查中对指令的反应判断理解能力。若视觉缺损干扰测试,可让患者识别放在手上的物品,重复和发音。气管插管者手写回答。昏迷患者(1a=3),3分,给恍惚或不合作者选择一个记分,但3分仅给哑人或一点都不执行指令的人	0=正常,无失语 1=轻到中度,流利程度和理解能力有一些缺损,但表达无明显受限 2=严重失语,交流是通过患者破碎的语言表达,听者须推理、询问、猜测,能交换的信息范围有限,检查者感交流困难 3=哑或完全失语,不能讲或不能理解	
10 构音障碍 不要告诉患者为什么做测试。 读或重复附表上的单词。若患者有严重的失语,评估自发语言时发音的清晰度。若患者气管插管或其他物理障碍不能讲话,记9分。同时注明原因	0=正常 1=轻到中度,至少有一些发音不清,虽有困难,但能被理解 2=言语不清,不能被理解 9=气管插管或其他物理障碍	

项目	评分标准	得分
11 忽视症 若患者严重视觉缺失影响双侧视觉的同时检查,皮肤刺激正常,则记分为正常。若患者失语,但确实表现为关注双侧,记分正常。通过检验患者对左右侧同时发生的皮肤感觉和视觉刺激的识别能力来判断患者是否有忽视。把标准图显示给患者,要求他来描述。医生鼓励患者仔细看图,识别图中左右侧的特征。如果患者不能识别一侧图的部分内容则定为异常。然后,医生请患者闭眼,分别测上或下肢针刺觉来检查双侧皮肤感觉。若患者有一侧感觉忽略则为异常	0=没有忽视症 1=视、触、听、空间觉或个人的忽视;或对任何一种感觉的双侧同时刺激消失 2=严重的偏身忽视;超过一种形式的偏身忽视;不认识自己的手,只对一侧空间定位	
总计		

2. 运动功能评估　主要是对运动模式、肌张力、肌肉协调能力进行评估。偏侧肢体瘫痪、脑卒中运动功能评估可采用布伦斯特伦、博巴斯、上田敏、Fugl-Meyer评估等方法。

3. 感觉功能评估　包括浅感觉检查、深感觉检查和复合感觉检查。评估患者的痛温觉、触觉、运动觉、位置觉、实体觉、图形觉是否减退或丧失等。

4. 平衡能力评估　可采用平衡量表(如伯格平衡量表)评定,有条件的可以用平衡测试仪评估。

5. 认知功能评估　评估患者对事物的注意、识别、记忆、理解和思维有无障碍。

6. 言语功能评估　评估患者的发音情况及各种语言形式的表达能力,包括说、听、读、写和手势表达。

7. 摄食和吞咽功能评估　评估方法有临床评估、实验室评定、咽部敏感试验、洼田饮水试验等。

8. 日常生活活动能力评估　脑卒中患者由于运动功能、认知功能、感觉功能、言语功能等多种功能障碍并存,常导致衣、食、住、行、个人卫生等基本动作和技巧能力的下降或丧失,常采用Barthel指数评估法或功能独立性评定量表(FIM)。

9. 心理评估　评估患者的心理状态、人际关系与环境适应能力,了解有无抑郁、焦虑、恐惧等心理障碍,评估患者的社会支持系统是否健全有效。

10. 社会活动参与能力评估　采用社会活动参与量表评定。该量表分为理解和交流、身体移动、生活自理、与人相处、生活活动、社会参与六方面,反映出各种因素之间的相互作用,对脑卒中患者残疾的程度与回归社会的程度,从生物—心理—社会角度整体客观地分析,进行量化性的分值评定,该方法具有普遍的实用性和可行性。

四、康复护理

（一）软瘫期的康复护理

软瘫期是指发病 1~3 周内（脑出血 2~3 周，脑梗死 1 周左右），患者意识清楚或有轻度意识障碍，生命体征平稳，但患肢肌力、肌张力均很低，腱反射也低。康复护理的目的是预防并发症以及继发性损害，同时为下一步功能训练做准备。

1. 软瘫期的良肢位摆放 是指为防止或对抗痉挛姿势的出现，保护肩关节及早期诱发分离运动而设计的一种治疗体位，是早期抗痉挛治疗的重要措施之一。

（1）患侧卧位：即患侧在下，健侧在上。躯干稍向后旋转，后背用枕头支撑；患侧上肢前伸，使肩部向前，以避免肩部受压和后缩；患肘伸展，前臂旋后；手指张开，掌心向上。手心不应放置任何东西，否则易诱发抓握反射而抓握掌中的物体。健侧上肢置于体上或稍后方，避免带动整个躯干向前而引起患侧肩胛骨后缩。患髋伸展，膝略屈曲。健侧下肢屈曲置于前面的枕头上。患侧卧位可增加对患侧的知觉刺激输入，并使整个患侧被拉长，从而减少痉挛的发生（图 5-1）。

（2）健侧卧位：健侧在下，患侧在上，患者头部垫枕。患侧上肢下垫一个枕头，患侧肩胛带充分前伸。患侧髋、膝关节呈自然半屈曲位，置于另一枕上，患足与小腿尽量保持垂直位，足不要悬空。身后可放置枕头支撑，有利于身体放松。健侧下肢平放在床上，轻度伸髋，稍屈膝（图 5-2）。

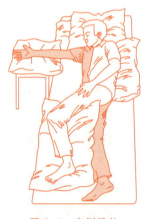

图 5-1 患侧卧位

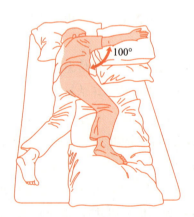

图 5-2 健侧卧位

（3）仰卧位：该体位易引起压疮及增强异常反射活动，应尽量少用或与健侧卧位、患侧卧位交替使用。仰卧时头下置一枕头，面部朝向患侧；患肩稍垫高，上肢伸展稍外展置一枕头；患肩稍垫高，上肢伸展稍外展置于枕上，防止肩后缩，前臂旋后，掌心向上，手指伸开，拇指指向外方；患髋及大腿下垫枕，以防止患侧骨盆后缩，枕头外缘卷起可防止髋关节外展、外旋，枕头角支撑膝关节呈轻度屈曲位；足底不应放置任何东西，防止诱导不必要的伸肌模式的反射活动。该体位容易引起紧张性颈反射和

患侧卧位

健侧卧位

紧张性迷路反射所致的异常反射活动,压疮的危险性增加,所以应尽可能少用仰卧位(图5-3)。

2. 软瘫期的被动活动 预防关节活动受限,促进肢体血液循环和增强感觉输入。一般按从大关节到小关节循序渐进,动作要轻柔缓慢。重点进行肩关节外旋、外展和屈曲,肘关节伸展,足背屈和外翻。每天做2~3次,直到主动运动恢复。

3. 软瘫期的按摩 对患肢进行按摩可促进血液、淋巴回流,防止和减轻水肿,同时又是一种感觉刺激,有利于功能恢复。

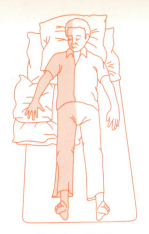

图 5-3 仰卧位

4. 软瘫期的翻身训练 主要是预防压疮和肺部感染,另外不断变换体位可使肢体的伸曲肌张力达到平衡,预防痉挛模式出现。一般60~120 min变换体位一次。

(1)被动向健侧翻身训练:先旋转上半部躯干。护理人员一手放在颈部下方,另一手放在患侧肩胛骨周围,将患者头部及上半部躯干转呈侧卧位,然后,一只手放在患侧骨盆将其转向前方,另一手放在患侧膝关节后方,将患侧下肢旋转并摆放于自然半屈位。

(2)被动向患侧翻身训练:护理人员在患侧上肢放置于外展90°的位置,再让患者自行将身体转向患侧,若患者处于昏迷状态或体力较差时,则可采用向健侧翻身的方法帮助患者翻身。

(3)主动向患侧翻身训练:护理人员在患侧肩部给予支持,患者仰卧位,双手手指交叉在一起,上肢伸展,健侧下肢屈曲。两上肢左右侧向摆动,当摆向患侧时,顺势将身体翻向患侧。

(4)主动向健侧翻身训练:患者仰卧位,双手交叉,患侧拇指置于健侧拇指之上,屈膝,健侧下肢插入患腿下方。交叉的双手伸直举向上方,做左右侧方摆动,借助摆动的惯性,使双上肢和躯干一起翻向健侧。

5. 桥式运动 目的是训练伸髋,可有效地防止站着时因髋关节不能充分伸展而出现的臀部后突。

(1)双桥式运动:取仰卧位,上肢放于体侧,双下肢屈曲,足踏床,然后将臀部主动抬起,并保持骨盆呈水平位,维持一段时间后慢慢地放下(图5-4)。

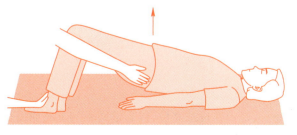

图 5-4 双桥式运动

143

翻身训练

桥式运动

第一节 脑卒中的康复护理

（2）单桥式运动：在患者较容易地完成双桥式运动后，让患者悬空健侧下，仅患侧下屈曲，足踏床抬臀。

（3）动态桥式运动：为了获得下肢内收、外展的控制能力，患者仰卧屈膝，双足踏住床面，双膝平行并拢，健侧下保持不动，患侧下做交替的幅度较小的内收和外展动作，并学会控制动作的幅度和速度。然后患侧下保持中立位，健侧下做内收、外展练习。

（二）痉挛期的康复护理

一般在发病后 2~3 周开始，肢体开始出现痉挛并逐渐加重。一般持续 3 个月左右。此期的康复护理目标是通过抗痉挛的姿势体位来预防痉挛模式和控制异常的运动模式，促进分离运动的出现。

1. 抗痉挛训练

（1）卧位抗痉挛训练：采用 Boboth 式握手上举上肢，使患侧肩胛骨向前，患肘伸直。仰卧位时双腿屈曲，Boboth 式握手抱住双膝，将头抬起，前后摆动使下肢更加屈曲。

（2）被动活动肩关节和肩胛带：患者仰卧位，以 Boboth 式握手，用健手带动患手上举，伸直和加压患臂。可帮助上肢运动功能的恢复，也可预防肩痛和肩关节挛缩。

（3）下肢控制能力训练：卧床期间进行下肢训练可以改善下肢控制能力，为以后行走训练做准备，包括屈曲动作训练、踝背屈训练、下肢内收、外展控制训练。

2. 坐位及坐位平衡训练　只要病情允许，应尽早采取床上坐位训练。

（1）坐位耐力训练：取坐位时不可马上取 90°坐位，可依次取 30°、45°、60°、90°，前一项体位能坚持 30 min 且无明显直立性低血压表现，可过渡到下一项。

（2）卧位到从床边坐起训练：从患侧坐起时，仰卧位，患者将患侧下肢置于床边外，使膝关节屈曲，开始时需康复护理人员促进这一动作或用健侧下肢把患侧下肢抬到床边。然后健侧上肢向前过身体，同时旋转躯干，健手在患侧推床以支撑上身，并摆动健侧下肢到床外。从健侧坐起时，先向健侧翻身，健侧上肢屈曲缩到体下，双下肢远端垂于床边，头向患侧（上方）侧屈，健侧上肢支撑慢慢坐起。患者由床边座位躺下，运动程序与上述相反。

（三）恢复期康复护理和训练

恢复期是指患者的生命体征平稳，神经系统症状和体征不再加重，并发症得到控制。恢复期早期患侧肢体和躯干肌还没有足够的平衡能力，因此坐起后常不能保持良好的稳定状态。帮助患者坐稳的关键是先进行坐位平衡训练。

1. 平衡训练　包括坐位左右平衡训练、坐位时身体中心转移训练、坐到站立转换平衡训练、站立平衡训练。

2. 步行训练

（1）步行前准备：先练习扶持站立位，接着进行患侧下肢前后摆动、踏步、屈膝、伸髋等活动，以及患侧下肢负重，双下肢交替前后迈出和进一步训练患侧下肢的平衡。

坐位平衡训练

（2）扶持步行：护理人员站在偏瘫侧，一手握住患手，掌心向前；另一手从患侧腋下穿出置于胸前，手背靠着胸前处，与患者一起缓慢向前步行，训练时要按照正确的步行动作行走或平行杆内步行，然后扶杖步行到徒手步行。

（3）改善步态训练：步行训练早期常有膝过伸和膝打软现象，应进行针对性的膝控制训练。

（4）复杂步态训练：如高抬腿步，走直线，绕圈走，转换方向，跨越障碍，各种速度和节律地步行及训练步行耐力，增加下肢力量（如上斜坡），训练步行稳定性（如在窄步道上步行）和协调性（如踏固定自行车）。

3. 上下楼梯训练　原则为上楼时健足先上，患足后上；下楼时患足先下，健足后下。上楼时，健足先放在上级台阶，伸直健侧下，把患侧下提到同一台阶；下楼时，患足先下到下一级台阶，然后健足迈下到同一级台阶。

4. 上肢控制能力训练

（1）前臂的旋前、旋后训练：指导患者坐于桌前，用患手翻动桌上的扑克牌，亦可在任何体位让患者转动手中的一件小物。

（2）肘的控制训练：重点在于伸展运动上。患者仰卧，患臂上举，尽量伸直肘关节，然后缓慢屈肘，用手触摸自己的口、对侧耳和肩。

（3）腕指伸展训练：双手交叉，手掌朝前，手背朝胸，然后伸肘，举手过头，掌面向上，返回胸前，再向左、右各方向伸肘。

5. 改善手功能训练　患者反复进行放开、抓物和取物品训练，纠正错误运动模式。

（1）作业性手功能训练：通过编制、绘画、陶瓷工艺、橡皮泥塑等训练患者双手协调操作能力。

（2）手的精细动作训练：通过打字、搭积木、拧螺丝、拾小钢珠等动作以及进行与日常生活动作有关的训练，加强和提高患者手的综合能力。

（四）后遗症期的康复护理

一般病程经过大约一年，患者经过治疗或未经积极康复，可能留有不同程度的后遗症，主要表现为肢体痉挛、关节挛缩畸形、运动姿势异常等。

康复护理目的是指导患者继续训练和利用残余功能，指导家属尽可能改善患者的周围环境，争取最大程度的生活自理。

1. 进行维持功能的各项训练。

2. 加强健侧的训练，以增强其代偿能力。

3. 指导正确使用辅助器，如手杖、步行器、轮椅、支具，以补偿患肢的功能。

4. 改善步态训练，主要是加强站立平衡、屈膝和踝背屈训练，同时进一步完善下肢的负重能力，提高步行效率。

5. 对家庭环境做必要的改造，如门槛和台阶改成斜坡，蹲式便器改成坐式便器，厕所、浴室、走廊加扶手等。

（五）言语功能障碍的康复护理

失语症患者首先可进行听力理解训练和阅读理解训练，以后逐渐进行语言表达训练和书写训练。构音障碍患者应先进行松弛训练和呼吸训练，在此基础上再进行发音训练、发音器官运动训练和语音训练等。

（六）摄食和吞咽功能障碍的康复护理

1. 摄食训练

（1）体位：取坐位或半坐位。

（2）食物的选择：根据患者的疾病种类选取合适的食材，同时根据吞咽障碍的类型选择稀流质、流质、糊状等食用。

（3）喂食方法：选取一口进食量，从患者的健侧进食，将食物送到舌根部。

（4）喂食工具的选择：选择大小合适的勺子。

2. 呼吸肌训练

（1）呼吸训练：深吸气-憋气-咳嗽，患者进行早期康复护理训练是功能恢复的重要环节，目的是提高咳出能力和防止误咽。

（2）咳嗽训练：努力咳嗽，提高呼吸系统的反应性，建立器官排除异物的各种防御反射。

3. 颈部旋转训练
训练患者咽下时头部向麻痹侧旋转，头向麻痹侧旋转能使咽腔的麻痹侧变小，健侧的食道口扩大，能使食团无障碍地通过梨状窝。

4. 防止误咽训练

（1）颈部的活动度训练：活动颈部，增强颈部肌力、呼吸控制、舌的运动和喉头运动，利用颈部屈伸活动帮助患者引起咽下反射，防止误咽。

（2）代偿方法：口唇闭合训练、颊肌功能训练、舌肌运动训练、吞咽反射的强化、鼻咽喉闭锁不全的训练、吞咽医疗操。

（七）认知功能障碍的康复护理

认知功能障碍常常给患者的生活和治疗带来许多困难，所以认知训练对患者的全面康复起着极其重要的作用。训练要与患者的功能活动和解决实际问题的能力紧密配合。

（八）心理和情感障碍的康复护理

1. 心理和情感障碍产生的原因
对疾病的认识异常，抑郁状态，情感失禁等。

2. 心理和情感障碍康复护理

（1）建立良好的护患关系，促进有效沟通。

（2）运用心理疏导，帮助患者从认识上进行重新调整。

（3）认知行为干预：放松技巧、音乐疗法。

（九）常见并发症的康复评估与护理

1. 肩关节半脱位

（1）评估：肩关节半脱位评价采用指诊检查法。检查者以右手示指对患者的患侧肩关节进行触诊：脱位间距离小于1/2横指为1度；大于1/2横指而小于1横指为2度；大于1横指为3度；正常为0度。

（2）护理：① 保持良好体位。仰卧位：患者患侧肩下垫一软枕，患侧上肢稍外展、外旋，前臂旋后，腕关节背伸，拇指外展，余四指伸直；健侧卧位：患侧肩胛带充分前伸，肩前屈90°～130°，肘及腕关节保持伸展位，胸前放一软枕，上肢置于枕头上；患侧卧位：患者躯干稍后仰，后方垫枕头，避免患肩被直接压于身体下，患侧肩胛带充分前伸，肩前屈90°～130°，患肘伸展，前臂旋后，手自然地呈背屈位；② 预防肩关节囊及韧带的松弛延长。坐位时，将患肢置于体侧，肩外旋，肘伸展，腕背伸，拇指外展，同时让患侧负重；站立位时，患侧上肢应给予支撑，如放在前面的小桌上、由他人扶持等，在护理和治疗时应避免牵拉肩关节。

2. 肩-手综合征

（1）评估：肩-手综合征分期标准详见表5-2。

表5-2　肩-手综合征分期标准

分 期	标 准
Ⅰ期	肩痛，活动受限，同侧手腕、指胀痛，出现发红、皮温上升等血管运动性反应。X线下可见手与肩部骨骼有脱钙表现。手指多呈现伸直位，屈曲时受限，被动屈曲可引起剧痛。此期可持续3～6个月，以后或治愈或进入Ⅱ期
Ⅱ期	疼痛加重，直至不能忍受任何对手和手指的压力，皮肤和手的小肌肉有日益显著的萎缩。有时可引起Dupuytren挛缩样掌腱膜肥厚。手指关节活动度日益受限。此期亦可持续3～6个月，如治疗不当将进入Ⅲ期
Ⅲ期	水肿和疼痛可完全消失，但关节活动度则永久丧失。手部皮肤肌肉萎缩显著，手会变成固定的典型畸形。X线可见于手与肩部有广泛的骨腐蚀，无恢复的可能性

（2）护理：注意局部及全身情况的观察。目测患手皮肤颜色、水肿情况、肌肉有无萎缩，对比两手背皮肤温度、湿度；询问静息状态及活动状态有无疼痛。保证正确体位，用软枕垫于肩关节，使肩关节处于向前、向上、肘腕关节伸展掌心向上，肩关节外旋，避免肩关节松弛、脱位。指导其进行正确的功能锻炼。患肢的保护性护理，避免在患肢静脉输液，患臂不得悬垂于床外，防止手损伤，天冷时要注意肢体的保暖，适当功能锻炼，控制过量运动。做好心理护理。

3. 压力性损伤　其康复护理同皮肤护理。

4. 偏瘫后要预防"失用综合征"和"误用综合征"　失用综合征最常见的主要包

括失用性肌萎缩、失用性关节挛缩、失用性骨质疏松等。误用综合征主要是指在康复治疗过程中，方法错误导致的医源性继发性损害。护理措施主要以预防为主，即早期根据患者的个人情况进行科学的有效的医护治一体的个性化康复。

五、康复教育

1. 康复教育的原则

（1）教育患者主动参与康复训练，并持之以恒。

（2）积极配合治疗原发疾病，如高血压、糖尿病、高脂血症等。

（3）指导有规律的生活，合理饮食，睡眠充足，劳逸结合，保持大便通畅，鼓励患者日常生活活动自理。

（4）争取获得有效的社会支持系统，包括家庭、朋友、同事、单位等社会支持。

（5）指导患者修身养性，保持情绪稳定，避免不良情绪的刺激，学会辨别和调节自身不良习惯，培养兴趣爱好，唤起他们对生活的乐趣。

2. 康复教育的方法

（1）计划性教育：将有共同性护理问题的患者，进行有计划的集体教育，把疾病的有关知识讲给患者及家属听，使其了解疾病的发生、发展、转归、预防及不同阶段的注意事项。

（2）示范性教育：针对患者及家属文化水平的限制，健康知识的缺乏，护理技巧掌握的深浅度，对某些方法、行为进行示范和纠正，如肢体康复锻炼的方法，早期由护士给予被动活动，逐渐教给患者做主动运动，加强翻身拍背，按摩受压处皮肤。

（3）随机性教育：护士在给患者做治疗、检查、护理的过程中遇到一些问题给患者及家属做随机性解释。

（4）出院指导：提供科学的护理和协助锻炼的方法，强调对患者的情感支持，定期随访指导，鼓励职业康复训练，把疾病造成的不利因素降低到最低程度。

第二节　颅脑损伤的康复护理

学习目标

1. 掌握颅脑损伤康复的基本概念、康复护理方案及实施、康复教育。
2. 熟悉颅脑损伤的危险因素、主要功能障碍、康复评定。
3. 了解颅脑损伤的发病诱因。
4. 能正确制订颅脑损伤康复护理计划并实施。

思维导图

第五章　常见疾病的康复护理

患者,男,43 岁,身高 175 cm,体重 76 kg。患者因车祸伤后昏迷伴呕吐 1 h 入院。入院时昏迷,大小便失禁,时而烦躁不安,GCS 评分 8 分,右侧瞳孔 2 mm,左侧 2 mm,直接和间接对光反射迟钝、双下肢巴宾斯基征阴性。头颅 CT 提示:左右颞叶脑挫裂伤,右颞硬膜外血肿,脑水肿明显,中线不偏。临床诊断:急性重型闭合性颅脑损伤;左右颞叶脑挫裂伤;右颞硬膜外血肿;脑干损伤;脑水肿。

请思考:

1. 该患者主要功能障碍有哪些? 如何评定?
2. 如何制定康复护理计划并实施?

一、概述

(一) 基本概念

1. 颅脑损伤(head injury,HI) 是指头颅遭到外来暴力打击所造成的颅脑损伤,可导致意识障碍、记忆缺失及神经功能障碍。

颅脑损伤是创伤中发病率仅次于四肢损伤的常见损伤,但其死亡率居各类创伤首位。颅脑损伤后,患者可出现意识障碍、神经系统阳性体征及颅内压增高的症状及体征,也有部分患者表现较轻,意识障碍历时较短,神经系统无阳性体征。

交通事故、工伤事故、高处坠落、失足跌倒、各种钝器对头部的打击是产生颅脑损伤的常见原因。

2. 颅脑损伤康复 颅脑损伤的康复主要涉及记忆力、注意力、思维等高级中枢功能的康复以及肢体功能康复。脑损伤康复比其他获得性损伤和神经系统疾病的康复时间更长,因此需要家庭成员参与到其中,以使患者的功能得到最大限度的恢复。

(二) 临床分类

1. 根据颅脑解剖部位 分为头皮损伤、颅骨损伤与脑损伤,三者可合并存在。头皮损伤包括头皮血肿、头皮裂伤、头皮撕脱伤。颅骨骨折包括颅盖骨线状骨折、颅底骨折、凹陷性骨折。脑损伤包括脑震荡、弥漫性轴索损伤、脑挫裂伤、脑干损伤。

2. 按损伤发生的时间和类型 分为原发性颅脑损伤和继发性颅脑损伤。

3. 按颅腔内容物是否与外界交通 分为闭合性颅脑损伤和开放性颅脑损伤。

4. 根据伤情程度 分为轻、中、重、特重四型。

(三) 主要功能障碍

1. 运动功能障碍 包括肢体瘫痪、共济障碍、肌张力异常等。

2. **感知觉障碍** 具体表现为四大类型：体像障碍（body image disturbance）；空间关系紊乱（spatial relation disorder）；失认（agnosia）和失用（apraxia）。

3. **认知障碍** 最常见的功能障碍包括注意力降低、记忆减退、动作开始终止能力受损、安全感降低和判断能力受损、反应迟钝、执行功能困难和抽象思维能力障碍、概括归纳能力损害等。

4. **性格情绪和器质性精神障碍** 性格障碍在颅脑损伤患者的恢复期较为常见，情绪障碍也多由于脑损害所致，左侧大脑半球受损的患者，常出现沮丧和情绪不稳定；而右侧大脑半球受损的患者，常有一种奇怪的陶醉感并对损伤反应淡漠；精神障碍：颅脑外伤性精神障碍是指颅脑受到外力的直接或间接作用，会引起脑器质性综合征，脑器质性综合征有两种，即急性脑器质性综合征和慢性脑器质性综合征。急性脑器质性综合征表现：① 意识障碍；② 遗忘症。慢性脑器质性综合征的表现：① 脑外伤后综合征；② 脑外伤后神经症；③ 脑外伤性精神症；④ 脑外伤性痴呆；⑤ 外伤性癫痫；⑥ 外伤后人格障碍。

5. **脑神经损伤** 颅脑损伤的患者经常造成第Ⅰ、Ⅱ、Ⅲ、Ⅵ、Ⅶ、Ⅷ脑神经损伤，其原因是由它们在颅骨中的位置所决定的，并造成相应的功能障碍。

6. **社会心理障碍** 表现在自我观念、独立生活状况、社会角色三方面。

7. **言语功能障碍** 常见的有构音障碍、言语失用。

8. **日常功能障碍** 由于认知能力不足及运动受限，在日常自理生活及家务、娱乐等方面受限。

二、康复评定

1. **颅脑损伤严重程度的评估** 颅脑损伤严重程度的评定方法分急性期和恢复期，急性期主要依据昏迷时间长短和格拉斯哥昏迷量表（Glasgow coma scale, GCS）来评定（表5-3）；恢复期主要依据创伤后遗忘（post traumatic amnesia, PTA）的时间来评定，PTA持续时间的长短与患者的预后呈高度的相关性，PTA与颅脑损伤严重性的关系见表5-4。

表 5-3　格拉斯哥昏迷量表

睁眼反应（E）	记分	言语反应（V）	记分	运动反应（M）	记分
正常睁眼	4	回答正确	5	遵命动作	6
呼唤睁眼	3	回答错误	4	定位动作	5
刺痛睁眼	2	含糊不清	3	肢体回缩	4
无反应	1	唯有声叹	2	肢体屈曲	3
		无反应	1	肢体过伸	2
				无反应	1
				E＿ V＿ M＿	

注：记录方式为 E＿ V＿ M＿ 字母中间用数字表示，如 E3V3M5＝GCS11。评分≥13为轻度损伤，9～12为中度损伤，≤8为严重损伤。

表 5-4 创伤后遗忘(PTA)时间与颅脑损伤严重性的关系

PTA 时间	严重性	PTA 时间	严重性
小于 5 min	极轻	1~7 天	重
3~60 min	轻	1~4 周	很重
1~2 h	中	大于 4 周	极重

2. 运动功能评估 由于颅脑损伤后常发生广泛和多发性损伤,可出现瘫痪、共济失调、震颤等。其中瘫痪可累及所有肢体,初期多为软瘫,后期多为痉挛。评估方法与脑卒中相同。

3. 脑神经功能评估 评估患者嗅神经、视神经、面神经、听神经等功能是否出现障碍,检查有无偏盲或全盲、有无眼球活动障碍、面神经瘫痪或听力障碍等。

4. 言语功能评估 失语和构音障碍的评估方法与脑卒中相同。颅脑损伤另有一种常见的言语障碍,即言语错乱,其特点为时间、空间、人物定向障碍十分明显,不配合检查,且不能意识到自己的回答是否正确。

5. 认知功能评估 认知属于大脑皮质的高级活动范畴,它包括感觉、知觉、注意、记忆、理解和智能。颅脑损伤患者常见的认知障碍有记忆障碍和知觉障碍。近记忆障碍可采用物品辨认-撤除-回忆法评估,远记忆障碍可采用韦氏智力量表评价。知觉障碍可采用 Rivermead 认知功能评价表评估。

6. 情绪行为评估 颅脑损伤患者常见焦虑、抑郁、情绪不稳定、攻击性、神经过敏、呆傻等情绪障碍,亦可有冲动、幼稚、丧失自知力、类妄想狂、强迫观念等行为障碍,可做相关的心理精神评估。

7. 日常生活活动能力评估 同脑卒中。

三、康复护理

1. 心理护理 颅脑损伤患者因肢体功能障碍,需要他人照顾,心理上面临巨大的打击和压力,常表现出消沉、抑郁、悲观和焦虑,甚至会产生轻生的念头及其他异常的行为举止。护理人员应多与其交谈,在情感上给予支持和同情,行动上设法为其改变困难处境。必要时进行认知行为疗法。同时,鼓励患者尽可能做力所能及的事情,逐步学会生活自理。

2. 体位护理 颅脑损伤患者,尤其是重度颅脑损伤患者,往往存在肢体功能障碍,正确的体位摆放能保持各关节功能位置,预防关节挛缩和足下垂,避免继发性功能障碍的发生。详见脑卒中体位摆放。

3. 运动功能训练护理 尽早促进患者进行功能训练,因人而异,循序渐进,持之以恒,由小到大,由少到多,全面康复,抑制痉挛的发生发展。对无法纠正运动功能障碍的患者,借助矫形器、支具等辅助手段进行康复训练,注意不使患者疲劳为宜。

4. 言语功能训练 失语症患者进行口型训练、听与理解训练、口语表达训练、阅读理解及朗读训练、书写训练;构音障碍患者进行松弛训练、发音训练、口面与发音器官训练、语言节奏训练;吞咽障碍患者进行感官刺激,口、颜面功能训练,摄食训练。

5. 认知功能训练

（1）记忆力训练:PQRST 法（preview 预习、question 问题、read 阅读、state 陈述、test 检验）、编故事法。

（2）注意力训练:猜测游戏法、删除游戏法、时间感游戏法。

（3）感知力训练:可采用对患者进行各种物体的反复认识和使用训练,加强对患者的感觉输入等方式进行训练。

（4）解决问题能力训练:指出报纸中的信息法、排列数字法、物品分类法等。

6. 日常生活活动训练护理 同脑卒中。

7. 脑神经损伤的护理 对于复视患者,可用遮眼垫,每隔 1~2 天遮一眼,交替进行。对汇聚困难患者,让患者注视正前方的物体,然后将此物体逐步移到其鼻前。对视野缺损患者,教会患者转动头部来代替。对视跟踪不良、快速扫视障碍患者可选用训练转移法、电子游戏机。对听神经损伤但残留听力的患者,可用助听器恢复听力;若听力完全丧失,用唇读、书写、符号、手语等替换交流系统。对面神经麻痹患者可用抬眉训练、闭眼训练、耸鼻训练、示齿训练、鼓腮训练等。

8. 昏迷、持续性植物状态的促醒护理 重症颅脑损伤后通常均有昏迷,约一半的患者昏迷时间长于 6 h,即不能恢复神志而死亡。促醒方法有:

（1）听觉刺激:给患者听音乐、熟悉的歌,与其像正常人一样交谈,回忆往事,多讲一些鼓励性、刺激性的语言。每次 10~20 min,每天 4~6 次。

（2）视觉刺激:在患者的头部上方放置五彩灯或播放色彩变换频繁的视频节目,利用光刺激视网膜与大脑皮质,每天 2 次,每次 1 h。

（3）皮肤感觉刺激:冰袋,外包毛巾,在患者手掌、双腹侧快速轻擦,每次 8~10 遍,每天 3~4 次。或做肢体按摩,或用毛巾、毛刷等从肢体远端向近端进行皮肤刺激,以增加感觉的输入。

（4）疼痛刺激:在患者四肢敏感的部位（足底、十指）,以一定的压强（不损伤表皮）进行疼痛刺激,每次 8~10 s,每天 6 次。

（5）情感分离与接触刺激:指患者与家人、亲戚、朋友进行接触刺激或分离刺激。

9. 并发症的预防及护理

（1）外伤性癫痫:是常见的颅脑损伤并发症之一。对外伤性癫痫,最主要是做好预防,避免引起癫痫的各种诱因,如异常的声、光刺激,发热、失眠、疲劳、饥饿、饮酒、便秘、突然暂停药物等,均有可能诱发癫痫的发作。癫痫发作时注意保护患者安全。

（2）肩-手综合征:见脑卒中的康复护理。

（3）颅脑损伤后综合征:表现为患者在伤后 3 个月,仍有头痛、头晕、注意力不集中、记忆力下降、失眠,甚至出现癔症样发作等自主神经功能失调或精神症状,但神经系统检查无确切阳性体征,各项检查也无异常。

护理要点:遵医嘱给予药物治疗;纠正患者不良习惯和嗜好;保持患者情绪稳定,转移患者的注意力,可看小说、漫画等分散注意力,保持环境安静舒适,执行保护性医疗制度,耐心听取患者倾诉,给予适当安慰,减轻患者心理负担,提高痛阈。

四、康复教育

1. 全面康复护理

（1）急性期进行颅脑损伤疾病相关知识健康教育、指导病情观察的要点、饮食指导、用药指导、康复训练指导、体位指导及可能出现并发症的预防和处理的指导等。在急性期,主要针对患者家属进行健康教育。

（2）恢复期主要训练相关技巧,对营养、心理等方面进行健康教育。教会患者及家属树立战胜疾病的信心,积极配合康复训练,争取早日康复。

2. 社区家庭康复护理

（1）对回归家庭的指导:指导患者和家属对情绪的稳定、心理支持、居家的日常生活活动的指导及安全意外的处理,包括休息、营养、大小便的管理等。

（2）指导患者及家属掌握居家康复训练的方法和技术:持续康复训练能提高中枢神经系统的可塑性,可较好地挖掘损伤的修复潜力,使损伤后遗症的恢复率、继发性并发症、生活质量有明显的提高,主要包括居家的康复训练、日常生活活动训练。

第三节　脊髓损伤的康复护理

学习目标

1. 掌握脊髓损伤康复的基本概念、康复护理方案及实施、康复教育。
2. 熟悉脊髓损伤的危险因素、主要功能障碍、康复评定。
3. 了解脊髓损伤的发病诱因。
4. 能正确制订脊髓损伤康复护理计划并实施。

案例导入

患者,男,42岁,身高172 cm,体重70 kg。患者因从高处坠落导致腰椎爆裂性骨折于急诊入院,现患者双下肢肌力0级,感觉功能减退,腱反射消失,大小便不能自解,无既往史及家族史。临床诊断:腰3~4骨折伴脊髓损伤。

请思考：

1. 该患者主要功能障碍有哪些？如何评定？
2. 如何制订康复护理计划并实施？

一、概述

（一）基本概念

1. **脊髓损伤**　是由于各种不同致病因素引起的脊髓结构、功能的损害，造成损伤水平以下运动、感觉、自主功能改变，导致相应的功能障碍。

脊髓损伤的主要原因是直接暴力（砸伤、摔伤、刺伤、枪伤等）造成脊柱过度屈曲骨折、脱位伤及脊神经，其次是因脊髓感染、变性、肿瘤侵及脊髓，因损伤水平和程度差异，可见损伤水平以下躯干、肢体、皮肤感觉、运动反射完全消失、大小便失禁等症状。我国脊髓损伤的原因主要是高处坠落、砸伤、交通事故等。

2. **脊髓损伤的康复**　脊髓损伤多造成严重瘫痪致残，胸、腰髓损伤引起双下肢和躯干的全部或部分瘫痪称截瘫，颈脊髓以上损伤，上肢受累则称四肢瘫。脊髓损伤急性期的康复治疗目的是抢救患者生命，预防及减少脊髓功能丧失，应用各种方法最大限度地利用残存的功能，预防及治疗并发症，使患者重新开始自理。脊髓损伤恢复期的康复治疗目的是让患者适应新的生活，提高患者的生活自理能力，能够借助轮椅独立或步行。康复治疗手段包括肌力训练、肌肉牵张训练、坐位及平衡训练、体位转移训练、轮椅训练、站立和行走训练、日常生活活动训练、生物反馈疗法等。

（二）脊髓损伤的分类

1. **按损伤的部位分**　可分为四肢瘫、截瘫。

2. **按损伤的程度分**　可分为不完全性损伤，完全性损伤，主要区别在于骶段感觉、运动功能是否存在。

3. **按脊髓损伤功能损害分级**　由美国脊髓损伤协会（ASIA）制订的一种脊髓损伤神经功能评定标准（表 5-5）。

表 5-5　ASIA 损伤分级

功能损害分级	临床表现（体征）
A　完全性损害	在骶段（$S_4 \sim S_5$）无任何感觉、运动功能保留
B　不完全性损害	在神经平面以下包括骶段（$S_4 \sim S_5$）存在感觉功能，但无运动功能
C　不完全性损害	在神经平面以下存在运动功能，大部分肌的肌力小于 3 级
D　不完全性损害	在神经平面以下存在运动功能，大部分肌的肌力大于或等于 3 级
E　正常	感觉和运动功能正常

(三)主要功能障碍

脊髓损伤因损伤部位、损伤程度不同,引起的功能障碍也不同。常见的功能障碍有运动功能障碍、感觉障碍、括约肌功能障碍、自主神经功能障碍、日常生活活动能力障碍等。部分患者常有并发症,出现深静脉血栓形成、疼痛、异位骨化、压疮、关节挛缩等。

二、康复评定

1. **脊髓损伤程度评定** 评估损伤平面、损伤程度,对脊髓损伤的严重程度界定及预后有重要意义,脊髓损伤程度评定见图 5-5。

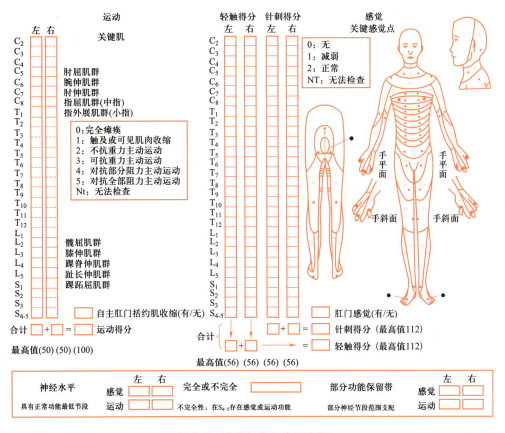

图 5-5　脊髓损伤程度评定图

2. **运动功能评定** 包括肌力、关节活动度、感觉、平衡的评定,详见康复评定。

3. **呼吸评定** 脊髓损伤患者(尤其是颈髓损伤患者),对呼吸型和咳嗽的力量进行评定,对最大呼气及吸气时,胸廓扩张以及肺活量进行测定,对后期的呼吸功能训练的指导具有较大意义。

4. **心理社会状况评估** 脊髓损伤患者由于其不同程度的功能障碍,患者会产生严重的心理负担及社会压力,要对患者及家属对疾病康复的认知程度、心理状态、家庭及社会的支持程度进行评估,从而采取针对性措施给予心理及社会支持。

5. 其他　包括反射的检查、痉挛的检查、支具制作的评估、居家环境评估、助行器选择的评估。

三、康复护理

(一)急性期康复护理

急性期康复的目标是保护受伤部位,同时预防并发症。在此基础上,从在床边进行过渡到下一步离床期的功能训练。

1. 良肢位摆放　四肢瘫的患者,肩关节应处于外展位,肘关节伸直,前臂外旋,腕背伸,拇指外展、背伸,手指微屈。踝关节背伸中立位。仰卧,膝下不宜放枕,踝足要用尺板、沙袋或小腿后夹板保持于功能性中间位,鼓励患者多采取俯卧位,逐渐增加俯卧时间,防止和矫治下肢屈曲挛缩,有助于预防褥疮发生和促进膀胱的排空。对痉挛较明显的患者,还要在卧床或长时间坐位时经常用枕头、软垫等将两膝适当分开。同时为了防止发生压力性损伤,应每间隔 1~2 h 翻身一次。

2. 关节被动运动　指导患者每天进行 1~2 次的被动活动,防止关节痉挛、畸形。

3. 体位转换　每 1~2 h 更换体位一次,体位转换时注意轴线翻身,保护受伤的部位,并检查全身的皮肤情况。

4. 呼吸及吸痰　对呼吸肌受累的患者,要指导其进行呼吸运动、咳痰能力的训练,预防肺感染,促进呼吸功能。

5. 大小便的处理　详见神经源性膀胱及神经源直肠的处理方法。

(二)恢复期康复护理

恢复期主要要配合医师、治疗师,指导患者独立完成功能训练。

1. 肌力训练的康复护理　根据肌力的大小,选择等长收缩训练、等张收缩训练、等速收缩训练等。

2. 平衡能力训练的护理　根据平衡训练的原则进行平衡能力训练,这期间注意防跌倒。

3. 转移训练的康复护理　转移训练包括床上的体位转换、床椅之间的转移,卧位—坐位—站位的转换训练。根据患者脊髓损伤的严重程度综合主动及被动的方式进行转移练习,转移患者时做好解释工作,注意省力原则,注意患者的安全。

4. 站立训练的康复护理　训练时注意协助佩戴腰围,保持脊柱的稳定性。患者进行站立床训练时,从倾斜 20° 开始,逐渐增加角度,约 8 周后达 90°。

5. 步行训练的康复护理　患者在进行上述训练后,可佩戴支具进行步行训练,步行训练的原则是：平衡杠内行走→拄杖行走→杠外练习→弃杖练习。

6. 日常生活活动训练的康复护理　指导和协助患者进行日常生活活动训练，以及失用辅助用具、家庭用具等。在进行练习时注意对患者整体情况的观察，根据患者的情况及时调整训练内容。

7. 并发症的预防和处理

（1）尿路感染：根据患者膀胱内压力的情况，选择留置导尿、间歇性导尿的方式，鼓励患者合理饮水，每天留置导尿患者饮水量 2 000～2 500 ml，间歇性导尿患者的饮水量 1 500～2 000 ml，指导患者进行膀胱功能及盆底肌功能训练，尽可能早地完全或部分恢复患者的排便功能，减少尿路感染的风险。

（2）压力性损伤：参考皮肤护理方法。

（3）深部静脉血栓及肺栓塞：常发生在脊髓损伤后一个月内，注意观察患者两侧下肢的腿围，看是否有水肿出现，指导患者进行下肢主动及被动练习，尽早应用弹力袜和弹力绷带，早期斜床站立训练，可使截瘫的肢体血管神经舒缩功能得到恢复。

（4）肺部感染：截瘫患者长期卧床或呼吸肌运动障碍，呼吸量减少，咳嗽动作减弱或消失，大量呼吸道分泌物排出不畅，引起肺部感染。为预防这一并发症，护理人员要指导患者及患者家属经常变换体位、翻身拍背，并进行正确的呼吸训练及咳嗽练习，促进痰液的排出。

（5）预防直立性低血压：帮助患者适应体位的变换。在体位变换前后，需分别测量患者的血压，一般收缩压不低于 80 mmHg。指导患者起床时应缓慢坐起，避免突然起身。体位变换时，应密切观察有无直立性低血压的表现，如头晕、面色苍白、视物模糊甚至晕厥等。如出现上述症状应立即降低床头，嘱患者深呼吸，待缓解后恢复原位。

8. 心理护理　脊髓损伤患者可因一时的不适应，出现不同的心理问题，包括抑郁型、焦虑型、愤怒攻击型、依赖型等。医护人员要根据患者的心理问题类型，选择科学的方式，诚恳、耐心、同情、鼓励患者改善各种情绪的影响，树立战胜疾病的信心和自我锻炼的决心，充分调动患者的主动性、创造性。同时还要在康复训练中发挥家庭社会支持系统的作用，指导家庭成员对患者做具体事情时的种种要求及患者出现各种生活问题的处理方法。

9. 支具的应用　根据患者脊髓损伤水平面及程度，选择能使患者最大限度地发挥其自我残存功能，改善其生活自理能力，包括高损伤平面的自动化环境控制系统的应用指导，低损伤平面的轮椅、支架、拐杖等的使用，使用时大小、松紧合适，注意患者的安全，防跌倒及皮肤损伤。

10. 饮食护理　脊髓损伤后，特别是外伤性截瘫患者，消化系统会受到一定的影响，加上消极情绪，患者往往食欲不振，同时创伤后体内分解代谢增强，蛋白质和脂肪消耗量大。故应尽快补充营养物质以增强机体抗病能力。卧床早期，为避免腹胀，应适当限制饮食，2～3 周后代谢趋于正常，可给予高蛋白、高脂肪、高碳水化合物的食物；多食水果、蔬菜以防因卧床引起的便秘。

四、康复教育

1. **针对患者的康复教育** 针对患者自己，要学会自我观察、自我护理，重点是教会患者学会自我护理，对截瘫部位的皮肤情况、截头的挛缩情况、大小便等进行自我观察及护理，以便早期发现问题。

2. **针对家属的康复教育** 家属是患者重返社会的支持者，在康复中起着重要作用，对家属的健康教育主要包括疾病的相关知识、康复训练项目、心理护理、日常活动的护理技巧等内容，包括指导家属如何进行关节活动度练习，如何进行安全转移，如何预防各种并发症，如何管理膀胱等。

3. **居家环境改建** 指导患者及家属就家中的居家环境进行改建，以适应轮椅在家中自由通行，完成无障碍环境的改建，同时居家进行简单易行的日常康复训练，以延续康复训练计划，保持康复治疗的效果。

4. **心理调适** 为使患者在出院后能适应生活，要帮助患者接受现实，寻求新的生活和工作，正确对待社会地位变化后的心理。指导家属正确看待患者做具体事情时的种种要求和患者出现各种生活问题的处理方法。

5. **定期随诊** 注意全身情况，如有并发症尽早治疗，防止意外。

（李燕萍）

第四节　帕金森病的康复护理

学习目标

1. 掌握帕金森病的概念、康复护理及康复教育。
2. 熟悉帕金森病的主要功能障碍和康复评定。
3. 了解帕金森病的病因。
4. 能正确制订帕金森病的康复护理计划并实施。

案例导入

患者，女，68岁。主诉左侧肢体震颤、僵直2年，右侧肢体震颤、僵直1年。查体：起步困难，迈步后碎步往前冲，走路时双上肢无前后摆动。粗测视觉、嗅觉和听觉正常。吐字尚清，语言连贯。双侧肢体肌力5级，左侧肢体肌张力齿轮样增高，右侧较左侧轻。左侧肢体震颤较右侧明显。双侧上肢指鼻和轮替动作减慢。腹壁反射正常,双侧髌阵挛和踝阵挛阴性,双侧巴宾斯基征阴性。

请思考:

1. 护士如何对患者进行功能评估?

2. 护士针对患者的运动功能障碍如何进行康复护理?

一、概述

(一) 概念

帕金森病(Parkinson disease,PD)又称震颤麻痹,是中老年常见的神经系统退行性疾病,其主要临床特征是震颤、肌强直、运动迟缓和姿势步态异常等,主要病理改变是黑质多巴胺能神经元变性和路易小体形成。

(二) 病因

帕金森病的发病与多因素有关,包括年龄老化、环境因素、遗传因素、氧化应激等。本病主要发生于中老年人,患病率随年龄增加而升高,提示年龄老化可能与发病相关;大量流行病学调查显示,长期接触除草剂、杀虫剂或某些工业化学品亦与发病相关;帕金森病在一些家族中呈聚集现象,提示该病与遗传因素有关;患者黑质中的氧化标志物明显增加,细胞处于氧化应激状态,导致黑质多巴胺神经元大量变性、丢失。

(三) 主要功能障碍

1. 运动功能障碍

(1) 震颤性功能障碍:常为首发症状,多从一侧上肢远端开始,呈现有节律的拇指对掌和其余手指屈曲的不自主震颤,类似"搓丸"样动作。静止时震颤明显,活动时减轻,入睡后消失。随病情进展,震颤可逐步涉及同侧下肢、对侧上下肢、下颌、唇和头部。部分患者尤其是发病年龄在 70 岁以上者可无震颤。病变早期常影响患者的书写、系扣等精细动作,病重者丧失劳动力和生活自理能力。

(2) 肌强直:因肌张力增高,患者被动运动关节时,检查者可感到均匀的阻力,类似弯曲软铅管的感觉,故称为"铅管样强直";对有静止性震颤的患者进行被动运动关节时,检查者可感到在均匀的阻力中出现断续停顿,如同转动齿轮,故称为"齿轮样强直"。因四肢、躯干、颈部肌强直,患者可出现异常姿势,表现为头部前倾,躯干俯屈,上臂内收,肘关节屈曲,腕关节伸直,髋及膝关节稍弯曲。

(3) 运动迟缓:患者随意动作减少、减慢。如行走时起步和终止均有困难,动作变慢;面部表情呆板,双眼凝视,瞬目减少,笑容出现和消失减慢,呈"面具脸";运动迟缓加上肌张力增高,导致书写困难,字越写越小,称为"写字过小征"。

（4）步态异常：行走时身体前倾，上肢协同摆动的联合动作减少或消失，以碎步往前冲，越走越快，不能及时停步，称为"慌张步态"。如行走时全身僵住，不能动弹，足底似乎被冻结在地面上，称为"冻结现象"。

2. 非运动性功能障碍

（1）认知功能障碍：随着疾病的进展，患者逐渐出现认知功能障碍，表现为空间定向能力、语言表达能力、注意力均下降，记忆障碍乃至痴呆等。

（2）吞咽功能障碍：患者喉部肌肉运动功能障碍，导致流涎和吞咽困难，表现为不能很快吞咽，进食速度减慢，食物易在口腔和喉部堆积，可引起噎呛。

（3）膀胱功能障碍：部分患者有类似前列腺增生的表现，表现为尿频、尿急、尿流不畅等症状。部分男性患者有尿失禁。

（4）精神和心理障碍：患者因动作迟缓、流涎、语言障碍等产生自卑心理。

随着病情进行性加重，患者的生活自理能力和劳动能力逐渐下降甚至丧失，从而产生无助、焦虑、抑郁等心理问题。

知识拓展

帕金森病痴呆

帕金森病痴呆（Parkinson disease dementia，PDD）是指帕金森病患者发生的认知功能障碍，多是继发于患者运动功能障碍数年后出现，与帕金森病相比，其特点为空间定向能力障碍重，但记忆力下降轻，其余认知功能障碍表现相似。二者的鉴别主要依靠病史、症状体征、应用左旋多巴或抗胆碱能药物治疗是否有效等方面。

二、康复评定

1. 综合评定

（1）韦氏帕金森病评定法：该表用于帕金森病综合功能障碍评定，采用4分制：0分为正常，1分为轻度，2分为中度，3分为重度。每项累加后的总分结果为：1~9分为早期病损，10~18分为中度病损，19~27分为重度病损（表5-6）。

表5-6　韦氏帕金森病评定法

临床表现	生活能力	记分
1. 手动作	不受影响	0
	精细动作减慢，取物、系扣、书写不灵活	1
	动作中度减慢，单侧或双侧的手部动作中度障碍，书写明显受影响，有写字过小征	2
	动作严重减慢，不能书写，取物、系扣显著困难	3

临床表现	生活能力	记分
2. 强直	未出现	0
	颈肩部有强直,激发症阳性,单侧或双侧下肢有静止性强直	1
	颈肩部中度强直,不服药时有静止性强直	2
	颈肩部严重强直,服药后仍有静止性强直	3
3. 姿势	正常,头部前屈<10 cm	0
	脊柱开始出现强直,头前屈达 12 cm	1
	臀部开始屈曲,头前屈达 15 cm,双侧手上抬,但低于腰部	2
	头前屈>15 cm,单、双侧手上抬高于腰部,手显著屈曲、指关节屈曲、膝关节屈曲	3
4. 上肢协调	双侧摆动自如	0
	一侧摆动幅度减少	1
	一侧不能摆动	2
	双侧不能摆动	3
5. 步态	跨步正常	0
	步幅 44~75 cm,转弯慢,分几步才能完成,一侧足跟开始重踏	1
	步幅 44~75 cm,两侧足跟开始重踏	2
	步幅<7.5 cm,出现顿挫步,靠足尖走路,转弯很慢	3
6. 震颤	未见	0
	震颤幅度<2.5 cm,见于静止时的头部、肢体	1
	震颤幅度<10 cm,明显不固定,手仍能保持一定控制能力	2
	震颤幅度>10 cm,经常存在,醒时即有,不能自己进食和书写	3
7. 面容	表情丰富,无瞪眼	0
	表情有些刻板,口常闭	1
	表情中度刻板,情绪动作时现,激动阈值显著增高,流涎,口唇有时分开,张开>0.6 cm	2
	面具脸,口唇张开>0.6 cm,有严重流涎	3
8. 言语	清晰、易懂、响亮	0
	轻度嘶哑、音调平、音量可、能听懂	1
	中度嘶哑、单调、音量小、乏力、口吃不易听懂	2
	重度嘶哑、音量小、口吃严重、很难听懂	3
9. 生活自理能力	能完全自理	0
	能独立自理,但穿衣速度明显减慢	1
	能部分自理,需部分帮助	2
	完全依赖照顾,不能自己穿衣进食、洗刷,不能起立行走,只能卧床或坐轮椅	3

（2）Yahr分期评定法：是目前国际上通用的帕金森病病情程度分级评定法（表5-7）。Yahr Ⅰ、Ⅱ级为日常生活能力一期，患者日常生活不需帮助；Yahr Ⅲ、Ⅳ级为日常生活能力二期，患者日常生活需部分帮助；Yahr Ⅴ级为日常生活能力三期，患者日常生活需要完全帮助。

表 5-7　Yahr 分期评定法

分期	日常生活能力	分级	临床表现
一期	日常生活不需帮助	Ⅰ级	仅一侧障碍，障碍不明显
		Ⅱ级	两侧肢体或躯干障碍，无平衡障碍
二期	日常生活需部分帮助	Ⅲ级	出现姿势反射障碍的早期症状，身体功能稍受限，仍能从事某些工作，日常生活有轻中度障碍
		Ⅳ级	功能障碍严重，勉强行走、站立，日常生活有重度障碍
三期	日常生活需完全帮助	Ⅴ级	功能障碍严重，不能穿衣、进食、站立、行走，无人帮助则卧床或在轮椅上生活

2. 运动功能评定　包括肌力评定、肌张力评定、关节活动度评定、平衡功能评定、步态分析，具体方法详见相关章节。

3. 认知功能评定　应用韦氏记忆量表评定患者的认知功能，具体方法详见相关章节。

4. 吞咽功能评定　吞咽功能的主要评定方法有反复唾液吞咽测试和饮水试验，具体方法详见相关章节。

5. 膀胱功能评定　评估患者有无尿潴留、尿失禁和尿路感染的症状和体征。

6. 精神和心理障碍评定　帕金森病患者最常见的心理问题主要有焦虑与抑郁。

（1）常用的焦虑评定量表：汉密尔顿焦虑量表和焦虑自评量表等。

（2）常用的抑郁评定量表：汉密尔顿抑郁量表和抑郁自评量表等。

7. 日常生活活动能力评定　日常生活活动能力评定方法主要有 Barthel 指数等，具体方法详见相关章节。

8. 生存质量评定　常用量表有帕金森病生存质量问卷（PDQ39），应用广泛。

三、康复护理

1. 运动功能障碍的康复护理

（1）面部表情肌运动：通过皱眉、纵鼻、口左右歪、张口、伸舌、舌左右偏、上下吹气、鼓左右腮，以及分别闭左右眼等动作锻炼面部表情肌，以改善"面具脸"。

（2）头颈部运动：为改善颈部强直和前倾的异常姿势，头颈部运动主要有：① 上下运动,头向后仰,双眼注视屋顶约 5 s;头向下,下颌尽量触及前胸,保持约 5 s。② 左右转动,头部水平左右转动,尽量达到 90°,每个动作每次分别保持约 5 s。③ 左右倾斜运动,面部向左右肩膀倾斜,尽量用耳触碰肩膀,每个动作每次分别保持约 5 s。所有的动作均应轻柔,运动量循序渐进,依据病情每天适量做多次。

（3）肩部运动:肩颈和上背部的运动主要有:① 耸肩活动,双肩上提,使肩部尽量靠近双耳。② 双肩后展,双肘关节弯曲向后,使双侧肩胛骨尽量靠近,同时打开胸腔。

（4）上肢运动:上肢运动主要有:① 手臂伸拉,双手臂做水平前伸、上举动作,每个动作尽量做到最大范围;② 腕关节转动,手腕逆时针、顺时针做画圈运动;③ 手部运动,包括攥拳-伸展运动、拇指与其余四指对指运动,动作速度由慢逐渐加快。

（5）下肢运动:下肢运动重点是进行步行训练:① 加大步幅,在地板上加设足印标记,按标记行走以控制步幅;也可以设置 5 ~ 7.5 cm 高的障碍物,让患者行走时跨过,以避免小碎步。② 增加双上肢摆动,行走时让患者两手执木棍或手杖的一端,康复护理人员手执另一端,这样在患者行走时可以指引其双上肢的摆动。③ 控制步频,可以用口令、音乐旋律或节拍来控制步频。④ 缓解"冻结现象",在行走中患者有冻结现象时,可让其在原地踏步几次以缓解;或在患者前面放置让其可跨过去的物品也可消除冻结现象。

2. 认知功能障碍的康复护理 认知功能训练的详细内容请参考颅脑损伤认知康复相关内容。

3. 吞咽困难的康复护理

（1）指导患者进行鼓腮、噘嘴、伸舌、呲牙等面肌功能训练,以改善面部表情和吞咽困难。

（2）给患者提供整洁安静的进餐环境,并给予患者充足的进餐时间,不催促、不打扰患者进餐。

（3）患者进餐时取坐位或半卧位。

（4）对于咀嚼和吞咽功能障碍者应选用稀粥、蒸蛋等易于吞咽、黏稠不易反流的食物,并指导患者少量分次吞咽。

（5）对于进食困难、饮水呛咳的患者要及时给予鼻饲,防止经口进食引起误吸甚至窒息。

4. 膀胱功能障碍的康复护理 对于尿潴留患者可通过听流水声、腹部按摩、热敷等刺激排尿;仍无法排尿时给予导尿。尿失禁患者注意保持皮肤清洁,必要时留置导尿管,可进行正常排尿功能重建的训练。

5. 精神和心理障碍的康复护理 护士应注意观察患者的心理反应,鼓励患者抒发负性情绪,尽量增加和培养其多种兴趣和爱好,多与他人交往;指导家属关心体贴患者,为患者创造良好的家庭氛围,以舒缓他们的负性情绪。

第四节 帕金森病的康复护理

四、康复教育

帕金森病为慢性进行性加重的疾病,患者后期常因压疮、感染、外伤等多种并发症而死亡,应指导患者及家属掌握该病相关知识和自我护理方法,以提高患者的生活质量。

1. 用药指导 告知患者及家属本病需要长期服药治疗,让其了解常用药物的种类、用法、不良反应的观察与处理。

2. 康复训练指导 鼓励患者培养多种兴趣爱好,坚持适宜的运动锻炼,做力所能及的日常活动,如进食、洗漱、穿脱衣物等尽量自理,以延缓功能障碍的进展,提高生活质量。协助卧床患者被动活动各关节和按摩肢体,预防肌肉萎缩和关节僵硬。

3. 皮肤护理指导 患者因震颤、不自主运动以及多汗,易致皮肤破损和继发感染,因此衣物应勤洗勤换,保持清洁卫生;中晚期患者因运动障碍,卧床时间增多,注意预防压疮的出现。

4. 安全护理指导 避免患者上高处和操作高速运转的机器,不单独使用液化气、暖水瓶及锐利器械,防止意外发生;避免让患者进食带骨刺的食物和使用易碎的餐具;外出时需专人陪护,尤其是认知功能障碍者,其衣服口袋内要放置写有家人联系方式的卡片,以防其走失。

5. 照顾者指导 本病目前无法治愈,病程长达数年或数十年,家庭照料负担和经济负担较重,照顾者易身心疲惫。医护人员在关心患者的同时,也应关心患者家属,倾听他们的感受,尽力帮其解决照顾困难,以便给患者更好的家庭支持。

第五节　阿尔茨海默病的康复护理

学习目标

1. 掌握阿尔茨海默病的概念、康复护理及康复教育。
2. 熟悉阿尔茨海默病的主要功能障碍和康复评定。
3. 了解阿尔茨海默病的病因。
4. 能正确制订阿尔茨海默病的康复护理计划并实施。

案例导入

患者,男,70岁。近1年出现记忆力衰退、生活自理能力下降。近2个月记忆衰退明显,表现为经常丢三落四、东西错放、忘带钥匙将自己锁在家门外。近 1 个月因"想不起回家的路"走失过两次。儿女遂带其来院就诊。

请思考:

1. 患者的主要功能障碍有哪些?

2. 如何对患者进行康复护理?

一、概述

(一)概念

阿尔茨海默病(Alzheimer disease,AD)是一种病因不明的慢性进行性神经系统退行性病变。起病隐匿,以记忆障碍和认知功能障碍为特征,常伴有日常生活活动能力受损和精神行为改变,导致患者的日常生活、社会交往、工作能力明显减退甚至完全丧失。目前该病已成为继心脏病、肿瘤、脑卒中后第四位导致成人死亡的疾病,是导致老年人残障的主要原因之一,给家庭及社会带来沉重负担。

(二)病因

导致该病发生的可能危险因素有以下四点。

1. **遗传因素** 阿尔茨海默病的发病具有家庭聚集倾向,约 40% 的患者有阳性家族史,提示该病与遗传因素有关。

2. **免疫系统功能障碍** 老年人脑内 β-淀粉样蛋白沉积形成斑块,可引起神经变性,导致认知功能受损。

3. **神经递质学说** 阿尔茨海默病患者的神经递质乙酰胆碱合成减少,从而影响记忆和认知功能。

4. **不良的生活方式** 多项研究显示,肥胖、吸烟、酗酒、饮食中铝摄入过多等不良的生活方式与阿尔茨海默病的发病相关。

(三)主要功能障碍

1. **认知功能损害**

(1)记忆障碍:是阿尔茨海默病的首发症状,先是近记忆减退,随病情进展,远记忆也受到损害。患病早期患者对刚刚发生的事情往往记不清,但对人生中很久以前发生的重要事情记忆清楚;患病中期远记忆开始慢慢受损;患病晚期近记忆和远记忆都严重受损,患者甚至连最亲近的家人都不认识。

(2)语言障碍:主要表现是语言内容空洞、重复和累赘。患者常有命名性失语,不能理解所听到的话,不能准确和别人交谈;患病晚期患者语言表达能力严重受损。

（3）定向能力障碍：当患者出现人物、时间、地点的记忆功能障碍时，常会有定向能力障碍。

（4）失认症：包括视觉失认、听觉失认、体感觉失认等。视觉失认表现为对空间环境、物体、人物形象等的失认，因此患者生活中容易迷路，不能识别物品，严重时不能辨别亲友或自己的形象；听觉失认表现为对听到的话语不能理解；体感失认主要指触觉失认，表现为患者不能辨别手中的物品，进而影响到患者的日常生活活动能力。

（5）失用症：患者可表现为观念性失用、肢体运动性失用、结构性失用和穿衣失用等。随病情进展，患者的日常生活活动能力逐渐下降，生活需要他人照顾。

2. 异常行为和精神症状　阿尔茨海默病的异常行为可表现为患者有攻击性、破坏性或幼稚性行为，如抢食（将别人的物品据为己有），当众大小便等，此外患者常有睡眠昼夜颠倒的特点。精神症状包括：激惹、幻觉、妄想、焦虑和淡漠等。

3. 日常生活活动能力减退　早期阿尔茨海默病患者日常生活活动能力一般不受影响，但随着认知功能的下降，患者的日常生活活动能力下降明显，从不完全到完全依赖他人的照料，严重影响患者及家属的生活质量。

知识拓展

血管性痴呆与阿尔茨海默病的量表鉴别

血管性痴呆（vascular dementia，VD）是由脑血管疾病导致的脑功能障碍从而引发的痴呆。该病与阿尔茨海默病的鉴别可采用 Hachinski 缺血量表（表 5-8）。

表 5-8　Hachinski 缺血量表

临床表现	分数	临床表现	分数
1. 突然起病	2	8. 情感脆弱	1
2. 病情逐渐恶化	1	9. 高血压病史	1
3. 病程有波动	2	10. 脑卒中发作史	2
4. 夜间意识模糊明显	1	11. 有动脉硬化	1
5. 人格相对保存完整	1	12. 神经系统局灶症状	2
6. 情绪低落	1	13. 神经系统局灶体征	2
7. 躯体性不适的主诉	1		

评定结果：满分为 18 分，≤4 分为 AD，≥7 分为 VD。

二、康复评定

1. 总体认知功能评定

（1）简易精神状态检查（mini-mental state examination，MMSE）：该量表国内外广

泛应用,是痴呆筛查的首选量表,主要评估患者以下几方面的能力:时间定向能力,空间定向能力,记忆能力,注意力及计算能力,语言表达能力,结构模仿能力。共 30 道题目,分数范围为 0~30 分。分数越低,表明认知功能损害越严重。痴呆与否与受教育程度有关,判定痴呆结果为:文盲≤17 分,小学≤20 分,中学≤22 分,大学≤23 分。

（2）长谷川痴呆量表（Hasegawa dementia scale,HDS）:该量表（表 5-9）和 MMSE 量表已成为全球应用广泛的阿尔茨海默病筛查工具。应用该表时,痴呆的判定亦与受教育程度有关,判定痴呆结果为:文盲<16 分,小学<20 分,中学或以上<24 分。

表 5-9　长谷川痴呆量表

项目内容	评分				
1. 今天是几月？几日？星期几？	0	3			
2. 这是什么地方？	0	2.5			
3. 您多大年龄？	2	2.5			
4. 最近发生的事情（如早或午饭吃的什么）？	0	2.5			
5. 你是什么地方出生的？	0	2			
6. 中华人民共和国什么时候成立的？	0	3.5			
7. 一年有多少天？	0	2.5			
8. 中华人民共和国总理是谁？	0	3			
9. 100-7=？ 93-7=？	0	2	4		
10. 倒说数字 6-8-2,3-5-2-9	0	2	4		
11. 选取五个物品（硬币、钥匙、手机、手表、笔、矿泉水、扑克牌、手电筒）,让其一一看过后收起,让其回忆说出刚看过的物品	0	0.5	1.5	2.5	3.5

（3）画钟试验:该测验操作简便,应用广泛。评分标准为 4 分法,即总分为 4 分:完成一个闭合的圆圈得 1 分,时间位置正确得 1 分,12 个数字完全正确得 1 分,指针位置正确得 1 分。正常值>2 分。

2. 日常生活活动能力评定　最常用的日常生活活动能力评估量表为 Barthel 指数量表,具体方法详见相关章节。

三、康复护理

1. 记忆训练　主要包括即刻记忆训练、短时记忆训练和长时记忆训练。

（1）近记忆训练:训练环境应安静,避免分散患者的注意力。康复护理人员读出一些词语,让患者复述,词语数量由少到多,训练时间不宜过长,以免患者出现情绪烦躁,不配合训练。

（2）远记忆训练:通过看照片等方式鼓励患者回忆并讲述过往的生活经历,以减缓远记忆的下降速度。

2. 定向能力训练　康复护理人员可结合患者日常生活对其进行人物、时间、空间的定向能力训练。如帮助患者认识目前生活中的人物（如家人、医护人员等）；让患者讲述日期、上下午、气候等，使其逐渐形成时间概念；在病房或卧室设置醒目的标志，训练患者认识病房、卧室和卫生间等，以提高其空间定向能力。

3. 失用症训练

（1）对于患者观念性失用的训练：依据病情可选择日常生活动作进行训练，如刷牙，按照挤牙膏→抹牙膏→刷牙→漱口的分解动作进行训练。如患者不能完成下一个动作，康复护理人员要给予提醒或帮助；经提醒或帮助后，如患者仍不能完成一整套动作，训练者要对其进行独立动作的训练，以便集中改善某单项技能。

（2）对于患者肢体运动性失用的训练：可以让患者进行书写或编织活动等，以训练其手的精细动作。

（3）对于患者结构性失用的训练：可以让患者重新布置居家物品位置，把自己的常用物品进行有序排列和放置等。

（4）对于患者穿衣失用的训练：可以让患者多进行穿脱衣训练，包括开衫和套头上衣的穿脱训练，裤子的穿脱训练等。

4. 思维和语言表达能力训练　根据患者病情，选择难易适当的智力拼图等游戏进行训练以提高患者的逻辑思维能力；让患者进行图片归纳和物品分类以训练患者的分析和综合能力；让患者听或阅读故事并讲述或回答相关问题以训练患者的理解和语言表达能力。

四、康复教育

目前阿尔茨海默病无特效治疗药物，康复护理的重点是最大限度地保持其记忆力和沟通能力，提高其日常生活自理能力和生活质量，以及提高家庭应对照顾能力。

1. 日常生活护理

（1）患者的居住环境应简洁安全，避免患者因环境杂乱而跌倒或用尖锐器物伤人等意外事故的发生。

（2）帮助患者养成规律的生活习惯，如定时进食，定时排便，定时上床睡觉等。白天尽量安排患者进行一些兴趣活动以减少日间睡眠，避免其昼夜颠倒的睡眠特点。

（3）饮食营养均衡，应遵循高蛋白、高维生素、低脂、低盐、低糖的饮食原则，常吃富含胆碱的食物如豆类、蛋类、鱼类、核桃等。加强患者进餐时的陪护，以防其发生噎呛。

（4）选择宽松舒适、易于穿脱的衣物。

2. 运动训练　指导患者进行适当的运动，如散步、打太极拳等，运动量和运动强度应坚持循序渐进的原则。进行户外运动时应有专人陪护，以防患者走失。

3. 智力训练 鼓励患者勤用脑,进行适当的益智活动,如下棋、玩扑克牌、做数学小游戏等,活化大脑细胞,减缓大脑功能衰退的速度。

4. 心理护理 指导家属与患者建立良好的亲情关系,家属应多关心、陪伴患者,使患者感受到家庭的温馨,维护患者的自尊,不嫌弃患者,保证患者的安全和舒适。帮助患者培养兴趣爱好如练字、画画、种植花草和器乐等,保持乐观的心态,多创造与人沟通交流的机会,增强患者的交往能力。

5. 家庭支持 教会家庭照料者常用护理技巧:回答患者问题时,语言要清晰明确;患者生气时不要与其争执;患者吵闹时应冷静阻止;不要经常变换对待患者的方式和患者的居住环境;给患者佩戴写有家庭地址、家人姓名和电话的腕带或卡片,以防其走失。

(刘　璐)

第六节　儿童脑瘫的康复护理

学习目标

1. 掌握儿童脑瘫的康复护理方案及实施、康复教育。
2. 熟悉脑性瘫痪的基本概念、致病因素、危险因素及分型。
3. 了解脑性瘫痪的预防措施。
4. 能正确制订儿童脑瘫的康复护理具体方法并实施。

思维导图

案例导入

患儿,男,1岁9个月。以"至今1岁9个月独站不能"为代主诉。足月,难产,出生体重3.8 kg,曾有过窒息,胎盘、脐带、羊水无异常。5月时因竖头不稳曾多次就诊于当地医院,均诊断为"运动发育落后",予以静脉滴注"脑活素"营养神经药物。现患儿1岁9个月仍不能独站,扶站时双足外翻。查体:精神可,反应迟钝,可主动抓物但无拇示指对捏动作,可听懂简单指令,模仿能力差,可发"爸妈"等简单音,不能连说三字以上。仰卧拉起头稍后背,俯卧位抬头90°,手支撑不能,拱背坐,坐位左右平衡缺失,可匍匐爬行,四肢爬行位不能维持。独站不能,扶站双足外翻,尖足,骨盆前倾。辅助检查:头颅CT示未见明显异常。

请思考:

1. 该患儿主要功能障碍有哪些? 如何评定?
2. 如何制订康复护理计划并实施?

一、概述

脑性瘫痪(cerebral palsy,CP,以下简称脑瘫)是指自受孕开始至婴儿期非进行性脑损伤和发育缺陷所导致的综合征,主要表现为运动障碍及姿势异常,可伴有不同程度的感觉、认知交流、感知、行为等方面障碍,以及癫痫和继发性骨骼肌发育问题。脑瘫最重要的致病因素是脑缺氧或脑部血液灌注量不足。在我国,引起脑瘫的主要危险因素有:胎儿发育迟缓、早产儿、低出生体重儿、胎儿宫内窘迫、出生窒息和高胆红素血症。脑瘫按临床表现分为六型:痉挛型、不随意运动型、强直型、共济失调型、肌张力低下型、混合型。按瘫痪部位分为:单瘫、双瘫、三肢瘫、偏瘫及四肢瘫。根据病情严重程度分为:轻、中、重度。脑瘫患者康复的基本目标就是应用一切康复技术,进行全面、多样的康复治疗和护理,帮助他们获得最大的运动、智力、语言和社会适应能力,改善生存质量,以适应家庭和社会生活。

> **知识拓展**
>
> ### 甲基汞与脑瘫的发生
>
> 近来人们非常关注甲基汞致神经损伤作用而引起脑瘫。甲基汞是一种神经毒素,高剂量可导致智力障碍。甲基汞通过食物链进行生物富集,虽然长期低剂量接触含甲基汞的食用鱼和海产品导致神经发育损伤的证据尚不充分,但日本和伊朗对于水俣病的研究发现,高剂量接触甲基汞能迅速致胎儿损伤。因此,应当重视以鱼和海产品为主要食物来源的人群甲基汞中毒的可能。

二、康复评定

(一)康复评定的目的

脑瘫儿童的功能障碍表现复杂,除严重的运动和姿势障碍外,还有智力、语言、社会适应力等多方面的功能障碍。因此,对脑瘫儿童的功能评定,必须采用全面的、综合性的康复功能评定。此外,脑瘫儿童处于一个发育的过程中,其功能障碍的程度和状况受环境、发育情况的影响较大,故脑瘫儿童的功能评定是一个动态的评定。

(二)康复评定内容

1. 一般状况 评估患儿营养状态、头围、身长、体重以及心肺腹部的检查等。

2. 主要功能障碍及评定

(1)小儿发育水平评定:正常小儿发育水平有一定的时间和顺序:如2~3个月时卧位能抬头,4~5个月能主动伸手触物,两手各握一玩具,6~7个月能单手或两手支撑坐起,8~10个月能爬,1岁能独自站立,1~1.5岁半能独走,2岁会跑,3岁会骑三轮车,4岁能爬梯子。而脑瘫患儿在以上年龄阶段,一般达不到正常小儿发育水平或表现为主动活动减少。

（2）肌力评定:是脑瘫患儿运动功能评定的重要组成部分,对不同年龄段的患儿,肌力评定的要求不同。发育前期,患儿主动运动较少,对其进行肌力评定,治疗意义不大;当患儿会坐、爬、站或行走时,对其进行肌力评定具有重要的实用价值。临床上多采用徒手肌力检查,其结果分为0、1、2、3、4、5共六级,对于判定功能障碍的程度、制订康复治疗计划、辅助器具的选择都十分重要。

（3）肌张力评定:目前多采用改良Ashworth评定量表。

（4）关节活动度评定:脑瘫患儿应在被动活动下进行对关节活动度的测定。当关节活动受限时,还应测定主动关节活动度,并与前者相比较。

（5）运动发育评定:运动发育是随着神经系统发育而发育的,小儿运动发育能准确地反映神经系统的发育情况,是客观评价中枢神经系统发育的依据,包括如下:

1）头部控制能力:主要测试患儿头部空间位置抬起、保持直立、稳定性的能力。

2）翻身能力:主要测试患儿独自完成翻身动作和获得体位变化的能力。

3）坐位保持能力:主要测试患儿保持坐位能力及坐姿情况。

4）坐位平衡能力:主要测试患儿保持坐位后,在受到一定外力作用时的坐位保持情况。

5）爬行能力:主要测试患儿独自获得爬行能力及姿势的情况。

6）站立:主要观察患儿对抗重力和躯体的伸展能力。

7）行走:通过和正常小儿的行走发育规律对比,了解患儿的发育水平。

8）手功能:通过对小儿双手的粗大抓握、精细动作、转移物品、双手协调及手眼协调等能力的评定,了解患儿手的屈伸、捏取及手眼的配合情况。

（6）小儿反射的发育水平评定:小儿反射的发育水平,反映了中枢神经系统发育的成熟程度,是脑损伤判断的一个客观依据。正常小儿原始反射、姿势反射和自动反应见表5-10。

表5-10　正常小儿原始反射、姿势性反射和自动反应

分类	反射名称	时间
原始反射	拥抱反射	出生~6个月
姿势反射	躯干侧弯反射	出生~2个月
	交叉伸展反射	出生~2个月
	抓握反射	出生~6个月
	紧张性迷路反射	出生~6个月
	非对称性紧张性颈反射	出生后2~4个月
	对称性紧张性颈反射	出生后4~10个月

分类	反射名称	时间
自动反应	放置反应	出生~2个月
	平衡反应	
	倾斜反应	出生后6个月~终身
	坐位平衡反应	出生后6个月~终身
	立位平衡反应	出生后12个月~终身
	Landau反射	出生后6~30个月
	降落伞反应	出生后6个月~终身
	自动步行反应	出生~3个月

（7）感知视觉功能评定：由于患儿年龄小，常伴有智力障碍，且检查困难，准确度差，所以一般只做智力评定，不做详细的感知觉评定。正常新生儿有视觉感应功能，存在对光反射，但敏锐度差。其视觉只有在15~20 cm处最清晰。大约6岁时视深度充分发育，视力达到1.0。脑瘫患儿常见的视觉障碍有斜视、眼睑下垂、眼肌麻痹等。听觉由于出生时中耳鼓室未充盈空气且有部分羊水潴留，妨碍声音传导，故不太灵敏。生后3~7天有明显改善，约4岁时基本完善。

三、 康复护理

（一）运动功能障碍的康复护理

1. 仰卧位的姿势控制训练

（1）头部控制训练

1）仰卧位头部的旋转：患儿取仰卧位，用颜色鲜艳且能发出声音的玩具在距患儿眼30 cm处的水平位置做缓慢的左右及上下移动，训练患儿眼球的追视能力。

2）肘支撑头部上抬：训练时应在患儿后侧，使患儿髋、膝关节取伸展位，然后双膝分别跪在患儿两侧，利用自身重力，阻止患儿臀部上抬，并用两手扶助患儿肩、肘关节，完成肘或手的支撑动作。另外，为成功诱导患儿的头部上抬及旋转，可在距患儿头部30 cm处放置患儿感兴趣的玩具和食物。

3）仰卧位头部上抬：用双下肢夹住患儿的骨盆及双下肢，双手握住患儿双肩，诱导患儿头部上抬。

（2）身体的旋转动作训练：目的是提高患儿翻身坐起的能力。患儿处于仰卧位，双下肢屈曲，治疗者用自己双下肢夹住患儿的双下肢以固定，并用自己的双上肢交叉握住患儿的双手。如让患儿向右侧旋转，则使患儿的右侧上肢轻度内旋并保持住，用左手抓握住患儿的左手或左臂向右侧诱导，同时，头部也向右侧旋转。训练之初，治疗者应适当地给予辅助和诱导，随后尽可能让患儿自己完成此动作。

（3）骨盆的控制训练：是决定今后爬行、坐位、立位与行走能力的基础。有骨盆上抬训练，即患儿双下肢屈曲立位，上抬骨盆。治疗者根据患儿的情况，对患儿进行辅助或施加阻力，或进行单侧骨盆上抬训练。

（4）髋关节内收、外展的控制训练：有的患儿由于肌张力较高造成肌肉挛缩，双下肢会出现内收、内旋的"剪刀"样姿势。对于此类脑瘫患儿要尽早进行被动关节活动，以维持其正常的关节活动度，对髋关节的内收、内旋肌进行牵拉以扩大受限的关节活动度。有的患儿由于肌张力低，出现外展、外旋的姿势，膝关节几乎不能保持屈曲立位，此时的姿势称为"青蛙"样姿势。对于此类患儿主要的训练方法是引导训练髋关节的内收、内旋动作。

2. 俯卧位的姿势控制训练

（1）头部控制训练：俯卧位头部上抬的训练，主要目的是提高脑瘫患儿头部的控制能力和头、颈部的抗重力伸展能力。通过对伸肌进行刺激训练可以提高其在各种姿势中的作用，进而相对性降低屈肌的紧张度。但是对于异常伸肌紧张性姿势的脑瘫患儿要避免采用这一训练方法。

（2）楔板上的支撑训练：指导患儿运用楔板进行肘部支撑、双手支撑、手膝跪立位控制等训练，为爬行动作做准备。

（3）爬行动作的训练：首先是进行一侧上肢上抬，其余三个肢体支持体重训练，继而双上肢交替进行，如此反复使身体重心随双上肢的交替动做左右转移；接着进行一侧下肢向后方抬起，其余三个肢体支持体重，双下肢交替进行，使身体重心随两下肢的交替动做左右转移。正常的爬行动作是在对角线上的上下肢同时向前迈出，但在爬行动作训练的初期，首先进行单侧肢体按一定顺序地向前迈出训练，即：右手—左膝—左手—右膝。利用这四个动作的前后顺序与不断循环，使身体向前爬行，逐渐过渡到正常的爬行动作与爬行速度。

（4）髋关节后伸训练及膝关节屈曲控制训练

1）髋关节后伸训练：让患儿在俯卧位将下肢伸直、上抬，训练时注意不要让患儿的臀部向上翘起。

2）膝关节屈曲控制训练：让患儿在俯卧位上抬小腿到最大范围，并且让患儿将小腿抬高到与地面成90°时保持这一姿势。反复进行小腿上抬训练，是一个抗重力屈伸活动的过程，注意活动的速度尽可能地缓慢和均匀。

3. 翻身训练
仰卧位是引起伸肌痉挛最强的体位，仰卧位可加重下肢伸肌痉挛，因此不能使患儿经常仰卧，应协助其尽早学会翻身。用双手分别握住患儿的踝关节，首先使欲翻向侧的下肢伸展，另一侧下肢屈曲内收、内旋转到对侧，带动上身翻转至对侧，反复练习。

4. 坐位训练

（1）肌张力低下型：治疗者用一只手扶着患儿胸部，另一只手扶其腰部，帮助患儿坐稳。亦可将患儿置于自己的大腿上进行上述操作，这一体位有利于患儿将双下肢分开,手放在中线位活动。

(2)痉挛型:为了缓解痉挛,使患儿背部充分伸展,治疗者从患儿身后将自己的双手从患儿腋下穿过,用双臂夹住患儿双肩(防止肩胛骨内收),同时用双手将患儿大腿外展、外旋分开,再用双手分别按压患儿的双膝,使下肢伸直。

(3)不随意运动型:不随意运动型患儿在无支撑坐位时,上肢及下肢会有不自主的运动,身体可能向后倾倒,无法用双手支撑自己或向前伸手抓握东西。具体治疗方法是将患儿双下肢并拢后屈曲,然后用双手握住患儿的双肩,做肩关节内收、内旋动作,这样可使患儿双手支撑在身体两侧保持坐位。

5. 站立训练

(1)从跪位到站立:四点跪训练—双膝跪训练—蹲起训练。

(2)辅助站立训练:从坐位站起—从跪位站起—从椅子上站起—单腿站立。

(3)蹲起站立的训练:让患儿坐在木凳上,治疗师在患儿前面用两手扶持患儿两膝并向后按压,同时令患儿站起,开始时可扶持治疗师,慢慢使患儿独立站起,坐下再站起,反复训练,要注意足跟着地,防止动摇,矫正足内翻及尖足等。

6. 步行训练 步行要求有一定的动态平衡能力,即重心转移能力,同时要有较好的上、下肢协调能力,而脑瘫患儿常常有这些方面的功能障碍。因此可指导患儿,借助助行器或在双杠内进行平地行走训练、上下楼梯及步态矫正训练。

7. 上肢运动功能训练

(1)上肢关节的牵拉、支撑训练:痉挛型的患儿极易出现关节挛缩、变形等问题,所以需要进行肩、肘、手指各关节的牵拉及支撑训练。

(2)手功能的训练:对患儿的手进行拿放东西、指腹指尖捏物品、投掷与打击动作、双手协调性及各种综合性手部动作的训练。手部训练以功能较好的手为中心进行,不能勉强患儿一定使用右手,以免增加训练难度。

(二)言语功能障碍康复护理

1. 语言理解能力训练 可先嘱患儿按照治疗者所说的话作出相应的反应,通过反复的交谈,使患儿理解发音的意义。

2. 语音训练 一般利用各种感官刺激如视觉刺激、听觉刺激和感觉刺激等来帮助患儿纠正发音。

3. 发音矫正训练 可用下颌控制法来协调唇、口、舌等动作。

4. 语句练习 即练习说词、句子等。

5. 交谈式练习 先用简短的句子,再逐渐增加句中的词语和延长句子。

(三)日常生活活动训练

1. 穿着训练 穿衣时,患儿坐于椅上,右手抓住衣领,纽扣面对自己,先将左手交叉穿进衣袖里,右手抓衣领将衣服转向身后并拉向右侧,右手往后伸进另一衣袖里然后整理衣服,扣好纽扣。

2. **进食训练**　首先应让患儿保持良好的姿势,控制患儿的下颌帮助进食。

3. **梳洗训练**　首先让患儿知道身体各部位的名称、位置及方位;熟悉常用的梳洗用具并知道如何使用;再训练患儿上肢运动和控制能力,尤其是手的精细动作和控制能力。

4. **如厕训练**　一般先训练小便,再训练大便;先训练使用痰盂,后训练坐厕;最后训练穿脱裤、清洁等技巧。

5. **沐浴训练**　根据患儿不同的年龄、功能障碍而选择不同的体位进行沐浴训练,以舒适、稳定、安全的体位为宜。

(四) 用药护理

由于脑瘫患儿病程长,需长时间静脉用药,所以选择与保护好静脉至关重要。穿刺四肢静脉时应从远心端开始,头部静脉应以近头顶端开始,前额正中静脉周围组织疏松易渗透、肿胀,应采用逆行穿刺。拔针时不能用力按压,不能揉压,以免静脉受到破坏。

(五) 心理护理

脑瘫并不等于智力障碍,事实上有些脑瘫患儿的智力是正常的。因此,对脑瘫患儿及其家属的心理护理是非常重要的。面对患儿时应怀着理解和同情之心,用亲切、柔和的语言给患儿以温暖和关怀,减少其胆怯畏惧心理,激发患儿的主动性。对患儿在治疗过程中取得的点滴进步,应及时给予肯定和鼓励,以增强患儿的自信心。对脑瘫患儿家属应积极采取心理干预,教给他们基本的康复知识,指导他们选择适当的方式调节情绪,并在患儿稍有进步时进行表扬,最终实现患儿日常生活自理能力及生活质量的提高。

四、康复教育

脑瘫的康复治疗持续时间长,所需费用高,给家庭、社会带来很大负担。因此,应加强脑瘫相关知识的宣教,以预防为主,但同时也应尽可能地做到早发现、早确诊、早治疗、早康复。

1. **预防措施**

(1) 优生优育,保证胎儿健康发育;积极开展早期产前检查,做好围生期保健,保证孕妇良好营养,预防早产;发现妊娠高血压综合征、毒血症时及时治疗,避免难产;妊娠期间(尤其前三个月)做好风疹预防工作;鼓励母乳喂养,增强婴儿抵抗能力。

(2) 婴儿出生后定期做检查,定期进行预防接种,防止脑膜炎及其他传染病发生;指导家长了解脑瘫的一般知识,包括病因、临床表现等。教会家长识别脑膜炎的早期症状以及发热的正确处理，有病及时到医院诊治。

2. 早发现、早确诊、早治疗　早期发现可疑脑瘫患儿是实施脑瘫康复的关键，主要通过运动、语言和进食三方面来观察。如有异常，应及时就诊、明确诊断、进行针对性治疗。

3. 家庭康复　对于脑瘫患儿，家庭康复非常重要。主要内容包括以下几点。

（1）向患儿家属介绍基本知识：在康复治疗过程中，对脑瘫患儿的家属进行家庭康复训练的教育，提供一些家庭训练的指导方法，使脑瘫患儿在日常生活中得到正确的指导和训练，从而提高患儿的独立能力。

（2）告知家属脑瘫患儿的正确卧睡姿势：侧卧位适合各种脑瘫患者，在患者卧床两边悬挂一些带声响或色彩鲜艳的玩具，吸引患者伸手抓玩，让患者经常受到声音和颜色的刺激，以利康复。

（3）教会家属正确抱脑瘫患儿：每次抱患儿的时间不宜过长，使其头、躯干尽量处于接近正常的位置，双侧手臂不受压；避免患儿面部靠近抱者胸前侧，防止丧失观察周围环境的机会。

（4）树立战胜疾病的信心：家属在患儿的成长过程中要帮助患儿树立自信心，学会生活的基本技能，能更好地照料自己，并学会适应环境，步入社会。

第七节　儿童发育、精神与行为障碍的康复护理

学习目标

1. 掌握儿童注意缺陷多动障碍、儿童自闭症的康复护理方案及实施、康复教育。

2. 熟悉儿童注意缺陷多动障碍及儿童自闭症的基本概念。

3. 了解儿童注意缺陷多动障碍及儿童自闭症的临床表现。

4. 能正确制订儿童注意缺陷多动障碍、儿童自闭症的康复护理具体方法并实施。

思维导图

案例导入

患儿，女，4岁。因言语减少，唤名无反应，兴趣减少半年入院。患儿为第一胎第一产，足月顺产，出生时体重3.2 kg。两岁时会说"爸爸、妈妈、妈妈抱"等，但近半年不爱说话，叫她名字时没有反应，好像没听见；对大人的话似乎不理解，也不能区分亲人和陌生人；兴趣减少，只对事物感兴趣，听到自己喜爱的食物名称时马上作出反应；

不会用言语表达个人的欲望和需求。体格检查和辅助检查无明显异常。

请思考：

1. 该患儿存在哪方面的功能障碍？

2. 如何制订康复护理计划并实施？

一、概述

儿童发育障碍是指在儿童发育时期(18岁以前)，各种原因影响其正常心身成长和发育的过程，都称为发育障碍。注意儿童在发育期间所发生的疾病或外伤，只要不影响正常心身成长和发育，均不属于发育障碍的范畴。儿童发育、精神和行为障碍常见，如儿童注意缺陷多动障碍、儿童自闭症等。儿童发育障碍由于病因不清、病程较长、病情复杂，常伴有精神与行为异常，所以在治疗上，除了传统治疗外，有针对性的康复治疗及护理尤为重要。

二、儿童注意缺陷多动障碍的康复护理

（一）定义及临床表现

儿童注意缺陷多动障碍又称儿童多动障碍，是儿童期较为常见的一种行为障碍，主要表现为与年龄不相称的注意力集中困难、持续时间短暂、活动过度及冲动等症状；同时，还伴有多种心理障碍如品行障碍、对立违抗性障碍、情绪障碍及学习障碍等。患儿智力正常或接近正常，男女性别比例约4∶1。

儿童注意缺陷多动障碍临床表现多种多样，并常因年龄、环境和周围人的态度而不同，核心症状为活动过度、注意力集中困难、情绪不稳和冲动任性。

感觉统合训练

（二）康复护理措施

1. 功能训练指导

（1）感觉统合训练：包括触觉与身体协调训练和前庭感觉训练。触觉与身体协调训练主要有仰卧大笼球、倾斜垫上滚动等。

1）仰卧大笼球：目的是强化固有感觉和本体感觉。护理要点：① 让患儿仰卧于大笼球上，握住患儿的下肢或腰部，做前后、左右、快慢的滚动；② 做此动作前，一定要先做好俯卧大笼球训练，让患儿熟悉大笼球的重力感后再进行此活动，这样比较不会受到排斥；③ 注意提醒患儿留意全身关节和肌肉的感受，协助患儿控制自己的身体平衡，这对患儿运动能力的提高帮助较大。

2）倾斜垫上滚动：目的是增强触觉、前庭感觉及固有感觉的输入，提高平衡能力。护理要点：① 将软垫铺成约20°角倾斜即可，以免危险；② 患儿以直躺横向滚动状态,顺着坡度自己滚下来;③ 提醒患儿注意滚下时手、足、头的配合;④ 注意观察患儿滚下时的姿势和身体各部位协调情况。

(2) 前庭感觉训练:包括平衡台平躺训练、平衡台互相扶持训练、平衡台站立摇动训练、坐在旋转浴盆中训练等。

1) 平衡台平躺训练:目的是强化大脑和脑干的知觉功能。护理要点:① 患儿躺在平衡台上,注意手足能自然伸展;② 左右倾斜摇晃,要维持一定的韵律感,使重力感觉可以唤醒脑干的觉醒;③ 速度加快时,要注意患儿姿势和表情的反应。

2) 平衡台互相扶持训练:目的是强化身体协调、触觉感,前庭系统的功能。护理要点:① 训练者与患儿共同站在平衡台上,两人双手紧握,互相保持平衡;② 由于取站立位,重力感常常不稳定,两人配合的动作对互相合作关系的建立颇有帮助;③ 观察患儿动作时,头、手、足及躯干的适当反应;④ 摇晃时可以先练习由训练者带动患儿,再使两人在统一速度上。

(3) 滑板训练

1) 大滑板的手眼协调训练:护理要点:① 患儿自行俯卧于小滑板上,由大滑板上滑下时,身体可以穿过预先设计好的一个小隧道;② 患儿滑下来的同时,可以伸手去拿放置在旁边的小球,也可以反过来将小球投入固定的木箱或纸箱中;③ 患儿在滑下来时可用手中木棒或纸棒击打置于旁边的标志物或玩具。

2) 滑板过河训练:目的是促进身体双侧协调,提高运动能力。护理要点:① 患儿俯卧在滑板上,靠着预先架设好的绳子,双手交互攀着绳索逐步前进;② 患儿仰卧在滑板上,以手足交互夹住绳索,逐步前进。

2. 行为矫正疗法 主要包括正性强化法、消退法和处罚法等。

(三) 心理康复护理

1. 提供心理咨询 帮助父母认识注意力缺陷运动障碍是一种病,改变将患儿当作"坏孩子,不可救药"的观点,告知父母和老师一味地惩罚不但无效,甚至会起反作用。

2. 重视强化教育 以多理解和鼓励为主,鼓励患儿参加有规则的活动,按时作息,保证充足的睡眠和合理营养。

知识拓展

儿童注意缺陷多动障碍的家庭社区康复指导

1. 早发现,早治疗 大多数儿童注意力缺陷多动障碍患儿症状较轻,经治疗后,随年龄增长,自控力增强,成年后可表现正常。而未经治疗的患儿随年龄增大无目的多动症有所好转,但仍时有注意力不集中、学习低下、冲动等。

2. 正确合理用药 当儿童注意力缺陷多动障碍症状明显时,在进行心理和行为干预治疗的同时,需要给予药物治疗。治疗药物有不同程度的副作用,患儿家属要争取掌握药物的剂量、时间、方法和注意事项。

3. 定期进行家长培训　可经常组织小型家长学习班,家长之间互相交流心得,同时有机会宣泄心中的郁闷,改正不良的教育方法和态度。

三、儿童自闭症的康复护理

(一)定义及临床表现

儿童自闭症又称孤独症,是一种发生在儿童早期的广泛性发育障碍性疾病,通常起病于 3 岁之前。它是由多种因素引起的以社会交往障碍、言语发育障碍、兴趣范围狭窄以及刻板重复的行为方式为基本临床特征的一组复杂的行为综合征。

儿童自闭症的临床表现主要有 Kanner 三联征,即主要表现为语言、非语言交往、想象活动及社会交往有质的障碍,往往伴有刻板动作,以兴趣范围狭窄,强迫保持生活和方式为特征。

(二)康复护理

1. 环境指导　自闭症患儿所在的居室及活动场所应安全、整洁、简单,室内严禁存放危险物品,制止一切影响患儿安全的活动。

情感环境是重要的教育资源,应通过情感环境的创设、利用,有效地促进患儿的发展。患儿周围的人给予患儿一个表扬、一个鼓励对患儿都十分重要,要不放过任何一个微小的动作,努力去挖掘、放大他的优点,只要是行为意义积极的,都要给予口头肯定、鼓励,如"你真行""你真棒",也可给予适当的物质奖励,以此不断强化其积极向上的认同心理。

2. 功能训练指导

(1)回合式试验教学法:由指令、反应和结果三个环节构成。护理人员采用回合式试验教学法时,给孩子简单明确的指令,比如"给我积木"等,对孩子反应的要求十分清晰。每次"试验"患儿必须作出反应,并根据反应的情况给予不同的结果。为了促使孩子坐车正确而及时的反应,可以使用提示(包括手把手练习、语言提示、手势和操作示范等提示)。回合试验强调任何一个行为变化都和它自身结果有关联。

开始对儿童自闭症孩子训练时,往往能够使用的只是初级强化物,包括食物、饮料等。在使用初级强化方式时,也要同时使用次级强化手段等,这样才可以逐渐引导孩子接受次级强化手段,如表扬、赞赏、拥抱等。如果一个孩子学叫了"老师",老师马上高兴地对他(她)笑,并拥抱他(她),孩子可能因此会更多地叫老师。老师对孩子的态度强化了孩子的行为。在使用赞赏时,除了说"很好""真棒"以外,也应该明确地表明所强化、表扬的是什么行为。比如,在孩子进行对名词的理解训练时,指令是"把火车给我",孩子果真把火车拿给你了,结果(强化)可以这样说:"真听话,把火车给了老师"。

(2)图片交换交流系统:自闭症儿童缺乏必要的言语沟通能力,同时也缺乏必要的替代补偿系统(比如眼神、手势、身体、声音等)来辅助他们的人际沟通。图片交换交流系统就是针对儿童自闭症这一缺陷量身定做的干预和教学技术。护理人员对自闭症患儿护理时,要有效利用图片交换交流系统,它可以是一个需要物的简单集合体,或者表达需要和情感体验的一个图片式的句子,也可以是一个带有特定情境的复杂图片集来描述一个相关的事情或事件。图片交换交流系统可以完全不用语言,也可以用言语辅助其中的一部分。图片交换交流系统并不排斥语言的运用,也不会阻碍语言的发展。

（3）结构化教学法:护理人员在利用结构化教学法时,大量利用视觉线索使自闭症儿童了解其一天或一个时段内所要从事的活动内容,并结构化其活动的场所与内容,使得每一个场所都与所从事的某个特定活动内容相关。结构化教学法的区域可以分成若干工作区和休息区(自由活动区)。比如在患儿已完成的活动图片上(或其他同等意义的视觉线索上)打"√"或画"×",或将下一步活动的图片取下,放到相应的工作区。一旦自闭症儿童理解了这些视觉线索的意义,就会显示出明显的独立性和活动中的自主性。

（4）设定康复护理目标:训练内容充分细化护理人员与自闭症患儿交往,先要使患儿对护理人员感兴趣,双方能相互沟通,这一阶段往往是最困难的。训练时不可操之过急,不能期望孩子在很短的时间内就能掌握一种或几种技能。需要把要求他们所学的技能分为若干个细小步骤,逐步地朝着制订的目标靠近,直到患儿学会并固定下来。如对患儿进行排便训练时,要求分步骤实施——先带他去厕所、跨上台阶、脱裤子、站起,最后提起裤子、下台阶、洗手。一个项目要反复多次进行训练,但训练时间不宜过长,一般在 30 min 左右,以免患儿烦躁而放弃学习,护理人员要有耐心,持之以恒,同时,要边教做边鼓励。

（5）做到动作-言语-奖励有机结合:护理工作中要适时采用行为治疗中的"积极强化法",在教患儿某一技能时,要不断讲解每一步骤的意义,完成了便给患儿以言语鼓励、适当的物质奖励或正性强化(强化物是喜欢吃的食物和玩具),以便增加孩子对训练的兴趣和减少不愉快情绪的发生。在教育时对孩子行为要宽容和理解,严禁体罚和责骂;还要积极改变自闭症患儿表现的某一方面的能力,要善于发现、利用和转化。教育和训练强调个体化,训练前后的评估是制订个体化护理方案所必需的,这对治疗结果判断以及进一步治疗的方案制订有重要意义。

（三）心理康复护理

护理人员要有爱心、耐心,正确对待自闭症患儿,有效掌握康复训练方法,与患儿接触中,有的放矢地抓住每个机会,通过与患儿一起游戏,如搭积木、玩玩具等,促进与患儿的感情交流。努力创造一个患儿与其他孩子一起生活游戏的正常环境,经常带患儿外出活动,增加与人群、社会的接触,逐步改变患儿的孤僻性格,提高其社会适应能力。

对于患儿家长,要给予充分的理解和支持,了解他们的想法和要求,耐心解答他们提出的问题,减轻家长的焦虑心理,使他们树立信心,并积极配合和参与对患儿的康复训练,为患儿的康复治疗创造一个良好的氛围。

知识拓展

儿童自闭症的家庭社区康复指导

儿童自闭症的矫治、康复、重归社会是一个艰难复杂的过程,因此对自闭症患儿的教育培训必须持之以恒,循序渐进。

(1)教育训练中要特别注意父母所起的作用:在教育训练中父母不仅作为教师和训练人员出现,而且作为一个"人",通过训练使自闭症患儿对父母、对人感兴趣,并且学会交往技能和技巧,以及不同的交往方式。患儿不宜长期住院,有条件可让其父母与患儿同时住院,目的在于让父母学会训练的方法。以家庭为中心的早期训练教育应是自闭症患儿训练的首推方案。

(2)对家长的教育:家长得知患儿有自闭症后,会出现焦虑、恐慌和内疚等不健康情绪,将会给患儿的治疗带来严重困难,所以要给家长讲述自闭症患儿的主要问题是什么,并说明儿童自闭症的病因至今仍不明确,与家庭环境和养育方式无关,消除内疚情绪,如能早期进行有计划的医疗和矫治教育,并能长期坚持,可取得一定治疗效果,从而使家长由消极被动转为积极主动参与。

(3)合理使用药物治疗:选择药物时必须掌握好剂量,由小剂量开始,缓慢加量,要注意所选药物的适应证、禁忌证和副作用。

(4)正确对待儿童自闭症预后:儿童自闭症预后的好坏与病情、婴幼儿时期语言发育状况、智商高低、病因及训练教育状况等有关。大约 2/3 的儿童自闭症预后较差,相关研究认为,仅 10% 可上班工作,40% 可在指导下工作,50% 需要养护。儿童自闭症由于存在明显的社会适应不良,需要长期照管。因其没有独立社交能力,不能学会任何独立的生存本领,无法独立生活。

(郭洁梅)

第八节 周围神经病损的康复护理

思维导图

学习目标

1. 掌握周围神经病损的概念、康复护理及康复教育。
2. 熟悉周围神经病损的主要功能障碍和康复评定。
3. 了解周围神经病损的病因。
4. 能正确制订周围神经病损的康复护理计划并实施。

患者,女,45 岁,某学校校长,长期在电脑前伏案工作。主诉双手发麻约半年,近 2 周症状加重来诊。半年前,患者双手常于夜间发麻,适当抖动手腕后症状可减轻,未予诊疗。近 2 周上述症状加重,为求诊治而来我院。体检:患者双手拇指、示指和中指出现感觉迟钝,大鱼际肌轻度萎缩,拇指外展无力。腕部有压痛,正中神经 Tinel 征阳性,屈腕试验阳性。

请思考:

1. 该患者的主要功能障碍有哪些?

2. 如何对该患者进行康复护理?

一、概述

(一)概念

周围神经损伤(peripheral nerve injury,PNI)是指周围神经干或其分支因直接或间接作用而发生的损伤。周围神经包括运动神经、感觉神经和自主神经,其损伤后的典型表现有运动障碍、感觉障碍和自主神经功能障碍。

(二)病因

1. 挤压伤　根据挤压因素的不同,分为外源性与内源性两种。前者是被体外挤压因素致伤,如腋杖过高或使用不当,压伤腋神经;下肢石膏固定过紧,压伤腓总神经等。后者是被体内组织所压伤,如上肢骨折的骨痂压迫桡神经以及腕管综合征等。

2. 牵拉、切割伤　因骨折、关节脱位或切割伤导致神经牵拉受损,如肩关节脱位、锁骨骨折均可伤及臂丛神经,腕部切割伤可伤及正中神经。

3. 医疗误伤　注射伤如臀部注射伤及坐骨神经、腓总神经等;手术误伤多见于神经鞘瘤剥离术等。

(三)主要功能障碍

1. 肢体畸形　周围神经完全损伤后,相应肌肉麻痹,于是与其相对的正常肌肉产生可牵拉作用,使肢体呈现特有的畸形。如上臂桡神经损伤后,手呈垂腕和垂指畸形;腕部尺神经损伤后,呈爪形手畸形。

2. 运动功能障碍　神经完全受损时,损伤神经所支配的肌肉呈迟缓性瘫痪,肌力、肌张力和反射均消失,随病程延长肌肉逐渐萎缩。神经不完全受损时,主要表现为所支配的肌肉肌力减退,经手术修复和康复治疗有逐渐恢复的可能。

3. 感觉功能障碍　周围神经损伤后,其分布区的感觉功能可减退、缺失或感觉异常,表现为麻木、刺痛、灼痛或感觉过敏等。

4. 自主神经功能障碍　周围神经损伤后,由交感神经支配的血管舒缩功能、出汗功能以及营养性功能出现障碍。初期因血管扩张、汗腺停止分泌,表现为皮温升高、皮肤潮红和干燥。约 2 周后,血管收缩,皮温降低,皮肤转为苍白。营养性障碍表现为皮肤变薄、光滑发亮,有时会出现水疱或溃疡,指甲粗糙变脆。

5. 反射功能障碍　深反射、浅反射减弱或消失。

二、 康复评定

1. 运动功能评定

(1) 运动功能评定:包括肌力评定、肌张力评定、关节活动度评定、步态分析等,具体方法详见相关章节。

(2) 运动功能恢复评定:英国医学研究院神经外伤学会把神经损伤后的运动功能恢复情况分为六级,该评定方法适用于高位神经损伤(表 5-11)。

表 5-11　周围神经损伤后运动功能恢复等级

恢复等级	评价标准
0 级	肌肉无收缩
1 级	近端肌肉可见收缩
2 级	近、远端肌肉均可见收缩
3 级	所有重要肌肉均能做抗阻力收缩
4 级	能进行所有运动,包括独立的和协同的运动
5 级	完全正常

2. 感觉评定

(1) 感觉功能评定:包括触觉、痛觉、温度觉、位置觉、运动觉、两点辨认觉和图形辨别觉等,具体方法详见相关章节。

(2) 感觉功能恢复评定:英国医学研究院神经外伤学会把神经损伤后的感觉功能恢复情况分为六级(表 5-12)。

表 5-12　周围神经损伤后感觉功能恢复等级

恢复等级	评价标准
0 级	感觉无恢复
1 级	支配区皮肤深感觉恢复
2 级	支配区皮肤浅感觉部分恢复

恢复等级	评价标准
3级	皮肤痛觉和触觉恢复,且感觉过敏消失
4级	感觉达到上述3级水平外,两点辨别觉部分恢复
5级	完全恢复

3. 日常生活活动能力评定　常用巴塞尔指数量表进行日常生活活动能力评定。

4. 电生理学评定　用于评定神经损伤的部位、程度和损伤神经恢复情况,包括肌电图、神经传导速度检查、诱发电位检查等,对于指导康复治疗和护理具有重要意义。

三、 康复护理

(一)早期康复护理措施

1. 保持良肢位　应用矫形设备将受损肢体的关节保持在功能位。如垂腕时将腕关节固定于背伸 20°~30° 的功能位,足下垂时将踝关节固定于背屈 90° 的功能位。

2. 受损肢体的运动　周围神经损伤后应尽早开始运动。损伤较轻者,提倡主动运动,不能主动运动者,则进行被动运动,以防关节挛缩、肌肉萎缩,并有利于改善局部血液循环。

3. 受损肢体肿痛的护理　抬高患肢,弹力绷带包扎,轻柔地向心按摩患肢并进行适当的主被动运动,此外热敷、温水浴、红外线照射等方法也可改善局部血液循环,以减轻肿痛。

4. 受损部位的保护　由于受损部位的感觉减退或缺失,易遭受损伤。因此,应注意加强对受损部位的保护,如戴手套、穿袜子等。若出现外伤,可选择适当的物理因子疗法,如红外线、热蜡等温热疗法,需注意避免感觉障碍部位的烫伤。

(二)恢复期康复护理措施

该病急性期为 5~10 天,当炎症水肿消退后病情进入恢复期。早期的治疗护理措施仍可继续选择使用。恢复期的康复重点是促进神经再生,防止肌肉萎缩,增强肌力,促进运动和感觉功能恢复。

1. 神经肌肉电刺激疗法　对于肌肉仍有恢复神经支配的可能时,该法可延缓病变肌萎缩的进展速度。电流刺激肌肉产生收缩时,患者应同时尽力主动收缩该肌,这样康复效果会更好。

2. 肌力训练　根据患者的肌力受损情况,选择适当的运动训练:受损肌肉肌力在 0~1 级时,宜进行助力运动;受损肌肉肌力在 2~3 级时,可进行助力运动和主动运动,注意避免因运动量过大产生肌肉疲劳;受损肌肉肌力在 3~4 级时,可进行抗阻运动,同时进行速度、灵敏度、平衡性和协调性等的训练。上述所有运动过程均应注意循序渐进的原则。

3. **作业疗法**　根据患者功能障碍的部位与程度,结合日常生活活动,进行相应的作业治疗,促进肢体运动和感觉功能恢复的同时,尽量达到患者生活自理的目的。如上肢周围神经病损者可进行洁面、穿脱衣物、进食等日常生活活动;下肢周围神经病损者可进行蹬自行车、上下楼梯等活动。

4. **感觉功能训练**　周围神经病损后,出现的感觉障碍主要有疼痛、感觉过敏及感觉缺失等。

(1)局部疼痛:其干预措施分为非手术治疗和手术治疗。前者包括药物(镇痛剂)、交感神经节封闭、物理因子疗法(温热疗法、磁疗、电针灸疗法等)。对非手术治疗不能缓解疼痛者,可选择手术治疗。对保守治疗无效和手术治疗失败者,可采用脊髓电刺激疗法。

(2)感觉过敏:这是神经再生的常见现象,常采用脱敏疗法,即在敏感区逐渐增加刺激,包括:① 按摩,在皮肤上涂抹按摩油后做轻柔按摩。如果有肿胀,可由肢体远心端向近心端进行按摩。② 用多种不同材质的物品刺激敏感区,如毛巾、毛刷、豆子、沙子和玻璃珠等。③ 叩击,用叩诊锤、铅笔橡皮头等叩击敏感区。鼓励患者多使用敏感区,以提高对刺激的耐受性。

(3)感觉缺失:在患者闭眼状态下把不同物品放入其手中并让其识别,进行感觉训练,如用毛巾、肥皂、汤匙、钥匙、别针等进行训练。注意遵循由大物品到小物品、由简单物品到复杂物品的训练原则。

5. **心理护理**　周围神经病损患者担心疾病的预后和恢复程度,以及家庭照料负担和经济负担等问题,从而产生焦虑、恐惧等心理问题。护士可指导患者正确认识该病,宣泄负性情绪,制订得当的康复目标,让患者有成就感,从而使其发挥主观能动性,积极进行康复治疗。

四、 常见周围神经病损的康复护理

1. **腕管综合征**　正中神经在腕横韧带下受压,产生腕管综合征。多见于中青年人,临床特点为患者常于夜间感患手疼痛、麻木,叩击腕横韧带区可引起感觉异常;拇指外展无力,大鱼际肌萎缩。康复护理的重点是缓解拇指外展无力、疼痛和感觉缺失。

(1)拇指外展无力:可使用对掌支具,将拇指置于外展位,以保持拇指的功能。

(2)疼痛与感觉缺失:可在疼痛区域使用经皮神经电刺激疗法,以缓解疼痛;若患者患手已产生失神经性营养不良,可进行手部按摩,冷热水交替浴及腕、指关节助力与主动活动训练。

2. **桡神经损伤**　在臂丛的各周围神经中,桡神经最容易受到损伤。受损部位不同,产生不同表现的桡神经麻痹。高位受损时,桡神经完全麻痹,上肢各伸肌均瘫痪;肱三头肌以下部位受损时,尚可伸肘;肱桡肌以下部位受损时,部分旋后能力尚保留;前臂受损时,各伸指肌均瘫痪;腕区受损时,只出现手背区的感觉障碍。

桡神经受损后,因伸腕、伸指肌瘫痪而出现垂腕畸形,指关节屈曲以及拇指不能外展,可使用矫形器保持腕背伸30°、指关节伸展、拇指外展的功能位,并进行受累关节的被动运动,以避免关节僵直。

3. 尺神经损伤 可出现"爪形手"畸形。康复护理时可使用关节折曲板,使掌指关节屈曲至45°,也可以使用弹簧手夹板,使屈曲的手指处于伸展状态。

4. 坐骨神经损伤 受损平面越高,下肢运动障碍和感觉障碍的范围越大。康复护理时,可使用足托或矫形鞋,以缓解膝、踝关节挛缩,以及足内、外翻畸形。

5. 腓神经损伤 在下肢神经损伤中较多见,其临床表现为足与足趾不能背伸、足下垂,行走时呈"跨越步态",小腿前外侧和足背出现感觉障碍。康复护理时,可用足托或穿矫形鞋使踝关节保持90°位的功能位,以及进行步行训练等。

知识拓展

面 肌 痉 挛

面肌痉挛是指患者一侧面部肌肉间断性不自主地抽动,本病病因未明,以中年女性发病较多。病变初期为一侧眼轮匝肌间歇抽动,后扩散至同侧其他面肌,以口角抽动最为明显,活动时加重,入睡后减轻。

治疗首选肉毒素局部注射,其次为抗癫痫药物治疗,以及手术治疗。

五、康复教育

1. 指导患者 应积极主动参与治疗,发挥主观能动性,有利于功能的尽早康复。

2. 鼓励患者 在日常生活和工作中尽可能多用患肢,将康复训练贯穿于日常生活和工作中,以促进其功能的尽早恢复。

3. 恢复期训练原则

(1)在患者运动功能恢复期,不要使用代偿功能;若其运动功能无法恢复,再应用代偿功能。

(2)受损部位伴有感觉功能障碍时注意防止皮肤受损,不要做过伸性运动。

(3)各项训练均应适度,不要让患者产生过度疲劳感,以免患者对康复训练产生畏惧情绪。

(刘　璐)

第九节　骨折后的康复护理

学习目标

> 1. 掌握骨折及骨折后康复的基本概念、骨折愈合的分期及愈合标准。
> 2. 熟悉骨折后的康复评定内容、愈合期康复护理措施、康复教育。
> 3. 了解骨折后的临床表现。
> 4. 能正确制订骨折后的康复护理计划并实施。

思维导图

案例导入

患者,女,62 岁。骨科行股骨颈骨折内固定术 3 天后转至康复科。

请思考:

1. 护士应配合医生帮助患者进行哪些评定?
2. 患者的康复计划应如何制订?

一、概述

(一) 基本概念

1. **骨折(fracture)**　是指由于各种原因导致骨的完整性和连续性发生断离(中断)。引起骨折的因素有很多,最常见的是外伤,因受伤的方式不同而造成骨折的部位、形式、程度也不同。根据骨折处是否与外界相通可分为闭合性骨折和开放性骨折;根据骨折的程度、形态,可分为不完全骨折和完全骨折;根据复位、经外固定后是否容易发生再移位,可分为稳定性骨折和不稳定性骨折;由于各种外伤引起的骨折称为外伤性骨折,由于骨骼本身的疾病(骨肿瘤、骨髓炎、骨质疏松等)在骨骼遭受轻微外力时而发生的骨折称为病理性骨折。

2. **骨折后康复**　是指在骨折愈合的早期、中期、后期实施相应的康复治疗和护理,促进骨折愈合,恢复肢体运动功能,预防各种并发症及残疾的发生,使患者在生理、心理、社会等方面达到理想状态,提高生活质量,早日重返社会。

骨折后康复涵盖复位、固定、功能锻炼,其中功能锻炼是康复的核心,所以骨折后康复护理措施应在不影响骨折固定的前提下,尽早指导患者进行功能锻炼,包括关节活动度训练、肌力训练,从而提高肢体活动能力,改善日常生活活动能力和工作能力,预防肌肉萎缩、关节僵硬、瘢痕挛缩、粘连等。

（二）骨折对机体的影响

骨折在治疗中常需长时间地固定受伤部位或限制卧床,这样长期制动可导致肌力减退、肌肉萎缩、关节内粘连、韧带蜕变等,造成肢体运动功能障碍。同时,长期制动还可引起直立性低血压、心肺功能下降、胃肠功能紊乱等全身反应,由此进一步导致患者抑郁、悲观等心理障碍。因此,应尽早、正确开展康复治疗,促进骨折愈合,减少粘连和肌肉萎缩,维持关节活动度,利于患者运动功能的恢复。

（三）骨折的愈合

1. 骨折愈合过程

（1）血肿机化期:伤后4~5 h,骨断裂后骨髓腔、骨膜下和周围软组织形成血肿并凝结成块,以后逐渐机化,形成肉芽组织,再转化为纤维组织连接断裂处,形成纤维愈合,需2~3周完成。

（2）骨痂形成期:伤后1周,骨膜内成骨细胞大量增生,将骨折断端间纤维组织变成新生骨,即形成骨痂,需6~10周完成。在这个阶段内,骨折虽不大会移位,但仍不能持重,否则易发生变形。

（3）骨性愈合期:伤后8~12周,骨折部位的骨痂逐步完全骨化,X线片显示骨折线消失,骨痂密度增加,髓腔被骨痂填充,骨痂与骨皮质的界限不清,这一阶段称为骨性愈合期。

（4）塑形期:通过不断的成骨和破骨过程,骨折部位在形态和结构上最终恢复到正常骨。这个过程称为塑形,需2~4年完成。

2. 骨折愈合标准
骨折临床愈合的判定标准有:① 骨折断端无压痛,无纵向叩击痛,无异常活动;② X线片显示骨折处有连续性骨痂,骨折线模糊;③ 外固定解除后,上肢向前平举持重1 kg达1 min,下肢能不扶拐平地连续步行3 min或不少于30步;④ 连续观察2周骨折处不发生畸形。

具备上述临床愈合条件,且X线显示骨折线消失或接近消失、皮质骨界线消失时即为骨折骨性愈合。

3. 骨折愈合时间
骨折的部位和类型不同,其愈合所需时间不同(表5-13)。

表5-13　成人常见骨折临床愈合时间参考表

部位	时间	部位	时间
锁骨骨折	1~2个月	股骨颈骨折	3~6个月
肱骨外科颈骨折	1~1.5个月	股骨干骨折	3~3.5个月
肱骨干骨折	1~2个月	胫腓骨骨折	2.5~3个月
尺桡骨干骨折	2~3个月	踝部骨折	1.5~2.5个月

部位	时间	部位	时间
掌指骨骨折	3~4周	距骨骨折	1~1.5个月
肋骨骨折	3~4周	脊柱椎体压缩性骨折	1.5~2.5个月

二、康复评定

1. **全身及局部状况评定** 包括患者的生命体征,局部疼痛、皮肤颜色、肢体肿胀、感觉等方面的评估,通过深感觉及浅感觉的评定,了解有无神经损伤及损伤的程度。

2. **运动功能评定**

(1)关节活动度评定:包括受累关节和非受累关节的关节活动度评估,当骨折累及关节面时,需重点了解关节活动有无受限和受限程度,可用量角器测量,与健侧关节进行对比。

(2)肌力评定:主要运用徒手肌力检查法,了解肌肉的力量。需重点了解受累关节周围肌肉的肌力。

(3)肢体长度及周径的测量:进行两侧肢体长度对比,了解骨折后有无肢体缩短或延长,肢体的围度有无改变,有助于判断肢体水肿或肌肉萎缩的程度。

(4)步态分析:通过步态分析可了解下肢功能障碍程度,下肢骨折会影响下肢的步行功能。

3. **日常生活活动能力评定** 可采用巴塞尔指数量表或国际功能分类活动和参与成分评定,对骨折患者进行日常生活活动能力评定。

4. **心理功能评定** 骨折患者由于各种功能障碍不会在短期内改善,同时患者的日常生活活动能力下降,可出现心理问题,如焦虑、抑郁、悲观等,可用抑郁评估量表(抑郁自评量表、汉密尔顿抑郁量表等)及焦虑评估量表(焦虑自评量表、汉密尔顿焦虑量表等)进行评估。

骨折的康复评定

三、康复护理

骨折后康复护理一般分为三期进行。

(一)骨折愈合早期的康复护理

骨折愈合早期指骨折后1~2周,此期患肢肿胀、疼痛,骨折断端不稳定,容易再移位。因此,早期康复护理的重点是消肿镇痛,保持骨折部位有效固定,预防肌肉萎缩,条件允许者增加关节活动度。

1. **局部处理** 可用冷冻疗法减轻局部炎症反应,减轻水肿,缓解疼痛,必要时可

189

给予镇痛药物。患肢抬高(肢体远端必须高于近端且高于心脏),适当制动,可用弹力带或弹力袜轻轻地包扎患肢,促进静脉回流。还可用充气压力治疗,促进静脉回流、减轻肿胀,预防深静脉血栓形成。

2. **肌力训练** 骨折部位在复位固定后,即可开始缓慢、有节奏的肌肉等长收缩运动,尽最大力量收缩,然后放松,反复进行,每天训练3次,每次5~10 min,以不引起疲劳为宜,可预防萎缩与粘连,促进骨折愈合。注意在不影响骨折复位与固定的前提下,对患肢未受累部位的肌群、健侧肢体及躯干各肌群进行肌力训练,尽可能维持其正常活动。

3. **日常活动和呼吸训练** 应鼓励患者尽早离床,绝对卧床的患者应每天做床上保健操以改善全身状况,预防失用性综合征、压疮等的发生。长期卧床的患者,还应通过呼吸训练和背部叩击排痰训练来预防坠积性肺炎的发生。

4. **物理因子疗法** 超短波治疗、低频磁疗、超声波治疗、冲击波治疗、高电位治疗均可促进骨折愈合,可在石膏或夹板外进行,但有金属内固定时禁用。经皮神经电刺激疗法可预防肌肉萎缩,音频电疗和超声波治疗可减少瘢痕和粘连形成。

(二)骨折愈合中期的康复护理

骨折愈合中期为骨折后3~8周,此期患肢肿胀逐渐消退,疼痛减轻,骨折断端有纤维连接,并逐渐形成骨痂,骨折处日趋稳定。此期康复护理的重点是逐渐增加关节活动度,增加肌肉力量,提高肢体活动能力,改善日常生活活动能力,尽可能恢复部分工作能力。

1. **关节活动度训练** 鼓励患者进行患肢近端和远端未被固定关节各个轴位上的主动运动,运动幅度逐渐增大,每个动作重复多遍,每天训练3~5次,每次5~10 min。外固定刚去除时,可先采用主动助力运动,逐渐过渡为主动运动。上肢应注意肩关节的外展、外旋及手掌指关节、指间关节的屈伸练习,下肢应注意踝关节的背屈运动。可配合器械或支架进行辅助训练,如CPM机等。

2. **肌力训练** 逐步增加肌肉训练强度,引起肌肉的适度疲劳。外固定解除后,可由等长收缩练习逐步过渡到等张收缩练习及抗阻等张收缩练习。当肌力为0~1级时,可采用经皮神经电刺激、生物反馈电刺激、按摩、被动运动、助力运动等;当肌力为2~3级时,以主动运动或助力运动为主,辅以水疗、经皮神经电刺激等;当肌力达到4级时,应进行抗阻训练,但需保护骨折处,避免再次骨折。

3. **物理因子疗法** 红外线、蜡疗等热效应治疗可作为手法治疗前的辅助治疗,能促进血液循环、软化瘢痕;超声波、音频电疗能软化瘢痕、松解粘连;紫外线照射可镇痛和促进钙盐沉积。

4. **日常生活活动训练** 应尽早进行作业治疗,并逐步进行职业训练,注重平衡性和协调性的练习,改善患者日常生活活动能力及工作能力。

(三)骨折愈合后期的康复护理

骨折愈合后期是骨折后8~12周,此期为骨折的临床愈合或骨性愈合期,康复护理的目的是恢复受累关节的活动范围,增强肌肉力量,进一步减轻瘢痕挛缩、粘连,恢复肢体活动能力,患者的日常生活活动能力和工作能力接近正常,准备重返社会。

1. **关节活动度训练**　除继续进行前期的主动运动、助力运动和被动运动外,若仍存在关节活动受限,可进行关节功能牵引、关节松动术等。

关节功能牵引是将受累关节近端固定,远端沿正常关节活动方向加以适当力量进行牵引,牵引力量以患者感到可耐受的酸痛但不产生肌肉痉挛为度,每次 10 ~ 15 min,每天 2 ~ 3 次。对于中度或重度关节挛缩者,可在牵引后配合使用夹板或支具,减少纤维组织回缩,保持治疗效果。

对僵硬的关节可配合热疗进行关节松动术,治疗师一手固定关节近端,另一手握住关节远端,在轻度牵引下,按其远端需要的运动方向松动,使组成关节的骨端能在关节软组织的弹性范围内发生移动。

2. **肌力训练**　根据肌力情况选择肌力训练方式,此期可逐步进行等张抗阻训练,有条件者可进行等速训练。

3. **步行训练**　下肢骨折的患者,应根据具体情况在骨科医师随访下决定何时进行负重训练,注意遵循由不负重逐渐过渡到部分负重、完全负重的训练原则。同时,加强站立位的平衡训练。在负重训练和平衡训练的基础上,进行步行训练,可从持双拐步行过渡到单拐、单手杖、脱拐步行。

4. **日常生活活动能力及工作能力训练**　随着运动功能的恢复,可增加复杂性和精确性的作业练习,改善动作技能技巧,增强体能,尽最大可能恢复日常生活活动及工作能力,尝试重返家庭或工作岗位。

四、常见骨折后的康复护理

1. **肱骨外科颈骨折的康复护理**　肱骨外科颈骨折多见于老年人,临床上分为外展型和内收型两类。外展型多属稳定型,可用三角巾悬吊固定 4 周,限制肩关节外展肌力训练。内收型复位后,通常用三角巾制动 4 ~ 6 周,限制肩关节内收肌力训练。早期做握拳及腕肘关节屈伸训练,固定去除后,积极进行肩关节及肩胛带的各个方向活动度练习及肌力练习,如前屈后伸、弯腰画圈、手拉滑轮、爬墙摸高、抱头扩胸等。

2. **肱骨干骨折的康复护理**　肱骨中段骨折时,易损伤神经及周围的滋养动脉,故不愈合率较高。复位固定后,患肢悬吊于胸前,肘屈曲 90°,前臂稍旋前。尽早进行手和腕部关节的主动运动,同时进行上臂肌群的主动等长收缩练习,禁止做上臂旋转运动。固定 2 ~ 3 周后,在上臂扶持下行肩、肘关节的主动和被动运动,增加关节活动度。解除外固定后,全面进行肩、肘关节的活动度和肌力训练。

3. **肱骨髁上骨折的康复护理**　肱骨髁上骨折多见于儿童,分为伸展型与屈曲型,伸展型较为常见,约占 95%。功能预后一般较好,但易合并神经、血管损伤及肘内翻畸形。骨科处理后 3 ~ 4 天即可进行肩部摆动练习和指、掌、腕的主动运动,1 周后增加肩主动屈伸及外展练习。早期,伸展型应避免肱三头肌和旋后圆肌的主动收缩,屈曲型暂缓肱二头肌和旋前圆肌的主动收缩。去除外固定后,进行全面的肩、肘关节活动训练。训练和护理中需严密观察患肢远端有无血运障碍及感觉异常,及时处理,避免前臂肌肉坏死。

4. 尺桡骨骨折的康复护理 尺桡骨骨折的预后差,常引起肘屈伸和前臂旋转功能障碍。复位固定后早期,练习肩和手部活动,上臂和前臂肌肉可作等长收缩练习。2~3周后开始肘关节屈伸运动,禁止前臂旋转运动。骨折临床愈合后,开始全面进行肩、肘、腕关节的屈伸训练,着重训练前臂的内外旋功能,可辅以肌力训练,也可行用力推墙动作,对骨折断端产生刺激,促进骨折愈合。

5. 桡骨远端骨折的康复护理 桡骨远端骨折在复位固定后,即指导患者进行用力握拳、充分伸展五指等手指、掌指关节的主动屈伸运动、肩肘关节无阻力主动运动。2周后,开始腕关节屈伸、桡侧偏斜、前臂旋转的活动训练,先轻度活动,若无不适,再逐渐增加活动范围和强度。除去外固定后,加强腕关节的屈伸、尺侧偏斜、桡侧偏斜以及前臂旋转的活动和肌力训练。

6. 股骨颈骨折的康复护理 股骨颈骨折多见于老年人,有发生股骨头缺血性坏死及塌陷的危险。加压螺纹钉内固定手术者,术后第 1 天开始做患肢各肌群的等长收缩练习,第 2~3 天即可起床活动并允许患肢负重,1 周后进行髋、膝关节的主动屈伸运动,动作轻柔,避免疼痛,逐渐加大幅度,3~4 周可完全恢复原有的社会生活。对于轻度移位的股骨颈骨折,为减少股骨头坏死的可能性,应给予患侧股骨头 8~12 周的不负重休息,可扶双拐早期下地不负重行走。行牵引治疗者,早期床上训练同内固定者,但负重要晚,伤后 4 周解除牵引,练习床边坐,患肢不负重步行,伤后 3 个月逐步增加患肢内收、外展、直腿抬高等肌力及关节活动度练习,逐步练习负重行走。

7. 胫腓骨骨折的康复护理 胫腓骨骨折多见于青壮年及儿童,常合并神经血管损伤,应注意观察足背动脉搏动及足背、足趾的感觉和运动情况。胫腓骨中下段血液供应差,骨折愈合慢,固定期较长。术后当天开始足、踝、髋的主动活动度练习,股四头肌、胫前肌、腓肠肌的等长练习,膝关节保持中立位,防止旋转。术后 3~5 天可带外固定物做直腿抬高练习和屈膝位主动伸膝练习,术后 1 周增加踝部屈伸和内外翻抗阻练习,同时开始下肢部分负重的站立和步行训练。

8. 踝部骨折的康复护理 踝部骨折是最常见的关节内骨折,易引起顽固性踝关节功能障碍,需良好的内固定和及时的康复治疗。早期锻炼与胫腓骨骨折大致相同,但要专门指导跖趾关节屈曲和踝内翻的肌肉等长收缩练习,预防这些肌肉萎缩而引起扁平足。固定第 2 周可加大踝关节主动屈伸活动度练习,但禁止做旋转及内外翻运动。3 周后开始扶拐部分负重活动,4~5 周后解除固定,逐渐增加负重,继续做踝关节主动、被动活动度练习及踝部肌力练习。骨折愈合后,可训练患者站在底面为球面的平衡板上做平衡训练,积极恢复平衡反射,有助于预防踝反复扭伤。

9. 脊柱骨折的康复护理 单纯稳定性脊柱骨折者仰卧硬板床上,骨折处垫高约

10 cm 的软枕,3～5 天后开始仰卧位躯干肌肌力训练,训练中避免脊柱前屈和旋转。2周后,患者可做仰卧位腰部过伸和翻身练习,翻身时避免脊柱扭转。6 周后可起床活动,进行脊柱后伸、侧弯和旋转练习,避免背部前屈的动作。待骨折愈合后加强脊柱活动度和腰背肌肌力训练。单纯不稳定性骨折者,行手术内固定后即可行躯干肌等长收缩训练,术后约 1 周可视具体情况开始起床活动。骨折愈合后,逐步增加关节活动度和腰背肌肌力训练。脊柱骨折合并脊髓损伤者,伤后应及时手术,消除脊柱致压物,给予牢固的内固定,其康复护理措施详见第五章第三节。

五、 康复教育

1. 心理调适　帮助患者解除因意外受伤所产生的焦虑、恐惧等不良情绪,耐心介绍骨折的治疗和康复训练方法,鼓励患者调适好心态,积极主动参与康复训练。

2. 合理饮食　骨折患者由于长期卧床,易出现便秘,应给予易消化食物,鼓励患者多食蔬菜和水果。加强营养,多食含钙较高的食物。适量的高蛋白、高热量饮食有助于骨折愈合和软组织修复。

3. 正确的功能锻炼　指导患者循序渐进、持之以恒地进行功能锻炼,切勿急于求成。根据骨折愈合情况及稳定程度,运动范围由小到大,次数由少到多,时间由短到长,强度由弱到强,以适度疲劳和骨折部位无疼痛为宜。牢记锻炼中的注意事项,避免因不恰当的锻炼引起意外发生。定期随访,据功能恢复情况及时调整训练方案。

4. 自我观察病情　教会患者自我观察病情,特别是观察远端皮肤有无发绀、发凉,有无疼痛和感觉异常等,及早发现潜在的并发症,尽早就医。

5. 自我护理　指导患者进行日常生活的自我护理,尽早生活独立。

第十节　颈肩腰腿痛的康复护理

学习目标

1. 掌握颈肩腰腿痛患者的康复护理措施。
2. 熟悉颈肩腰腿痛的康复评定。
3. 了解颈肩腰腿痛的临床表现。
4. 学会对颈肩腰腿痛患者进行康复教育。
5. 具有爱伤助残、乐于奉献的职业素质。

思维导图

第十节　颈肩腰腿痛的康复护理

患者,女,52 岁。腰痛、右下肢麻木伴放射性疼痛 1 年,近 2 周加重,自行入院。查体:患者神志清楚,生命体征平稳,腰部前屈活动受限,L5 和 S1 椎间间隙及椎旁有压痛,伴坐骨神经放射痛,小腿外踝附近和足外侧疼痛,触觉减退,跨趾背伸肌肌力减弱,右下肢直腿抬高试验和加强试验均为阳性。

请思考:

1. 请针对患者的情况,简述如何进行康复护理评估?
2. 应开展哪些康复护理措施? 如何进行康复教育?

一、颈椎病的康复护理

(一)概述

颈椎病(cervical spondylosis)是由于颈椎椎间盘退行性改变及其继发病理改变累及周围组织结构(神经根、脊髓、椎动脉、交感神经),出现一系列功能障碍的临床综合征,好发于中老年人及长期伏案工作者。根据不同的临床表现特点,临床上将颈椎病分为神经根型、脊髓型、交感型和椎动脉型。通常患者以某型为主,同时具有两种或以上类型表现者称为混合型颈椎病。

1. **神经根型** 占 50%~60%,主要表现为颈部活动受限,颈、肩部疼痛。可急性起病,也可慢性发病,常有外伤、长时间从事伏案工作、睡眠姿势不当等病史。检查可见患者颈部活动受限,棘突、棘突旁或沿肩胛骨内缘有压痛点,颈痛并向患侧上肢或手指放射。

2. **脊髓型** 占 10%~15%,是颈椎病中最严重的一种类型,主要表现为颈肩痛伴有四肢麻木、肌力减弱或步态异常,严重者出现四肢瘫痪。一般缓慢起病后逐渐加重或时轻时重。检查可见患者颈部活动受限不明显,肢体远端常有不规则的感觉障碍、肌张力增高、腱反射亢进和病理反射。

3. **交感型** 主要表现为头晕、头痛、头沉重感、偏头痛、视物模糊、耳鸣、心律失常、肢体或面部区域性麻木,出汗异常等一系列交感神经症状。检查可见患者主观症状多,客观体征少。

4. **椎动脉型** 主要表现为转头时突发眩晕、天旋地转、恶心、呕吐、四肢无力、共济失调,甚至猝倒,但意识清醒。卧床休息数小时,多至数日症状可消失。症状严重者或病程长久者,可出现脑干供血不足,进食呛咳,咽部异物感,说话吐字不清,以及一过性失聪、失明等症状。

(二)主要功能障碍

1. **疼痛** 颈椎病者常有颈肩痛和头痛。

2. 肢体活动受限 颈椎病者可有肢体麻木、肌力减弱等上下肢活动受限。

3. 神经功能障碍 颈椎病常影响神经功能，导致感觉、运动以及反射功能障碍。

4. 日常生活活动能力受限 疼痛、活动受限、神经功能异常均可影响患者的日常生活活动能力，严重者出现大小便障碍，影响生活和工作。

5. 心理障碍 长期颈肩不适可使部分患者产生焦虑、恐惧、紧张和压抑等心理问题，有时伴有神经精神症状。

（三）康复评定

康复评定可从疼痛程度与颈椎活动范围进行单项评定，亦可从症状体征以及影响日常生活活动的程度进行综合性评定。针对疼痛可采用视觉模拟评分法，针对颈椎活动范围可采用方盘量角器进行颈椎屈曲、伸展、侧弯以及旋转度的具体测量。目前临床上常用综合性量表进行功能障碍评定，但应注意各种量表的适用范围。

（四）康复护理

1. 保持良好的睡姿 颈部姿势对颈椎病症状有明显影响，睡眠姿势的影响尤大。绝大多数患者通过睡姿调整、适当休息以及正确的颈肩背部肌肉锻炼就能恢复健康或大幅度缓解症状。理想的睡姿应以仰卧为主，头应放于枕头中央，侧卧为辅，左右交替，侧卧时左右膝关节微屈对置。俯卧、半俯卧、半仰卧或上下段身体扭转而睡，都属不良睡姿，应及时纠正。

此外，合适的睡枕对保持良好睡姿起重要作用，应选择适合人体生理特点的睡枕：① 曲线造型符合颈椎生理弯曲；② 枕芯可承托颈椎全段，使颈椎得到充分松弛和休息；③ 枕芯透气性好，避免因潮湿而加重颈部不适；④ 具备科学的高度和舒适的硬度，一般以仰卧位时枕中央在受压状态下高 8～15 cm 为宜，而枕两端应比中央高出 10 cm 左右。

2. 颈椎制动的护理 颈托和围领是治疗颈椎病中常用的制动器具，可限制颈椎过度活动。颈托和围领的高度以保持颈椎处于中立位为宜。它们的应用有助于组织的修复和症状的缓解，但长期制动可引起颈部肌肉萎缩、关节僵硬，不利于患者康复，故仅在颈椎病急性发作时、颈椎病微创术后、颈椎错位手法治疗后使用。

3. 颈椎牵引的护理 颈椎牵引适用于脊髓型以外的各种颈椎病，可增大椎间隙和椎间孔，减轻颈椎间盘压力，解除血管神经受压，改善血液循环，消除淤血、水肿，使椎动脉伸展、通畅，放松痉挛肌肉，改善颈椎曲度，拉开被嵌顿的小关节滑膜，减轻症状。

通常采用枕颌吊带牵引，一般取坐位，年老体弱、眩晕或病情较重者也可采用仰卧位牵引。坐位牵引的角度以颈椎前倾 10°～30° 为宜，牵引重量可用自身体重的

颈椎牵引

第十节 颈肩腰腿痛的康复护理

1/15~1/5,多数用 6~7 kg,牵引时间以每次 20~30 min 为宜,每天牵引 1~2 次,10~20 天为一疗程,可持续数个疗程直至症状基本解除。仰卧位牵引的重量一般为 2~3 kg,持续牵引 2 h 后休息 15 min,每天牵引总时间可达 10~14 h。

颈椎牵引必须掌握好牵引角度、牵引时间和牵引重量三个要素,牵引时应防止枕颌带下滑压迫气管引起窒息,进食时应防止食物呛入气管。过程中注意患者的舒适程度,并注意观察其面色、神态、呼吸、脉搏,以免发生意外。少数患者颈椎牵引时可有不良反应,如颈痛加重多为颈部姿势不当引起,又如颞下颌关节疼痛多为牵引重量过大引起,适当调整后可消除。

4. 配合手法治疗的护理 手法治疗颈椎病简便易行,疗效明显,可疏通经络,减轻疼痛、麻木,缓解肌肉紧张与痉挛,但切忌动作粗暴。在进行手法治疗前要做好耐心细致的思想工作,说明手法治疗的目的和必要性,以取得患者的配合。治疗时要观察患者的反应,如有不适和异常情况,应暂停手法治疗。

5. 心理护理 颈椎病患者由于疾病的折磨,会有焦虑、紧张、烦躁等不良情绪,应耐心倾听患者的诉说,同情患者的感受,及时疏导患者的不良情绪;耐心解答患者提出的关于治疗及康复预后方面的问题,鼓励患者增强战胜疾病的信心,取得患者的信任,使患者主动配合治疗。

（五）康复教育

1. 纠正不良姿势 纠正生活、工作中的不良姿势,防止慢性损伤。正确的坐姿应尽可能保持自然端坐,头部保持略前倾;注意调整桌椅间高度比例,原则上以能使头、颈、胸保持正常生理曲线为准,避免颈部过度前屈或过度后仰;避免长时间固定某一姿势,一般 1~2 h 改变一次体位。长时间伏案工作时注意纠正头、颈、肩、背的姿势,不要偏头耸肩,谈话、看书时应正面注视,不要过度扭曲颈部。

2. 体育锻炼 合理适度的锻炼可以增强脊背部肌力,保持颈椎的稳定性,增强颈部韧带的弹性,改善颈椎各关节功能,助于恢复颈椎的活动功能。目前主要是通过颈部体操,运动颈椎、颈肩关节。常用的方法有:① 头颈部缓慢进行前屈后伸、左右侧弯、内外旋转、放松动作,双肩、肋骨并拢动作;② 坐位,双手交叉紧握并置于枕后,使头后仰,同时挺胸;③ 仰卧位,颈项枕于枕上,使头后仰,并左右转动,可松弛颈肌。以上活动每天可重复数次,要求动作规范,长期坚持。

3. 防止外伤 注意防止颈椎意外损伤,坐车时不打瞌睡,因肌肉处于放松的状态下,急刹车时极易造成颈椎损伤。平时劳作及体育锻炼避免过大负荷或不适当活动,防止导致颈椎损伤。

4. 饮食指导 颈椎病大多是由于椎体增生、骨质疏松等引起的,所以颈椎病患者应以富含钙、蛋白质、维生素 B、维生素 C 和维生素 E 的饮食为主,如牛奶、鱼、黄豆、瘦肉、猪尾骨、海带、紫菜、木耳等。

二、腰椎间盘突出症的康复护理

（一）概述

腰椎间盘突出症（lumbar disc herniation，LDH）是由于椎间盘变性、纤维环破裂，髓核突出刺激或压迫神经根所表现的一种综合征。好发于青壮年，男性多于女性。腰椎间盘突出症以 L4~L5、L5~S1 椎间盘突出多见，占 90% 以上。诱发因素有退行性变、肥胖、职业、吸烟等。主要临床表现为：① 腰痛；② 坐骨神经痛；③ 腰部活动受限；④ 脊柱侧凸；⑤ 压痛和骶棘肌痉挛；⑥ 感觉异常、肌力下降、反射异常；⑦ 直腿抬高试验及加强试验阳性。

（二）主要功能障碍

1. **疼痛**　腰椎间盘突出症者常有腰痛和坐骨神经痛。

2. **肢体活动受限**　患者常有腰部后伸障碍、步态异常。

3. **神经功能障碍**　腰椎间盘突出症常影响神经功能，导致感觉、运动以及反射功能障碍。

4. **日常生活活动能力受限**　疼痛、活动受限、神经功能异常均可影响患者的日常生活活动能力，严重者出现大小便障碍，影响生活和工作。

5. **心理障碍**　长时间的急慢性腰腿痛可使部分患者产生焦虑、恐惧、紧张和压抑等心理问题，有时伴有神经精神症状。

（三）康复评定

康复评定主要包括疼痛评定、腰椎活动度评定以及神经功能评定。临床上常用日本骨科协会（JOA）下腰痛评价表法，对腰椎间盘突出症患者进行疼痛评估，评估内容包括主观症状 9 分、体征 6 分、日常生活活动受限 14 分、膀胱功能 6 分（表 5-14）。

表 5-14　JOA 下腰痛评价表

项目	评分
1. 主观症状（9 分）	
（1）下腰痛（3 分）	
无	3
偶有轻痛	2
频发静止痛或偶发严重疼痛	1
频发或持续性严重疼痛	0

腰椎间盘突出症的康复评定

第十节　颈肩腰腿痛的康复护理

项目	评分
（2）腿痛或麻（3分）	
无	3
偶有轻度腿痛	2
频发轻度腿痛或偶有重度腿痛	1
频发或持续重度腿痛	0
（3）步行能力（3分）	
正常	3
能步行500 m以上，可有痛、麻、肌弱	2
步行<500 m，有痛、麻、肌弱	1
步行<100 m，有痛、麻、肌弱	0
2. 体征（6分）	
（1）直腿抬高（包括加强试验，2分）	
正常	2
30°~70°	1
<30°	0
（2）感觉障碍（2分）	
无	2
轻度	1
明显	0
（3）运动障碍（MMT，2分）	
正常（5级）	2
稍弱（4级）	1
明显弱（0~3级）	0

3. 日常生活活动受限（14分）	重	轻	无
卧位翻身	0	1	2
站立	0	1	2
洗漱	0	1	2
身体前倾	0	1	2
坐（1 h）	0	1	2
举物、持物	0	1	2
步行	0	1	2

4. 膀胱功能（-6分）	
正常	0
轻度失控	-3
严重失控	-6

评分结果：总分<10分，差；10~15分，中度；16~24分，良好；25~29，优。

（四）康复护理

1. 卧硬床休息和制动 腰椎间盘压力在坐位时最高,站位时居中,平卧位时最低。通常卧硬床,绝对卧床最好不超过1周,卧床休息一段时间后,随症状改善,应尽可能下床做一些简单的日常生活活动。

2. 腰椎牵引的护理 牵引是治疗腰椎间盘突出症的有效方法,可增加腰椎间隙,减轻对神经的压迫,促进突出物充分回纳,改善局部血液循环,缓解肌痉挛,使疼痛减轻或消失。牵引时一般取仰卧位,垫高双下肢,使髋关节与膝关节分别屈曲60°,用牵引带分别固定患者胸部及骨盆对抗牵拉。重度腰椎间盘突出、后纵韧带骨化和突出椎间盘骨化以及髓核摘除术后的患者应慎用牵引,有较严重的高血压、心脏病者以及孕妇禁用牵引。

腰椎牵引

3. 物理因子疗法的护理 常用的物理因子疗法方法有:石蜡疗法、红外线、直流电离子导入、超短波、温水浴等。在急性椎间盘突出压迫椎间孔的神经根时,禁用较强烈的热疗,因过高的温度会使血液供应增加,出现水肿,加重症状。

腰椎间盘突出症保健操

4. 运动治疗的护理 运动锻炼可以增强腰背部肌力,保持腰椎的稳定性,增强腰部韧带的弹性,改善腰椎各关节功能,恢复及增进腰椎的活动功能,维持脊柱正常形态。当患者症状有所缓解后,应开始进行循序渐进、持之以恒的腰背肌和腹肌的锻炼,常用的锻炼方法有:① 抬腿练习,仰卧床上,足尖往回勾,下肢向上抬5 s,然后慢慢放下,重复10次,左右下肢交换做;② 拱桥式,有五点支撑法、四点支撑法及三点支撑法,训练时由五点支撑逐渐向三点支撑过渡,每种姿势坚持5～10 s,重复10次;③ 飞燕式,俯卧,双臂向后伸起,双下肢向上翘起5～10 s,重复10次;④ 昂胸,俯卧,双手支撑于床上,抬头,将手缓慢撑起上半身,并将头尽量后伸,使胸昂起5～10 s,重复10次;⑤ 悬腰,练习两手悬扶在门框或横杠上,高度以足尖刚能触地为宜,使身体呈半悬垂状,然后身体用力,使臀部左右绕环交替进行,重复5次。

5. 心理护理 应耐心倾听患者的诉说,同情患者的感受,及时告诉患者症状、体征缓解情况,鼓励患者增强战胜疾病的信心,减少对疾病的担忧及顾虑,主动配合治疗。

知识拓展

弹力腰围的应用

腰椎间盘突出症急性发作期的患者可配用内置支撑钢条的弹力腰围,这有利于减轻或消除疼痛。

但应注意腰围可能带来的负面影响:① 失用性肌萎缩;② 对腰围产生依赖性;③ 引起腰椎功能障碍;④ 引起邻近部位的疲劳性损伤。使用时注意:① 根据患者病情选择合适的腰围;② 在不影响治疗效果的前提下尽量缩短使用时间;③ 在医师和治疗师的指导下,适时脱下腰围进行适当的有针对性的活动;④ 根据恢复情况及时更换固定性能减小的腰围或停止使用。

(五)康复教育

1. 保持正确的姿势　指导患者维持正确的坐、立姿势及睡姿,保持正常腰椎生理前凸。坐位时,上身挺直,靠向椅背,双下肢并拢,垫起双足使膝与髋保持同一水平;站立时,收腹提臀,尽量使腰部平坦伸直;仰卧位时屈髋屈膝、双下肢分开,大腿下垫枕,俯卧位时在腹部及踝部垫软枕,放松脊柱肌肉。

2. 劳作指导　搬提置于地面的重物时,先将身体尽量靠近重物,然后屈膝屈髋,用双手持物,再伸膝伸髋搬起重物;抱物时,膝关节微屈,双臂抱紧物体,贴于胸腹部,以减少腰背肌负担;劳动时尽量避免腰部过度弯曲,如长时间劳作时可将物品放在一个高度适当的台子上或坐在一个高低合适的椅子上进行,扫地、拖地时,可将扫帚或拖布的把加长,从而减少腰部负担。

3. 日常生活指导　腰部应注意保暖,避免受凉;避免腰部突然用力,体育锻炼时,避免错误的运动损伤腰部;选择舒适的平跟鞋,鞋跟高度约 3 cm 最为理想,过高的鞋跟会使身体重心提高前移,长期持续可造成腰背肌的过度收缩而导致腰痛。

4. 饮食指导　注意膳食平衡,以富含钙、蛋白质、维生素 B、维生素 C 和维生素 E 的饮食为主。教育患者戒烟,吸烟过多会加重腰痛,同时吸烟引起咳嗽,会使患者椎间盘压力增高,导致椎间盘突出。

三、 肩周炎的康复护理

(一)概述

肩周炎(scapulohumeral periarthritis)是肩周肌、肌腱、滑囊炎及关节囊的慢性损伤性炎症。因关节内、外粘连,而以活动时疼痛、功能受限为临床特点。多见于中老年人,女性多于男性,左侧多于右侧,本病有自愈趋势,约需 2 年。根据病理过程可分为疼痛期、僵硬期和恢复期。

1. 疼痛期　病变主要累及肩关节囊,肩关节造影常显示有关节囊挛缩,肱二头肌腱粘连。

2. 僵硬期　主要表现为持续性肩痛,夜间加重,不能入眠,上臂活动及盂肱关节活动受限达高峰,此期除关节囊挛缩外,关节周围大部分软组织均受累,关节囊、肱二头肌腱与腱鞘均有明显粘连。

3. 恢复期　7～12 个月后,炎症逐渐消退,疼痛逐渐减轻,肩部粘连呈缓慢性、进行性松解,活动度逐渐增加。

(二)主要功能障碍

1. 疼痛 肩周炎患者最突出的症状是肩关节疼痛。

2. 肢体活动受限 患者常有肩关节外展、内旋、外旋等活动受限。

3. 日常生活活动能力受限 疼痛、活动受限可影响患者的日常生活活动能力。

(三)康复评定

康复评定主要侧重于疼痛程度的评估(视觉模拟评分法)以及肩关节的关节活动度测量,此外还可进行综合性评估,如日常生活活动评估等。

(四)康复护理

1. 缓解疼痛 疼痛早期可服用消炎镇痛或舒筋活血药物,外用镇痛喷剂、红花油等,也可采用高频透热治疗、超声波治疗、热疗、中频电疗。疼痛明显者可选用电脑中频、干扰电治疗、磁热按摩治疗等。帮助患者学习自我控制和自我处理疼痛的能力、腹式深呼吸和局部自我按摩等。

肩周炎的康复护理

2. 保护肩关节 仰卧位时在患侧肩下放置一薄枕,使肩关节呈水平位,可放松肌肉、韧带及关节,获得休息。在同一体位下,维持良好的姿势,减轻对患肩的挤压,避免患侧肩关节长时间负重。疼痛减轻时,可尽量使用患侧进行日常生活活动训练。

3. 关节松动术 用来活动、牵伸肩关节,切忌手法粗暴,不应引起疼痛,做完后嘱患者立即进行主动活动,否则不能收到预期效果。

4. 按摩 包括松肩、通络、弹筋拨络、动摇关节,然后以抖法和搓法结束治疗。每天 1 次,10 次为一疗程。

肩周炎的自我锻炼

5. 功能锻炼 患者身体前屈位,患臂自然下垂,做前后、内外绕臂摆动练习,幅度逐渐增大,直至手指出现发胀、麻木为止,2 次/天。当粘连组织不能依靠摆动得到足够牵张时,可借助体操棒或吊环,用健侧带动患侧进行各肘位练习,每次 10~15 min,1~2 次/天。

(五)康复教育

1. 加强生活护理 防受寒、防过劳、防外伤。尽量减少使用患侧的手或过多活动肩关节,以免造成进一步疲劳性损伤。

2. 自我锻炼 指导患者进行患侧梳头、患肢上举摸墙、揽腰等练习,也可在墙上或树上安滑轮,并穿过一绳,两段各系一小木棍,两臂往复拉动锻炼。

第十一节　关节炎的康复护理

思维导图

学习目标

1. 掌握关节炎的康复护理措施。
2. 熟悉关节炎功能障碍的康复评定。
3. 了解关节炎的临床表现。
4. 能对关节炎患者进行康复教育。

案例导入

患者,女,56岁。4年前劳累后出现双膝关节肿胀、疼痛,行走困难,不能下蹲,自行服用芬必得且休息后症状减轻。后每遇天气变化及劳累后关节症状则反复,双膝关节肿痛,并渐出现双手指远端指间关节肿痛,劳累后加重。2年前曾于当地某医院检查类风湿因子(+)。体格检查:双膝肿胀Ⅲ度,皮温高,浮髌试验(+),屈100°,伸20°。双手指远端指间关节赫伯登结节,关节僵硬,握拳无力。

请思考:

护士应如何指导并协助其进行关节训练?

一、概述

(一)基本概念

关节炎是风湿性疾病中最常见的一类疾病,也是泛指累及关节的各种炎性疾病的统称。常常表现为关节疼痛、肿胀、僵硬或不灵活,甚至活动困难,常伴有疲劳、虚弱、发热、皮疹、贫血等症状。受累关节数目的多少不等。关节炎常反复发作,慢性迁延,逐渐加重,最终出现关节强直、肢体畸形,导致不同程度的残疾,影响工作、学习和日常生活的自理,并常引起心理异常,给社交活动带来不便。关节炎种类繁多,较常见、易致残的有类风湿性关节炎、骨性关节炎和强直性脊柱炎。

1. **类风湿性关节炎(rheumatoid arthritis,RA)**　是一种以对称性、多关节受累为主要特征的自身免疫性疾病。发病年龄在20~40岁,男女之比为1∶4。其基本病理改变为滑膜炎。

2. **骨性关节炎(osteoarthritis,OA)**　是常见的慢性关节疾病,主要病理改变是关节软骨的退行性变和继发性骨质增生。发病率随年龄增长而增加,男女之比为 1：2,女性多于男性。好发于负重较大的膝关节、髋关节、脊柱及手指关节。

3. **强直性脊柱炎**(ankylosing spondylitis,AS)　是指主要侵犯中轴关节的全身性、慢性炎症疾病。病变主要累及骶髂关节、脊柱以及眼、肺等多个器官。发病年龄多在 20~40 岁,男女之比约为 5：1。主要病理表现为肌腱末端炎症,即附着骨的韧带、肌腱、关节囊等的炎症。

(二) 主要功能障碍

1. **疼痛**　疼痛通常是关节受累最常见的首发症状,也是风湿病患者就诊的主要原因。关节疼痛的起病形式、部位、性质等特点有助于诊断和鉴别诊断,如类风湿性关节炎可侵犯任何可动关节,以远端指间、掌指、腕关节等小关节最为多见,呈对称性多关节受累,持续性疼痛,活动后疼痛减轻;骨关节炎也常累及多关节,但多侵犯远端指间关节及第一腕掌、膝、腰等关节,多于活动后加剧;强直性脊柱炎主要侵犯脊柱中轴关节,以髋、膝、踝关节受累最为常见,多为不对称,呈持续性疼痛。疼痛的关节均可有肿胀和压痛,多为关节腔积液或滑膜肥厚所致,是滑膜炎和周围组织炎的体征。

2. **关节僵硬与活动受限**　僵硬通常是指经过一段时间的静止或休息后,患者试图再活动某关节时,感到局部不适、难以达到平时关节活动度的现象。由于其常在晨起时表现最明显,故又称为晨僵。晨僵是判断滑膜关节炎症活动性的客观指标,炎症的严重程度与其持续时间相一致。早期关节活动受限主要由肿胀、疼痛引起,晚期则主要由于关节骨质破坏、纤维骨质粘连和关节半脱位引起,此时关节活动严重障碍,最终逐渐导致功能丧失。

3. **肌力降低**　由于关节僵硬与活动受限,患者的活动受限,肌力也会逐渐随之改变。

4. **日常生活活动能力障碍**　关节炎患者由于疼痛、关节僵硬与活动受限及肌力改变等多种功能障碍并存,常导致日常生活活动能力严重障碍。

(三) 康复评定

1. **疼痛**　较常用的疼痛评估方法有:视觉模拟评分法、语言评价量表、数字评价量表、口述描绘评级法等。目前多数人认为视觉模拟评分法较好,其方法简单,下划线以视觉模拟评分法(visual analogue scale,VAS)为代表,是评估疼痛强度较好方法,具体方法:取一直尺,从左端向右端均匀标有 0~10(或 0~100)刻度,刻度 0 处代表无痛、刻度 10 或 100 处代表极痛,让患者指出目前所体验疼痛程度处于标尺的位置,记下刻度读数,即为目前的疼痛分值。

2. **关节僵硬与活动受限**　关节僵硬与活动受限的程度常由关节活动度进行评定。关节活动度常用通用量角器检查法,具体参见相关章节。

3. **肌力**　可采用徒手肌力评定,具体参见相关章节。

4. 日常生活活动能力　目前常用的评分法为 Barthel 指数,具体参见相关章节。

5. 疾病活动性　由美国风湿学会临床协作委员会所制订的疾病活动性标准已被广泛采用(表 5-15)。

表 5-15　类风湿性关节炎疾病活动性标准

	轻度活动	中度活动	明显活动
晨僵时间(h)	0	1.5	>5
关节疼痛数(次/d)	<2	12	>34
关节肿胀数(次/d)	0	7	>23
握力			
男(mmHg)	>250	140	<55
女(mmHg)	>180	100	<45
16.5 m 步行秒数	<9	13	>27
红细胞沉降率(mm/h)	<11	41	>92

(四)康复教育

关节炎虽无特殊治疗,但经过积极正确的康复训练和护理,能够缓解病情,避免残疾,或减轻残疾程度,改善患者的生活质量。

1. 合理用药　关节炎的早期、关节肿胀和疼痛明显时应使用糖皮质激素类、消炎镇痛药(非甾体抗炎药)、金制剂以及免疫抑制剂,这些药物可有效地减轻肿胀、疼痛和僵硬,控制病情。要注意其副作用的发生,如非甾体抗炎药的毒性有胃肠道出血、胰、肝、肾等脏器的损害。指导患者合理、按时服药,不可随便停药,出院后要定期随诊。

2. 合理指导　指导患者及家属掌握疾病的相关知识,了解康复治疗和训练的重要性,鼓励患者建立同疾病作斗争的信心。患者应在家人协助下,进行适当的运动锻炼,以维持和改善关节的功能和减少并发症的发生。家属应辅助和督导患者进行各种功能训练,以保持患者基本的日常生活活动能力,满足其基本生活需要,并给予鼓励和体贴。根据残疾程度,学会应用轮椅、拐杖等辅助用具。指导患者在日常生活中应重视保护关节,合理使用关节,这样可以减轻关节疼痛;减轻关节负担,避免劳损;预防关节损害及变形;并能减少体能消耗。

3. 积极预防复发　注意和避免发病诱因,天气变化时应合理增减衣物,预防感冒。

二、骨性关节炎的康复护理

1. 功能训练　骨性关节炎需要长期耐心地进行功能训练,康复护理的原则是减轻关节负荷,增强肌力,改善关节活动度,可使用矫形器和助行器以及物理因子疗法为主,具体措施可参见类风湿性关节炎的康复护理。

2. 心理护理 关爱患者,使患者了解本病虽然有一些痛苦和不便,但一般不致严重残疾,更不会造成瘫痪。受累关节软骨虽不能恢复正常,但积极合理的治疗和康复训练可明显改善病程的预后,对患者有利,应长期坚持。

三、 类风湿性关节炎的康复护理

根据类风湿性关节炎的病情变化,临床将其分为急性期、亚急性期和慢性期。因病情常反复发作,关节炎需要长期耐心地进行康复治疗与护理。

(一)急性期的康复护理

类风湿性关节炎急性期以关节疼痛、肿胀为主要临床表现,局部炎症及全身症状较明显,康复护理的重点是解除疼痛,消除炎症和预防功能障碍。

1. 合理休息及正确体位 急性期伴有发热、乏力等全身症状的患者应卧床休息,但卧床时间要适度,不可过长。过分的静止休息易造成关节僵硬、肌肉萎缩和体能下降,因此应动静合理安排。卧床时要注意良好体位,白天要采取固定的仰卧姿势,晚上才允许垫枕,枕头不宜过高。尽量避免睡软床,床的中部不能下垂凹陷,以免臀部下沉,引起双髋关节屈曲畸形。有时为减轻疼痛,可在双膝下方放枕头,但这样易使膝呈屈曲挛缩。为避免双足下垂畸形,卧床时应在足部放支架,将被服架空,以防被服压双足而加速垂足出现。同时要鼓励患者定时将双足蹬于床末端横档处,以矫正足下垂畸形。仰卧、侧卧交替,侧卧时避免颈椎过度向前屈。

2. 夹板治疗 关节疼痛和肿胀严重时,应使关节制动,以减轻疼痛和避免炎症加剧。夹板的作用是保护和固定急性炎性组织,最终目的是保存一个既可活动又具有功能的关节。急性炎症渗出的关节应用夹板制动,医用热塑板材加热后固定关节,比较方便。制动是消肿镇痛的有效方法,但关节制动后,可能出现关节的强直,因此制动时应将关节置于功能位,夹板应每天去除一次,以施行适度训练,预防关节僵硬的发生。

(二)亚急性期的康复护理

类风湿性关节炎亚急性期康复护理的重点是预防并发症及纠正畸形,维持全身健康状况。

1. 适度休息和活动 患者仍需卧床休息,但时间应逐渐减少。白天逐步减少夹板固定的时间,直至仅在晚上使用夹板。当患者可以主动练习时,可按以下程序进行:① 卧床进行肌肉的等长收缩练习和主动助动练习;② 坐位继续锻炼并逐步延长时间;③ 站立位训练、重点练习平衡;④ 在扶车或有他人支持下进行走路练习,也可使用轮椅代步,或使用拐杖练习行走。

2. 保持良好的姿势 不适当体位和姿势常引起肢体挛缩。不适当姿势由不正常关节位置所造成,故站立时,头部应保持中立,下颌微收,肩取自然位、不下垂、不耸肩,腹肌内收,髋、膝、踝均取自然位;坐位时采用硬垫直角靠椅,椅高为双足底平置地面,膝呈 90°屈曲为宜。保持伸屈肌力的平衡十分重要。

3. 作业治疗和日常生活活动训练 对日常生活自理能力较差的患者,要鼓励其尽量独立完成日常生活活动,如进食、取物、倒水、饮水、梳洗、拧毛巾、穿脱衣裤、解扣、开关抽屉、手表上弦、开关水龙头、坐、站、移动、下蹲、步行、上下楼梯等。

4. 矫形器及辅助用具的使用 如果已有四肢关节活动功能障碍,影响日常生活,则应训练健肢操作和使用辅助器具,必要时还要调整和改善家居环境,来适应残疾者的需要。夹板、拐杖、轮椅等的应用能减轻关节畸形发展,缓解疼痛,防止因关节不稳定而进一步受损。通常夹板用于腕、掌、指关节及指间关节。固定夹板常用于急性期或手术后,应定期去除并进行关节活动。如行走困难,可用拐杖或助行器等步行辅助器具,以减轻下肢负荷,可装上把柄以减少对手、腕、肘、肩的负重。手指关节严重活动障碍,可用长柄梳、长柄勺等矫形器,补偿关节活动受限所带来的生活困难。这些辅助器具应在认真训练的前提下使用,否则会加重关节挛缩和肌力下降。

5. 物理因子疗法 在急性期和亚急性期,均可应用物理因子疗法:① 局部冷疗法;② 水疗,包括矿水浴、盐水浴、硫化氢浴等,温度以 38~40℃ 为宜,有发热者不宜用水疗法;③ 紫外线红斑量照射,具有消炎和脱敏的作用;④ 磁疗,有消炎、消肿、镇痛作用;⑤ 低中频电疗,可改善局部血液循环,促进渗出吸收,缓解肌紧张,达到镇痛作用。

(三)慢性期的康复护理

慢性期康复护理的重点是缓解肌痉挛和疼痛,以改善关节及其周围组织的血液与淋巴循环,减轻组织的退行性改变,尽可能增加关节活动度、肌力、耐力和身体协调平衡能力。

1. 物理因子疗法 ① 全身温热:如湿包裹法、温泉疗法、蒸汽浴、沙浴、泥疗等。② 局部温热疗法:如热水袋、温水浴、蜡疗、红外线、高频电疗法,特别是微波,对全身影响较小;每天 1~2 次,每次 20~30 min。同时结合中草药熏洗或熨敷,效果更好。③ 电热手套:对患者进行热疗时手套内温度可达 40℃,每次 30 min,每天 2 次,可减轻疼痛,但不能改善晨僵程度,也不能阻止关节破坏。

2. 运动治疗 目的在于增加和保持肌力、耐力、维持关节活动度,提高日常生活能力增加骨密度,增强体质。

3. 手法治疗 按摩、牵伸对关节和周围软组织进行按摩,有利于改善循环,减轻炎症、肿胀,放松肌肉,解疼痛,解除组织粘连,防止肌肉萎缩,提高关节活动能力。施行手法时,可由自己或他人徒手在病变关节及软组织作轻揉、按压、摩擦等。对水肿的关节或肢体可从远端向近端推按、轻揉、摩擦,对病变时间较长的关节,应在关节周围寻找痛点(区)或硬结,有重点地进行揉按,但应避免直接在关节表面上大力按压或使两关节面间用力摩擦。有关节僵硬、周围软组织粘连、挛缩时,在按摩后给予关节牵引,对关节周围软组织进行牵伸,可徒手牵伸,也可利用自身重量、滑轮或棍棒(体操棒)等牵伸,选用何种牵张方式应根据实际情况做选择。牵张前应用温热疗法、超声波等治疗可减轻疼痛,提高牵伸效果,对有中等量至大量积液、不稳定的关节应避免用力牵张。

4. 肌力锻炼　在急性炎症期或关节固定期,虽然关节不宜做运动,但为保持肌力,可进行肌肉静力性收缩训练。恢复期或慢性期,可在关节能耐受的情况下,加强关节的主动运动,适当进行抗阻力练习。

(1)等长收缩:用于保护炎症性关节病变患者的肌力,因可使肌肉产生最大张力而对关节的应力最小,每天只要有数次的最大等长收缩就能保持或增加肌力和耐力,因此等长收缩训练对关节炎患者是简便安全可行的方法。

(2)等张收缩:关节炎症已消失的患者可进行等张运动。游泳池内或水中均是等张运动的良好环境,由于浮力使作用于关节的应力减少,一定的水温更有助于关节周围肌肉等软组织松弛,因此水中等张运动很适合于关节炎患者。

(3)关节操:关节操可有效地预防关节僵硬,改善关节活动能力,恢复关节活动度。在做操前先对受累的关节进行轻柔地按摩或热疗,可防止损伤,提高效果。做操时用力应缓慢,切忌粗暴,应尽量达到关节最大的活动范围,但不引起关节明显疼痛为度。如有条件在温水中练关节体操,会既舒适,效果又好。另外,还有行走、跑步、自行车、游泳、划船等运动,应用时根据关节炎症情况和心肺功能确定其强度。常用于关节炎恢复中后期增强心血管功能,提高体质。

5. 关节保护　关节炎患者在日常生活中应重视保护关节,合理使用关节,这样可以减轻关节的症状及疼痛;减轻关节负担,避免劳损;预防关节损害及变形。

(1)姿势正确:休息时要让关节保持良好的姿势,工作时应采用省力姿势及采取省力动作,并常更换姿势或动作,以免关节劳损或损伤。

(2)劳逸结合:工作与休息合理安排。需长时间持续工作时,应在中间穿插休息。工作过程中最好能让关节轮流休息。

(3)用力适度:不要勉强干难以胜任的重活。用力应以不引起关节明显疼痛为度。

(4)以强助弱:多让大关节、强关节为小关节、弱关节代劳,以健全的关节扶助有炎症的关节,减轻受累关节的负担。

(5)以物代劳:使用各种辅助器具协助完成日常生活活动,以弥补关节功能缺陷,减轻受累关节的负担。

(6)简化工作:在工作之前先做好计划,并做好一切准备工作,把复杂工作分成多项简单工作来完成。

6. 节约能量　使用合适的扶助装置,在最佳体位下进行工作或日常生活活动;改造家庭环境,以适应疾病的需要;休息与活动协调;维持足够肌力;保持良好姿势;对于病变关节,可在消除或减轻重力的情况下进行。

7. **心理护理**　类风湿性关节炎无特异疗法，患者年龄轻，带病生存期长，容易产生异常的心理状态，如恐惧、焦虑等。给予心理干预有利于维护正常的免疫功能，应教育患者面对现实，参与病情讨论，共同制订康复计划，并获得必要的家庭支持。对骨性关节炎患者，使其了解本病虽然有一些痛苦和不便，但一般不致严重残疾，更不会造成瘫痪。受累关节软骨虽不能恢复正常，但积极合理的治疗和康复训练可明显改善病程的自然预后，对患者是十分有利的，应长期坚持。

四、强直性脊柱炎的康复护理

随着病情进展，强直性脊柱炎患者的致残率极高，目前无法治愈，因此康复护理的目的以缓解症状、控制功能障碍的发展为主，根据患者病情进展和临床症状轻重程度，进行个体化康复护理。

1. **关节活动度训练**　指导患者进行脊柱及下肢关节活动度训练，包括站立位（不屈膝）双手尽量触地，后背靠墙直立下蹲、站起训练，患处肌肉等长收缩训练，仰卧训练和俯卧位训练等。患者脊柱及下肢关节活动度改善后可开始颈部训练，最后进行深呼吸练习、扩胸运动等胸廓训练。耐心指导患者练习，适当从旁帮助患者规范完成动作，逐步引导患者自己练习。根据患者练习情况，调整训练进度和强度。运动前指导患者适当活动关节、放松肌肉，防止肌肉拉伤。运动结束后，帮助患者按摩肢体及腰背，减轻肌肉酸痛。

2. **心理护理**　患者进入缓解稳定期后，应多与患者交流沟通，耐心讲解康复训练的重要意义，使患者正确认识康复训练。此外，关注患者情感变化，及时采取心理疏导措施消除患者的心理问题，使患者以良好的情绪状态应对康复护理。指导家属多关心、鼓励患者，帮助患者顺利完成康复训练。

（解　丹）

思维导图

第十二节　运动损伤的康复护理

学习目标

1. 掌握软组织、韧带、肌腱、肌肉和关节软骨损伤的康复训练方法。
2. 熟悉软组织损伤的评定方法。
3. 了解运动损伤的原因，软组织损伤的概念及临床表现。
4. 能根据患者损伤情况正确制订康复护理计划并实施。

患者,男,21 岁。足球比赛射门时出现右膝关节剧烈疼痛伴活动受限 2 h,不敢活动而来医院就诊,检查发现:右膝关节呈强迫屈曲位,内侧明显肿胀,皮下淤血,局部皮温较对侧升高,内侧副韧带区压痛明显,外翻试验时疼痛加重,外翻角度较对侧无明显增大,浮髌试验阳性,屈前后抽屉试验阴性,X 线检查未发现骨折征象,外翻位可见关节间隙稍增宽,VAS 评分为 8 分,右膝关节被动关节活动度:30°⇌45°(活动受限因素为疼痛)不能独自行走。

请思考:

1. 患者出现了什么问题?

2. 如何为患者进行康复治疗与护理?

一、概述

(一)概念

运动损伤是指运动过程中及之后发生的各种伤害及并发症,它的发生与运动方式、运动环境、运动者自身条件及技术动作有密切的关系。运动损伤对运动人员所造成的影响是严重的,不仅影响正常的训练、比赛,妨碍运动成绩提高,减少运动寿命,严重的还可能引起残疾,甚至死亡。对体育爱好者来说,运动损伤也会影响其健康、学习和工作,造成不良的心理影响。

(二)病因

缺乏预防运动损伤的意识,往往是导致运动损伤的主要原因。在运动前没有进行必要且充分的准备工作,盲目开始大强度高频率运动,或瞬间使肌肉达到最大肌力等都会造成肌肉损伤;在运动过程中对运动损伤没有足够的思想认识,预判失误,都会造成运动过程中动作变形,发生运动力学非正常改变,进而造成机体的运动损伤。

1. **机械性外力** 是造成各种运动损伤的直接原因。主要分为四类:

(1)直接暴力:指外力直接作用于人体部位而引起的损伤,如不慎撞击等所造成的运动软组织损伤。

(2)间接暴力:指运动软组织损伤发生在远离外力作用的部位,因外力传导而引起的软组织损伤,多为扭伤和撕裂伤。

(3)肌肉收缩力:因肌肉强烈收缩或被动牵拉,导致肌肉、肌腱和筋膜组织损伤。

(4)劳损伤害:多见于慢性劳损所致运动软组织损伤,多因长期不正确姿势的劳动、工作或生活习惯而使人体某一部位长时间地过度用力积累致伤。

2. 其他原因和因素

（1）年龄因素：青少年由于骨骼肌肉系统尚未发育成熟，骨骼的弹性和柔韧性较大，骨化尚未完成，所以在骨的突起部、肌肉肌腱附着部容易发生损伤。中老年人脊柱和关节的柔软性降低，加之维持稳定的力量降低，应激保护反应和视力减弱，下肢肌力下降，常易发生摔倒等损伤。

（2）性别因素：由于男性和女性机体解剖和生理功能的不同，易发生运动损伤的部位和损伤类型也有差异，女性激素周期性分泌的影响是造成疲劳性骨折的原因之一。另外，闭经后的中老年妇女出现骨质疏松，在运动时容易发生摔倒进而造成骨折。

（3）体质因素：体质强弱与运动软组织损伤的发生有密切的关系。有学者对青春期运动员的身高和握力进行测定，发现身材高大的运动员握力相对较弱，这类运动员运动损伤的危险度增加。而肌力软弱，不能保证关节的动态稳定时，易发生关节损伤，这在青少年中发生率较高。

（4）解剖结构：运动损伤的发生是技术动作特点、运动生物力学和某些部位的生理解剖弱点等因素共同决定的。人体运动器官解剖生理结构不能适应运动训练的特殊要求，是运动损伤的潜在原因或解剖学原因。

（5）心理因素：疲劳、疾病、恐惧及心理状态不良等，都会使运动人员注意力不集中，使得运动损伤发生的概率增加，过分紧张、过度兴奋时也易发生运动损伤。

二、 软组织损伤的康复护理

（一）概念

软组织损伤是指肌肉、肌腱、韧带、筋膜腱鞘、血管、神经等组织的损伤，可以是单纯的损伤（扭伤、挫伤、断裂、撕脱）或伴有骨折、脱位；可分闭合性或开放性损伤两种。软组织扭挫伤是急性单纯性闭合性损伤，是在日常生活或劳动中，由于姿势不协调或遭受暴力直接撞击而引起的局部软组织肿胀、充血、渗出等炎性病理改变。软组织劳损由急性损伤治疗不当或不彻底造成。由单一劳动姿势、持久负重引起的累积性损伤在寒冷、潮湿的环境下可造成局部软组织变性、增生、粘连等病理改变，多发生在颈、肩、臂、腰、背、踝等处。

（二）诊断要点

1. 病史

（1）急性扭挫伤：有明显的外伤史，如下楼时不慎引起足内翻跖屈踝外侧韧带扭伤；弯腰突然扭转搬重物时引起腰扭伤。病程短，一般数天至数周。

（2）慢性劳损：可有急性损伤史，但多数患者仅述慢性自发性起病或有慢性累积性损伤史,如长期不良姿势、连续弯腰或过度疲劳。病程长,数月至数年。

2. 症状

(1)急性扭挫伤:局部肿胀或肌肉痉挛、疼痛,活动受限。

(2)慢性劳损:局部酸、胀、钝痛或刺痛,无力或沉重感,症状不剧烈、不持续,在休息或经常变换体位时减轻,活动过度、过累、弯腰过久时加重。

3. 体征

(1)急性扭挫伤:局部皮下有瘀斑或血肿,压痛,伴有活动受限或异常姿势。

(2)慢性劳损:压痛部位不甚明确,仅能指出局部大片不适;可有相对固定的压痛点;无神经刺激征。

4. 辅助检查

(1)X线检查:一般无异常发现或有退行性变。

(2)其他检查:一般有 CT、MRI、B 超、血液等检查项目。在慢性劳损时,为排除腰椎间盘突出症、肿瘤等疾病时,应做相应的专科检查。

(三)康复评定

1. 疼痛的评定　疼痛的评定通常采用目测类比法(VAS)、简式麦吉尔疼痛问卷和压力测痛法等评定方法。

2. 关节活动度评定　急性损伤可使关节局部活动范围缩小。肌腱、韧带断裂可使关节活动度扩大。损伤部位不同,关节活动度受限的程度也不同。慢性劳损造成的关节活动度受限不明显。

3. 步行功能评定　下肢等部位的急性扭挫伤,目测观察分析为典型的减痛步态。由于肌肉、肌腱、韧带损伤后,患肢负重时疼痛,患者尽量缩短支撑相,造成健肢摆动呈跳跃式或快速式前进,步幅变短。另外,患者常一手按住疼痛部位,一手伸展。疼痛部位不同,表现亦有差别。

4. 心理评定　慢性劳损的患者可能会有不同程度的心理问题,具体可采用抑郁量表等进行评定。

(四)康复治疗

1. 软组织损伤早期治疗

(1)损伤后的早期综合治疗:软组织损伤的早期应采取综合治疗方法,以控制创伤性炎症反应,促进损伤组织的愈合。临床上常采取的方法是实施"PRICE 原则",即①"P"保护(protection),要用弹性绷带、夹板或矫形器固定患部,保护患区免受进一步损害;②"R"休息(rest),局部制动、固定以利于局部休息,避免刺激损伤区及牵拉未愈合牢固的组织;③"I"冰敷(ice),在损伤后 24 h 或 48 h 内,局部冰敷、冰水浸泡12~15 min,或冷疗更长时间,有镇痛、防止出血、渗出的作用;④"C"加压(compression），早期用弹性绷带加压包扎，以减少局部出血及水肿；⑤"E"抬高（elevation），抬高患部以利于局部血液和淋巴液循环，减轻水肿。

（2）物理因子疗法：是应用最普遍的方法，具有明显的解痉镇痛、消炎消肿、改善局部血液循环、促进创面愈合的作用，在损伤后期还有预防或消除组织粘连的作用。

1）温热疗法：一般在损伤后 48 h 开始，先采用低温度、短时间，然后逐渐增加，每次治疗时间应小于 30 min，每天 1~2 次。

2）低、中频电疗法：经皮神经电刺激、干扰电调制中频电疗法有较好的镇痛、消肿作用，可适当选择应用，每天 1 次，每次 20 min。

3）高频电疗法：伤后 24 h，可采用小剂量或中等剂量的超短波或微波治疗，每次 20 min，每天 1~2 次。主要作用是消肿、镇痛。开放性损伤合并感染时，小剂量的高频电疗可消除感染。

4）超声波疗法：超声波治疗有较好的消肿和镇痛作用，在损伤后 24 h 可采用，中等剂量，每天 1~2 次，每次 8~15 min。

（3）局部封闭治疗：应用类固醇皮质激素加局部麻醉剂的混合液作局部痛点注射，重复注射 3 次，每次间隔 1 周。

（4）药物治疗：药物治疗旨在消除疼痛减轻炎症反应。非甾体抗炎药有利于减轻疼痛及炎症反应，可适当应用。对疑有感染的开放性损伤应适当应用抗生素治疗。

（5）手法治疗：损伤后早期即可开始，在损伤部位的近端做向心手法按摩以促进静脉回流，减轻水肿。2~3 天后也可做局部手法按摩，以促进吸收。手法治疗时，动作要轻柔，不可引起或加重损伤。

（6）运动疗法

1）主、被动运动练习：患肢应尽早做被动运动、辅助运动和主动运动来维持和扩大关节各方向的活动度。做运动练习时，动作宜平稳可控，避免暴力或冲击性运动，活动时应无明显的疼痛。关节活动练习应每天 1~2 次，每次每个关节活动 3~5 遍。

2）恢复肌肉功能的练习：伤后应尽早做制动、固定肢体的等长练习，这样可有效地防止肌肉萎缩和恢复肌肉功能，此后应视病情逐渐增加运动量，进行等长、等张练习和抗阻练习。未固定的肌肉也应进行适当的等长或等张练习。

3）牵张或伸展练习：其作用可恢复和保持肌肉、肌腱及韧带等结构的正常长度，分解已发生的粘连。在损伤后的早期应做被动的牵伸手法，当存在牢固的关节活动受限时，使用关节功能牵引法或伸展手法可获得较好的疗效。

2. 软组织损伤后期的康复治疗　治疗的主要目的是针对存在的问题及功能障碍，如疼痛、关节活动受限以及肌肉萎缩和功能减弱等。早期所采用的各种方法仍可继续应用，但要有所侧重。物理因子疗法主要用于减轻组织粘连，软化瘢痕等，常用的有温热疗法、低频电疗、超声波疗法以及直流电碘离子导入疗法等；运动疗法以主动抗阻练习来恢复肌肉功能,牵张或伸展练习来恢复或改善关节活动功能为主。

软组织损伤处理的新原则:PEACE & LOVE

PEACE & LOVE 概述了健康教育和心理社会因素对康复的重要性。

1. PEACE 原则　在软组织损伤的急性阶段,应该使用 PEACE 原则来进行处理。

(1)P-保护:停止或限制运动 1~3 天,以减少出血,防止受伤肌纤维的肿胀,并减少受伤加重的风险。

(2)E-抬高:将患肢抬高到高于心脏的位置,以促进组织液从组织中流出。

(3)A-避免使用抗炎药物:不同阶段的炎症有助于软组织更好地再生,不推荐使用药理学方法抑制此过程。

(4)C-加压:使用胶带或绷带产生的外部机械性压力有助于限制关节内水肿和组织出血。

(5)E-教育:治疗师应告诉患者积极康复的好处。

2. LOVE 原则　在急性期之后的后续阶段,应该使用 LOVE 原则进行处理。

(1)L-负荷:应尽早地增加机械应力,在症状允许的情况下尽快地恢复正常活动。

(2)O-乐观:大脑在康复干预中起着关键作用。从实际出发的同时,医护工作者应鼓励患者保持乐观,进而提高最佳恢复的可能性。

(3)V-血管形成:无痛的有氧运动应在受伤几天后就开始,以提高动力,增加受伤结构处的血流量。

(4)E-活动:活动可以治疗踝关节扭伤并减少复发性损伤的概率。

(五)康复护理

1. 肩关节脱位护理措施　急性期按照"PRICE"原则进行处理;休息和上肢抬高摆放并合理制动;肩关节疼痛和肿胀的护理;肩关节关节活动度的护理;上肢肌力训练;日常生活的护理。

2. 急性腰扭伤的护理措施　急性期按照"PRICE"原则进行处理;休息和合理制动,患者卧床休息,可使疼痛症状明显缓解或逐步消失。护理人员应指导患者正确的起床方式,如先健侧卧于床边,再利用上肢支撑并推床,同时双足放置地上,离床时用手臂支撑帮助起身,避免腰部用力,必要时佩戴腰围保护。患者应积极配合运动疗法,在解除急性期水肿炎症后可以进行腰背肌锻炼,如麦肯基疗法,也可以从飞燕式开始,过渡到五点支撑法,2 周后过渡为三点支撑法,循序渐进,持续锻炼 3 个月至半年以上;日常生活的护理。

3. 膝关节扭伤的康复护理措施　急性期按照"PRICE"原则进行处理;休息和下

肢抬高摆放；膝关节疼痛和肿胀的护理；膝关节关节活动度的护理；下肢肌力训练；平衡与协调能力的护理；日常生活的护理。

4. 踝关节损伤的康复护理措施　急性期按照"PRICE"原则进行处理；休息和下肢抬高摆放；踝关节疼痛和肿胀的护理；踝关节关节活动度的护理；下肢肌力训练；平衡与协调能力的护理；日常生活的护理。

5. 关节挛缩的康复护理措施　尽管关节挛缩变形的病因不同，但对于关节挛缩的预防，都应遵循早期预防的原则，关节一旦发生挛缩，应尽早进行康复治疗。关节挛缩的防治和护理措施主要有以下四种：

（1）保持关节的功能位：功能位是指关节能够进行基本功能活动，不易引起挛缩发生的体位。保持关节功能位必须 24 h 连续进行，卧位时可用枕头、毛毯等垫于相应部位以保持关节固定。对有明显关节挛缩者可用石膏或塑料夹板矫形器固定在功能位。此外，用足支撑垫板可预防足下垂。

（2）经常变换体位：对于卧床等存在运动障碍的患者，为预防关节挛缩的发生，维持正确的体位，保持关节的功能位是很重要的。但无论什么体位，如果长时间不进行更换，都容易在该姿势下发生挛缩。因此，保持良好体位必须和体位变换结合进行。

（3）关节活动度训练：护理人员应鼓励患者尽早进行运动训练。进行关节活动度训练时，可根据挛缩的具体情况，合理进行被动运动、主动运动和抗阻运动等训练；对已发生挛缩的关节应进行主动牵引、徒手牵引或持续牵引，也可通过滑轮进行重力牵引。

1）被动运动：用于预防时每天 2 次，每次活动 5 min，活动强度视病情而定。如已有明显的关节窄缩时必须使关节活动度尽可能达到最大，但应以不引起明显疼痛为度；挛缩较轻者每次运动需 10 个反复，每次 20～30 min；严重者在被动运动前应先进行热疗以增加牵引的效果，被动活动前进行关节松动可增加关节活动度，避免软组织冲击、压迫和撕裂。

2）主动运动：形式较多，如徒手训练，适用于预防性训练或早期轻度功能障碍时的训练，步行、关节体操、日常生活活动，以及防止个别关节挛缩的关节活动度训练。自我训练，活动时间根据目的而定，确立训练目标后示范规定动作，同时给予必要的保护和帮助。抗阻训练由治疗师根据患者肌力情况提供训练阻力的大小、方向和次数，手法操作按照保持-放松、保持-放松-拮抗模式训练；机械阻力训练目的是增强肌肉收缩力和耐力，包括等长、等张、等速训练等模式。

3）牵引训练：适用于痉挛性挛缩，张力低下者忌用。反复、多次牵拉活动，能使痉挛肌肉放松，从而减轻关节的挛缩程度。牵拉患者痉挛肌时，动作要柔和，以防肌腱和关节韧带损伤。牵引时需要患者密切合作，避免患者自己用力收缩，而加重肌肉痉挛和关节的挛缩。

三、韧带损伤的康复护理

(一)概念

韧带损伤是指韧带因受暴力引起过度牵伸而致不同程度的韧带纤维或其附着处的断裂,包括局部挫伤、部分断裂和全部断裂。表现为明显的内出血、血肿形成、局部肿胀,愈合较慢,难以达到完全愈合,治疗不及时常不能恢复正常的韧带功能。

(二)诊断要点

1. **病史** 多有明显的外伤史。

2. **症状** 韧带损伤后一般均有小血管破裂而出血,局部疼痛、肿胀,组织内出血、血肿、关节肿胀、活动障碍、压痛。体检时发现牵拉韧带明显疼痛,如果完全断裂,关节稳定性下降。

3. **物理检查** 抽屉试验、轴移试验、旋转试验、侧压试验(分离试验)等均有助于诊断。

4. **影像学检查** X线检查对韧带牵拉引起的撕脱骨折、从起点或止点撕脱损伤极具诊断价值,而对其他类型损伤无直接诊断意义。MRI显示各层面组织结构的完整性,对诊断韧带损伤有重要意义。

(三)康复训练指导

1. **膝韧带损伤的康复分期** 一般可分为五期。

(1)术前期康复:术前采用。此期康复目的是在不加重损伤的前提下,增强与保持肌力。注意严格控制运动量及活动范围。以下方法可采用:① 股四头肌抽动练习,5 min。② 直抬腿练习,采用最大强度的重量,抬腿10次。如果由于疼痛不能直抬腿,可采用负向抗阻练习,先助其将腿抬至90°以上,再自己徐徐放下,此练习的好处是交叉韧带之一断裂时,另一韧带可起保护作用,防止胫股关节的前后错动。③ 等张和等速练习,常用的方法是 Cybex 等速练习。需注意的是有交叉韧带断裂时以不用为好,以免增加胫骨的前后错位范围。④ 膝伸屈肌群的等张抗阻练习,根据需要加强股四头肌和腘绳肌的肌力练习。⑤ 股四头肌的等长练习,并发有髌骨软骨者用此法较好。⑥ 增加活动范围的膝屈伸练习,术前因固定引起关节活动度受限的,应先恢复活动范围再做手术。⑦ 髋内收、外展、伸屈各20次。

(2)术后或伤后早期康复:应于24 h内开始,内容与术前期同。因用石膏或其他方法固定而影响活动者除外。如不能完成时可用下列方法训练:① 助力法,使用滑车牵拉抬腿,或用健侧腿将患腿抬起,然后将患腿抬至髋屈90°位不动,再徐徐用力放下;或将腿牵拉抬至60°,徐徐放下;或将腿牵拉抬至30°位,徐徐放下。如果可以保持直抬腿30°位,多可不再加用助力练习,而自己练习。② 其他髋的练习同前。③ 当患者能自己抬腿时,即可扶拐下地,用三点支撑走路。

(3) 前中期康复:从去除石膏或其他固定物开始。练习内容除前面内容外增加改善关节活动度的练习。内容有:① 负重直抬腿练习,10~15 次。② 髋的伸屈内收外展,10~15 次。③ 膝等速伸屈练习,如用 Cybex 练习,应注意后交叉韧带重建者练股四头肌力量,前交叉韧带重建者练习腘绳肌的力量。④ 患者坐在床边伸屈练习,股四头肌向心与离心收缩的力量练习,应在膝伸直时停 1~2 s,然后在 4 s 内缓缓放下,休息 2 s 后再重复以上动作。⑤ 伸屈踝趾活动,15~20 次。⑥ 如果膝不能完全伸直,可增加 Hurdler 练习法(坐位患肢膝伸直向前,健肢屈髋屈膝,这时身体前屈,即可改进膝的伸直角度)。⑦ 拉长股四头肌和腘绳肌的练习。⑧ 固定自行车练习,开始时 2~4 km,抗阻力的大小因人而异。以上每组 2~3 次/天,目的不仅是关节的功能恢复,而且要注意力量的恢复。

(4) 后中期康复:关节伸屈不痛,活动范围正常,肌力已恢复 25% 左右,此时可开始下面的练习:① 伸屈膝练习,15~25 次;② 负向离心负重练习,垂膝坐床边,伸膝停 2 s,4 s 内缓缓放下,停 2 s 再重复;③ 固定自行车练习,高阻高速骑行 5 km;④ 跑步、跑坡或在活动跑道上跑,增加距离及速度。此期的特点是治疗手段少,恢复运动的内容多,但仍包括抗阻、速度及关节活动度的练习。如果反应不良可改为等速练习,或直抬腿练习。

(5) 终期康复:肌力恢复到 90%,训练方法同上。

2. 膝关节前交叉韧带损伤康复护理   前交叉韧带是维持膝关节稳定的重要因素,在膝关节损伤中前交叉韧带损伤颇为常见。后交叉韧带损伤后,一般应用关节镜下韧带重建手术治疗。以下主要介绍单纯前交叉韧带损伤重建术后康复护理措施。

(1) 术后体位:术后患者平卧位,患膝用卡盘式支具固定,保持过度伸直位 2 天,膝关节处于此处位置时,股四头肌收缩会造成胫股关节压力增加,以利于重建后的前交叉韧带处于低张力状态。

(2) 功能锻炼:功能锻炼的早期及初期,因肌力水平较低,组织存在较为明显的炎性反应,且重建的韧带较为脆弱,故以小负荷的耐力练习为主。早期不得过多行走,不应以行走作为练习方法。否则极易引发关节肿胀和积液,影响功能恢复及组织愈合。

1) 踝泵运动:麻醉恢复后即可行踝关节最大限度跖屈和背伸,频率不宜过快,保持 3~5 s。跖屈和背伸为 1 次,连续 15 次,每天 4~6 次。踝泵运动可促进血液循环,防止深部静脉血栓。

2) 股四头肌等长锻炼:大腿前侧肌肉用力绷紧及放松,每次持续 5~7 s,在不增加疼痛的情况下尽可能地多做(大于 500 次/天),同时进行强化夹紧大腿的动作,锻炼股内收肌,以稳定膝关节,防止肌肉萎缩。

3) 直腿抬高训练:术后第一天可鼓励患者行直腿抬高训练,从被动到主动,逐渐抬高。即患者平卧位,伸直膝关节将腿匀速抬高达 35°~45°,保持 5 s,然后放下。再重复以上动作,每天 3 组,每组 50 次,开始时可给予一定助力,逐渐向完全主动运动过渡,术后第 10 天开始坐位伸屈膝训练,并逐渐进行阻抗练习以利于发展肌力。

4)关节活动度训练:术后 3~5 天,在医师的指导下开始应用下肢 CPM 功能锻炼器进行关节活动度练习,一般从屈膝 30°开始,每天 2 次,每次 60 min,活动范围控制在无痛范围进行并逐渐增加,每天增加 10°~15°,屈膝练习后即刻冰敷 20 min 左右,如平时关节内明显发热、发胀,可再冰敷 2~3 次/天。

5)渐进性康复训练:出院后继续加强患膝活动度的训练,使膝关节主动屈曲达到 90°以上。开始可借助步行器行走,进行平衡能力练习,加强步态指导,纠正异常步态;进行上下楼梯练习,并进行日常生活活动训练。术后 2 个月内,在休息时用支具将患膝锁定在伸直位以防止伸膝受限,在下地负重时用支具将患膝锁定在伸直位以防止膝关节过伸。术后 3~6 个月采用弹力带或沙袋抗阻力踝泵运动或直腿抬高运动,使用综合康复训练器等。术后 6 个月开始完全下蹲和跑步活动。

3. 踝韧带损伤的康复

(1)诊断和评估:伤后首先应区分是全断裂还是部分断裂。诊断的方法是:① 踝前抽屉试验,主要说明距腓前韧带和胫腓前韧带是否全断裂。距骨向前错动 5~6 mm,多说明为全断裂。② 距上关节强迫内外翻,并照正位像,距上关节膝倾斜角超过 5°,说明跟腓或跟胫带断裂。以上韧带的断裂常常是几组韧带同时断裂。③ 双踝挤压足背伸痛,多说明有断裂的韧带嵌在关节隙内。

(2)康复方法:① 踝韧带扭伤的康复。局部冰敷压迫止血,伤后 1~2 天即可用粘膏支持带保护,开始练习慢跑等一般活动,7~10 天即可训练。② 踝韧带全断裂的康复。不论手术与否都需用石膏靴固定,7~10 天开始着石膏靴下地行走,可以防止关节僵直和肌肉萎缩。4~6 周后除去石膏,做恢复踝关节活动度的练习,加强踝两侧的肌肉力量以保护踝关节稳定的练习,及恢复本体感觉的练习。站位蹲起、提踵及前足高站提踵是不可缺少的康复运动方法。一般 2~3 月即可参加正规训练。

4. 肘关节内侧韧带损伤的康复

(1)肘内侧副韧带慢性扭伤的康复:① 可的松封闭;② 内侧副韧带粘膏支持带保护;③ 加强屈指屈腕肌肉力量的练习。

(2)肘内侧副韧带全断裂的康复:伤后的初期处理是冰敷、夹板及石膏托将肘压迫包扎伸直位固定 3~4 周。固定期间做握拳练习,改善肘部的血液循环,加强其内外侧肌肉的力量。去石膏固定后,患者自己做主动的伸屈肘练习,被动的或抗阻伸加被动的屈肘。训练中如肘部发热可用化骨的中药外敷以防肘的关节囊骨化。禁忌强迫被动推拿。

(3)肘内侧韧带加肌肉断裂(指腕屈肌及旋前圆肌)的康复:多见于摔倒时的前臂支撑伤,重者有肘关节后外侧脱位或合并桡骨小头骨折。检查时命患者用力握拳再被动地做肘的外展试验,仍有肘内侧疼痛感的即属此伤。其处理应手术修补骨折复位。伤后的康复原则与前者同。

四、肌腱损伤的康复护理

1. 肩袖肌腱断裂 肩袖又称肌腱袖,是肩胛下肌、冈上肌、冈下肌及小圆肌的联合腱。肩袖肌腱断裂是指因组织退变及暴力引发的冈上肌、冈下肌、肩胛下肌和小圆肌等肌腱的部分或完全断裂,为肩区运动损伤的主要类型。

(1)肩袖肌腱部分断裂(表层或深层):有肩上举反弓痛、肩袖的某一肌肉用力抗阻痛和压痛,但无肌力减弱,症状和肩周炎差不多。康复的原则是准备活动后不痛者可正常运动;准备活动仍有疼痛者,停止运动;不动也痛者完全停止肩部的活动。前两种情况都应加强三角肌的肌力练习(臂侧平举负重静力练习)及肩袖各肌肉的拉皮带抗阻力肌力练习。

(2)肩袖肌腱全断裂:伤后上臂外展无力或不能外展至90°,肩外展时多有错动音响。肩关节造影是最可靠的诊断方法。首先应进行手术治疗,术后进行康复要在不影响肌腱愈合的情况下,防止盂肱关节内外粘连。术后压迫包扎后用三角巾悬吊,尽早开始做托肘弯腰肩的回旋运动。4~6周后开始肩袖肌群的渐进的肌力抗阻练习。

2. 肱二头肌长头肌腱断裂 多见于中年以上者,因磨损、骨刺或腱袖退变导致退行性改变,即使在较轻的外力作用下,肱二头肌的收缩亦可以引起肌腱的断裂。

肱二头肌长头肌腱完全断裂者通常采用手术治疗,术后用石膏固定于屈肘110°位,前臂轻度旋后位4~5周。对陈旧性断裂无症状者,或部分断裂,年龄偏大,症状轻者可以不做手术,用颈腕吊带或三角巾悬吊患肢2~3周。每天可进行几次无痛范围内的摆动,2~3周后去除悬吊带,开始正常活动,同时采用物理因子疗法,予以超短波、中频电波或重要局部熏洗、热敷等治疗。

3. 跟腱断裂 运动员中最常见。伤后汤普森试验(+)(患者俯卧足踝置床沿外,检者用手横捏小腿三头肌,正常时足有跖屈,足不动者即为跟腱全断裂)。康复方法如下:

(1)伤后长腿夹板压迫包扎,并以石膏托将膝踝屈曲固定,48 h后做趾的屈伸活动,并鼓励小腿三头肌收缩抽动。这样踝在夹板内有可允许的约15°的伸屈活动,有利于防止局部粘连。

(2)3周后将长腿石膏固定除去,在床上练习踝的伸屈活动。下地时用双拐并着短腿石膏托保护,避免摔倒。

(3)术后5周着高跟鞋行走,并逐渐将后跟降低。同时练习滚棒并下蹲以恢复踝背伸的范围。

(4)术后8周开始提足跟练习。

(5)术后3个月开始慢跑。

（6）术后 6 个月可开始训练。

五、 肌肉损伤的康复护理

1. 股四头肌挫伤的康复训练　股四头肌挫伤是指股四头肌在运动（尤其是足球、橄榄球中最常见）受到外力作用所致的损伤。挫伤最严重的并发症是骨化性肌炎，一般不需要特殊治疗，对于病史超过 1 年仍有疼痛或关节活动明显受阻者才考虑手术切除。

股四头肌挫伤康复护理措施：① 制动期，24 h 内应用冰敷和非甾体抗炎药，用棉垫加压包扎，休息、抬高患肢。禁止任何按摩、热疗及膝的屈伸活动。轻度挫伤 24 h，严重挫伤 48 h 后开始股四头肌、腘绳肌等长收缩运动。② 关节活动康复期，在无痛范围内鼓励早期活动。当患者自己可以控制股四头肌收缩时，即可开始轻微的膝关节主动屈伸活动。首先是膝非负重情况下的伸直活动。在治疗师的帮助下扶拐下地行走，在 2~3 周膝屈曲至 90°，走路不用拐。逐步加强膝关节被动屈伸活动训练。③ 功能恢复期，膝关节屈伸活动训练至关节活动度完全恢复正常。逐渐增加伸膝抗阻力的力量，逐渐恢复运动。

2. 骨化性肌炎的康复　该病多由肌肉挫伤或关节脱位继发引起。

（1）炎症期：要防止再伤，应冰敷压迫包扎固定防止邻近关节的活动以防血肿形成或再伤。

（2）增殖期：开始做股四头肌抽动，如果发生在上肢，也应做手指的屈伸活动或肌肉抽动。关节活动时只允许在无痛的范围内进行，不应加力被动活动。

（3）修复期：在一定的范围内加肌肉抗阻练习。如果疼痛或关节活动受限增加，局部发热，即应减量或停动，同时进行冰敷，或外敷化骨中药。

3. 大腿肌肉挛缩的牵拉康复　大腿前后的肌群可因拉伤、挫伤、劳损或关节损伤引起挛缩，应注意矫正。练习时应先做准备活动，如轻微活动或慢跑，约 10 min 即可。如果有肌肉疼痛或痉挛，也可用冰按摩代替准备活动。常用的牵拉方法是 Hurdler 牵拉法：患者取坐位，一腿向前伸直，同时将一布带系在足前，用手牵拉使踝背伸，另一腿屈曲跪地，足跟坐于臀下。然后向前弯腰牵拉前伸腿的腘绳肌群，但应和缓进行，至局部最痛的位置时停 15 s，再缓缓放松；上体向后倒牵拉股四头肌，同样应和缓进行。

六、 关节软骨损伤的康复护理

关节软骨损伤是较常见的运动损伤。关节软骨损伤可分为急性与慢性损伤两大类。急性损伤有关节软骨或骨软骨切线骨折、压缩骨折（软骨或骨软骨）、穿透伤或切割伤；慢性损伤主要是指因劳损而引起的软骨损害或骨软骨损害。

1. 骨软骨骨折的康复护理原则

（1）髌骨骨软骨切线骨折的康复护理原则：髌骨骨软骨切线骨折主要是由于髌骨外伤性脱位造成的。这一类伤手术后应以夹板压迫包扎，早期开始股四头肌的用力抽动练习，术后1周直抬腿练习；2周时去固定，在床上练习足跟不离床的膝伸屈活动；3周后小腿垂床边膝做伸屈活动，并逐渐增加抗阻力练习。约3个月可开始训练。

（2）股骨髁骨软骨切线骨折的康复护理原则：髌骨脱位时股骨髁脂肪垫区最易发生骨软骨切线骨折，其治疗原则是关节镜确诊，手术摘除碎裂的骨软骨片。其康复护理原则及程序与上述同。

（3）股骨滑车区软骨病病灶清除后的康复护理原则：股骨滑车区的软骨病多为膝的跪伤或顶撞伤，是软骨的碎裂伤。伤后有半蹲痛，影响蹲起和跑跳发力。伤小却严重影响训练及成绩。其治疗为局部病灶清除并须深达软骨下骨板，通过新生肉芽的摩擦化生修复软骨缺损，此为常规的治疗方法。术后两周开始不负重的膝伸屈练习为好。术后4~5周才能负重。

2. 髌骨软骨病的康复护理　　髌骨软骨病又称髌骨软骨软化症，60%属过劳伤。影响跑跳发力。早期只有半蹲痛、脱膝感及髌骨压痛。X线检查正常。晚期出现髌骨下摩擦音，X线检查可见软骨边沿唇变和软骨下囊变。

康复护理措施：

（1）静蹲练习：较轻病例可采用直抬腿练习，半屈膝位静蹲练习（股四头肌等长力量练习）。静蹲时取无痛的半蹲角，角度可以改变以训练不同的肌肉，并逐渐增加半蹲的时间，约10天可增至20 min，后即不再增。

（2）等速练习：采用Cybex做等速练习，自调对抗的阻力。

（3）可进行大强度杠铃架无痛角负重蹲起，避开半蹲的痛点练习负重蹲起。

（戴　波）

第十三节　关节置换术后的康复护理

思维导图

学习目标

1. 掌握髋关节置换术后、膝关节置换术后的康复护理方案及实施、康复教育。

2. 熟悉髋关节置换术、膝关节置换术的基本概念。

3. 了解髋关节置换术后、膝关节置换术后的主要功能障碍。

4. 能正确制订髋关节置换术后、膝关节置换术后的康复护理具体方法并实施。

患者,男,70 岁。因不慎摔倒后出现髋部疼痛 1 天入院,X 片发现有股骨颈骨折,入院当天即行人工全髋关节置换术,术后患者安全返回病房。

请思考:

该患者术后护理将如何制订计划?

一、概述

(一)髋关节置换术

人工全髋关节置换是指应用人工材料制作的全髋关节结构植入人体以替代病损的自体关节,从而获得髋关节的功能,是解除髋关节疾病患者的病痛、纠正畸形、恢复功能的一种行之有效的方法。人工全髋关节置换术是人体矫形外科中较大的重建手术,置入的人工关节有其本身的使用寿命和术后容易发生的一些并发症。因此,此手术要严格掌握适应证。

适应证:适用于因髋关节病变引起关节疼痛、强直、畸形、严重功能受损,影响日常生活和工作,经其他治疗无效、复发或不适于其他方法治疗的患者。

禁忌证:有严重心、肝、肺、肾病和糖尿病不能承受手术者;髋关节化脓性感染,有活动性感染存在合并窦道者。

知识拓展

人工髋关节假体

人工髋关节假体多数是有光滑的钴合金头与高强度的超高分子聚乙烯臼杯相结合。近来生物陶瓷臼杯应用于临床以减少潜在的因摩擦而脱落的聚乙烯颗粒造成的假体松动。髋关节假体分骨水泥固定型、非骨水泥固定型及混合固定型,各家评论不一。多数人认为骨水泥固定型适用于高龄合并骨质疏松患者,非骨水泥固定型假体表面多孔,能依靠骨组织反应生长能力,使骨与假体间形成紧密的生物固定,尤其适用于年轻人。

(二)膝关节置换术

全膝关节置换术是指应用人工材料制的全膝关节结构植入人体以代替病损的自体关节,从而获得膝关节功能。全膝关节置换术可消除或缓解疼痛,恢复日常生活活动能力和工作能力,其中有些患者可终身受益不需任何治疗。近年来,膝关节置换术已被公认是效果理想的治疗方法。膝关节是人体最大、解剖最复杂、对运动功能要求较高的关节。因此,与髋关节比较,膝关节术后康复的难度更大。

适应证:适用于膝关节的各种炎症性关节炎,如骨性关节炎、类风湿性关节炎、血友病性关节炎,部分创伤性关节炎,静息性感染性关节炎,原发性或继发性软骨坏死性疾病,骨肿瘤等。

禁忌证:膝关节周围肌肉瘫痪、局部和全身关节的任何活动性感染、膝关节疼痛性融合。

二、髋关节置换术后的康复护理

(一)主要功能障碍

1. 肢体运动功能障碍　早期术后局部疼痛、肿胀,术后要求对肢体活动的限制,肢体对植入假体尚未适应等,都使肢体的活动受到影响;中后期锻炼不当、并发症的发生等,也会影响肢体的运动功能。

2. 日常生活活动能力障碍　术后患者床上活动及转移能力、坐位能力(包括床边及坐椅的能力)、活动能力(包括站立、行走、上下楼梯、走斜坡等)都受到影响。

3. 心理功能障碍　主要表现为心理承受力差,对假体的焦虑、不安、缺乏信心等。

(二)康复评定

髋关节置换术后的康复评定包括疼痛、关节活动度、关节周围肌肉肌力、日常生活活动能力、焦虑和抑郁等方面,可各自应用相关量表进行评估。髋关节功能评定标准主要采用 Harris 髋关节评分表(1969 年)、Charnley 髋关节功能评分标准(1972年)等。

(三)康复护理

1. 术前指导　充分的术前准备,可加速患者术后的恢复过程。

(1)入院宣教:让患者了解自己的病情、手术的目的、方法、术中配合要点,术中和术后可能遇到的各种问题及康复训练程序等,帮助其减轻焦虑紧张情绪,增强战胜疾病的信心。

(2)指导呼吸训练并掌握排痰技巧:指导患者卧位下深呼吸训练,并掌握床上咳嗽排痰技巧,以便术后能保持良好的呼吸功能,防止肺部感染。

(3)床上体位指导:向患者说明术后为防止假体脱落应采取的正确床上体位,具体如下:平卧或半卧位,患髋屈曲小于45°,不可侧卧,患者外展20°~30°并保持中立位,两腿间放置外展架或厚枕,准备合适的丁字鞋或其他防旋支具。

(4)床上排便训练:目的是防止因体位不习惯而致尿潴留或便秘。在放置便盆、臀部抬高时注意避免患肢的外旋及内收动作。

(5)均衡营养饮食,保持合理体重:肥胖是影响术后恢复的危险因素之一,减肥有利于术后关节功能的恢复,同时又可减少对人工关节的压力,减少松动等远期并发症的发生。

2. 术后康复护理及训练

(1)术后第 1~3 天

1)床上合适体位:术后第 1 天必须保持外展中立体位,每 2 h 帮助患者抬臀 1 次,防止压疮,手术当天避免过多活动,避免患髋内收,防止假体脱落及伤口出血。

2)定时进行深呼吸、有效咳嗽训练和排痰,必要时给予拍背。

(2)术后第 4~5 天:协助患者在床边坐起,应避免髋关节屈曲超过 90°,否则会增加脱位的危险。除非有心血管疾病的禁忌或髋关节活动受限,患者可以在病房护士协助下坐在床边。因为患者在术后一直用泡沫塑料夹板固定以防止外旋,因此患者会要求将患肢放在不同的位置上。

(3)术后第 6~7 天

1)卧—坐—立转移训练,需坐高椅,保证髋关节高于膝关节;用加高的坐便器如厕,或在辅助下身体后倾患腿前伸如厕;要保持座椅牢固最好有扶手,可适当加垫以增加高度;不要交叉两腿及踝,不要向前弯腰超过 90°,要学会坐起时身向后靠和腿向前伸。

2)在医护人员帮助下进行床上翻身练习,协助者一手托臀部一手托膝部,将患肢和身体同时转为侧卧,并在两腿间垫上夹枕,严禁患肢内收内旋。

(4)术后第 2~4 周:鼓励患者在床上进行力所能及的自理活动,如洁面、梳头、更衣、进食等,能拄拐杖行走后进行进一步日常生活活动训练。指导患者借助一些辅助设备独立完成日常的穿脱衣裤鞋袜、沐浴、移动、取物等活动,尽量减少患者髋关节的屈曲度。常用辅助设备有助行器、拐杖、套袜器、穿鞋辅助器、持物器等。必要时候进行适当的环境改造,如加高床、椅、坐厕的高度,使用有扶手的座椅等。

(四)康复教育

1. 饮食 患者麻醉清醒后 6 h 即给予流质饮食,术后第 1 天给予普通饮食,宜选用高蛋白、高钙、高维生素饮食,并补充足够水分。

2. 应了解什么动作是可以做的,什么是不能做的,并尽量做到。

3. 避免搬重物、跳跃及其他剧烈运动或重体力劳动。

4. 控制体重,防治骨质疏松、防止跌倒。

5. 避免长时间站立或行走,需长距离行走时最好使用手杖,中途适当休息,避免走崎岖或过于光滑的道路。

知识拓展

髋关节置换术后的社区家庭康复指导

行髋关节置换术的患者,一般在术后 2~3 周基本掌握了运动与步行技巧,伤口愈合,病情已平稳,即可出院。出院后将面临比较长的康复锻炼过程,因此应为患者制订一个家庭和社区的康复训练计划。

(1)减少人工关节磨损:患者最好终身使用单拐杖,尤其是外出旅行或长距离行走时。

(2)注意适当控制体重,减轻关节负重。

(3)指导患者3个月内采用仰卧位睡觉,可在两条大腿之间安放枕头以保持双腿分开,禁止患侧卧位。

(4)指导患者术后6个月内禁止采用患侧髋关节内收、内旋,不要把患肢架在健肢上(俗称跷二郎腿)。

(5)站立位时,指导患者行患侧髋外展、髋后伸训练,加强臀部肌力,增加髋关节稳定性。

三、 膝关节置换术后的康复护理

(一)主要功能障碍

1. 关节活动度受限　由于膝关节存在不同程度受损,因此膝关节屈伸受到不同程度的影响,有疼痛、不稳、畸形等。

2. 日常生活活动能力障碍　由于疼痛、肌力下降、关节活动度受限,使得患者的步行能力、转移、如厕等等均受影响。

3. 社交及心理障碍　严重膝关节病的患者存在昼夜难以忍受的疼痛,造成社交及心理障碍。

(二)康复评定

膝关节置换术后的康复评定包括疼痛、关节活动度、关节周围肌肉肌力、日常生活活动能力、焦虑和抑郁等方面,可各自应用相关量表进行评估。膝关节功能评定标准目前最常采用 HSS 膝关节评估系统,考评内容有七项,其中六项为得分项目,包括疼痛、功能、关节活动度、肌力、屈膝畸形和关节稳定性。另一项为扣分项目,内容涉及是否需要支具、内外翻畸形和伸直滞缺程度。结果分为优、良、中、差四级。

(三)康复护理

1. 术后当天　密切观察生命体征,注意补充血容量和维持电解质平衡,观察到尿液颜色异常及时报告医师。当麻醉解除后,立即检查患者双下肢的自主活动,尤其是小腿和足踝的自主运动。定时嘱患者采取半卧位,进行呼吸训练,咳嗽训练,保持呼吸道通畅。注意观察引流液的量、颜色、性质,引流管是否通畅和敷料外观情况,减轻疼痛和肢体肿胀,可冰敷患膝,术后 6~8 h 可根据情况予以进食易消化的半流质饮食。

2. 术后第 1~3 天　可引导患者做以下功能训练:

(1) 踝泵往返练习　患者采取仰卧位,膝关节伸直,踝关节尽全力背伸并坚持片刻,然后踝关节尽全力跖屈并坚持片刻,然后放松。一组 20 次。

(2) 股四头肌等长收缩训练　患者采用仰卧位,尽全力背屈踝关节,尽量伸直膝关节,坚持 15~20 s,然后放松。一组 20 次。

(3) 直腿抬高　患者取仰卧位,足立于中立位,尽量膝伸直,抬起下肢至足踝离开床面 20 cm,坚持 15~20 s,然后放松。一组 20 次。

(4) 腘绳肌训练　患者取站立位,尽力向后抬小腿,并坚持 20~30 s,然后放回原位。一组 20 次。

注意,此阶段患者康复训练后,下肢和膝关节可能会出现肿胀加重,增加关节积液。可嘱患者休息时抬高患肢至少 30 cm,最好超过心脏水平,保持此姿势 2 h,可有效消除肿胀,缓解疼痛。

3. 术后第 4~7 天　当患者具有一定肌力和平衡能力时,可引导患者进行部分负重练习,初始可以借助平衡杠、助行器部分负重,逐步过渡到术后 6~8 周完全负重。

4. 术后第 2~4 周

(1) 上、下楼梯训练:在患者获得一定的步行能力后,可开始进行上、下楼梯的训练。注意上楼时非手术肢体先上,下楼时手术肢体先下。避免任何会增加下肢关节负荷的运动,如跑、跳、举重等。

(2) 日常生活活动训练:可指导患者从床到座椅、从座椅到床的转移。鼓励患者自行穿脱衣裤、如厕、行走。随着患者体力的恢复,双下肢肌力及关节活动度的增加,可指导患者淋浴方法,注意浴室地面铺防滑垫,墙壁装有牢固扶手。

(四)康复教育

同髋关节置换术后的康复教育。

知识拓展

膝关节置换术的社区家庭康复指导

行膝关节置换术的患者,一般在术后 2~3 周基本掌握了运动与步行技巧,伤口愈合,病情已平稳,即可出院。出院后将面临比较长的康复锻炼过程,因此应为患者制订一个家庭和社区的康复训练计划。

(1) 指导患者日常生活中如何保护关节:保护关节的要点是保持正确的姿势,减轻对关节的压力,避免同一姿势长时间负荷,维持正常的关节和骨的力线。在疼痛时避免继续负重。

（2）建议患者进行一些无撞击和暴力性的运动：如骑功率车，长距离行走，游泳等。而一些反复挤压和撞击负荷过重的娱乐活动和运动是禁止的。

（3）指导患者运动：适合的运动有室内固定的自行车、登机梯等。户外运动有徒步、骑车、游泳、钓鱼等。继续进行膝关节屈伸活动练习3个月，若活动后关节出现肿胀，必须减少活动次数，可给予热敷帮助消肿。若关节出现严重的红、肿、热、痛，应及时到医院就诊。

（4）定期复诊：保持心情舒畅，保证足够的睡眠，注意合理的饮食。定期复诊、随访。

（郭洁梅）

第十四节　手外伤的康复护理

学习目标

1. 掌握手的功能评定、手外伤的康复护理。
2. 熟悉手的姿势、手外伤的常见康复问题、常见手外伤的康复护理。
3. 了解手外伤的基本概念、手的基本动作、手外伤的一般评定。
4. 能正确制订手外伤康复护理计划并实施。

思维导图

案例导入

患者，男，37岁。患者于30 min前在工作时被冲压机压伤左手中指，当即疼痛、流血，当时无昏迷，门诊行伤口检查后以"左手中指挤压伤"收入院。

入院查体：体温36.2℃、心率78次/分、呼吸20次/分、血压116/76 mmHg。专科检查：左手中指远端指间关节以远指体缺损，中节远端桡侧见面积约1.2 cm×1.5 cm皮肤软组织缺损，可见中节指骨及部分远节骨碎片外露，伤口创缘不齐，创面活动性出血，组织挫伤、污染。X线显示：左中指末端骨折。诊断为："左中指远端指间关节以远缺损伤"。入院后在神经阻滞麻醉下行"左中指清创，带蒂轴型皮瓣转移修复创面，神经血管吻合，左上臂取皮，供皮瓣区植皮，石膏托外固定"。术程顺利，生命体征平稳，术毕安全返回病房，术后予石膏托外固定，抗感染、伤口换药、对症及支持治疗。

请思考：

1. 该患者主要功能障碍有哪些？如何评定？
2. 如何制订康复护理计划并实施？

一、概述

手是人们日常生活和工作中不可缺少的重要器官。手位于人体上肢的最远端，具有抓、握、捏等功能，是上肢功能的集中体现。手外伤是指由于各种意外所造成的手部损伤。由于手暴露在外，与外界频繁接触，受伤机会较多，手外伤发生率约占创伤总数的1/3。虽然手功能障碍往往不会危及患者生命，但由于周围软组织损伤及手术等原因，轻者影响患者的日常生活和工作，重者则会丧失独立生活的能力。因此，手外伤的康复已渗透到整个手外科临床，从受伤到手术，从组织愈合到功能恢复，从职业训练到重返社会，都需要康复治疗。手的康复不仅局限于对伤残的愈合和功能训练，还包括预防伤残的康复措施。手外伤的康复护理是指在手外科诊治的基础上，针对手功能障碍的各种因素，采取相应的物理治疗、作业疗法及辅助器具等手段，以最大限度地恢复患者的手功能。

（一）手的姿势

1. 手的休息位　在正常情况下，当手不用任何力量时，手的内在肌和外在肌张力处于相对平衡状态，这种手的自然位置称"手的休息位"。手的休息位姿势：腕关节背伸 10°~15°，并有轻度尺偏，手指的掌指关节及指间关节呈半屈曲状态，从示指到小指，越向尺侧屈曲越多，各指尖端指向舟骨结节，拇指轻度外展，指腹接近或触及示指远节指间关节的桡侧，如同手握笔姿势（图 5-6-A）。无论在手部损伤的诊断上、畸形的矫正时还是在肌腱修复手术中，都需要用"手的休息位"这一概念做参考。

2. 手的功能位　手的另一个重要姿势是"手的功能位"，手在这个位置上能够很快地做出不同的动作。手的功能位：腕背伸 20°~25°，拇指处于对掌位，掌指及指间关节微屈，其他手指略为分开，掌指关节及近侧指间关节半屈曲，远侧指间关节微屈曲，如手同中握球姿势（图 5-6-B）。手外伤包扎固定时应尽可能使手处于功能位，否则将常会影响手的功能恢复。

手功能与姿势

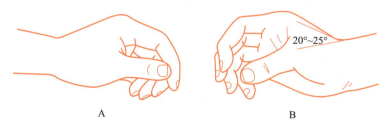

A. 手的休息位；B. 手的功能位

图 5-6　手的休息位与功能位

(二) 主要功能障碍

手特有的结构复杂而精细,手部皮肤、肌肉、骨骼、肌腱和神经的损伤等,均可导致手功能障碍,严重影响患者的日常生活活动,手外伤后其功能的恢复情况直接影响到患者的日常生活活动能力和生活质量。

1. **运动功能障碍**　手外伤及术后出现水肿、软组织粘连和挛缩,随之而来的是活动消失。最难处理的问题是掌指关节过伸和近端指间关节屈曲挛缩畸形。再加上损伤导致肌力和肌耐力不足、协调性下降,导致运动障碍。所以康复不仅要增强手部肌力,而且还要增加手的耐力,减少疲劳度。

2. **感觉功能障碍**　手部主要由正中神经及尺神经支配,桡神经仅支配部分手背感觉。当手部神经受损,可出现感觉功能异常,导致手部皮肤的痛觉、温度觉、手的实体觉等异常。

3. **日常生活活动能力障碍**　运动、感觉功能障碍均导致日常生活活动能力降低。

4. **职业能力和社会活动能力**　下降。

5. **心理障碍**　由于手部功能障碍,影响日常生活和工作,患者易出现失落、孤独、自卑感。

二、 康复评定

客观、准确地评定手功能障碍的性质、部位、范围和程度,是康复治疗的基础。根据评定结果,可以制订或修改治疗计划。手外伤康复的评定内容主要包括一般评定、运动功能评定、感觉功能评定等。

(一) 一般评定

在进行手功能评定时,应先通过望诊、触诊和量诊等对患手进行初步的了解,把握患手的总体情况,包括上肢的完整性、瘢痕、畸形等。

1. **望诊**　包括皮肤的营养情况、色泽、纹理,皮肤有无红肿、溃烂,手及手指有无畸形等。

2. **触诊**　可以感觉皮肤的温度、弹性、软组织质地,是否有肿胀或渗出、囊肿、结节、条索状改变、瘢痕等,以及检查皮肤毛细血管反应,判断手指的血液循环情况。

3. **量诊**　主要测量肌肉体积,来反映肌肉的饱满程度或肢体的肿胀程度,可采用以下两种方法。

(1) 软尺测量法:采用软尺测量围度,双侧测量时的位置和力度应恰当并保持一致,这样有利于比较。通常采用腕横纹上 5 cm、掌横纹处、手指最肿胀的部位等。

(2) 排水法:测量仪包括有一个排水口的大容器及量杯(图 5-7)。测量时,将肢体浸入容器中直到指蹼到达容器中的水平停止杆,水从排水口流出到量杯里,排水的体积即为肢体的体积。也可以采用大口的杯子盛满水,杯子下面放接水的托盘。测量时,首先在需测量部位的近心端用笔做好标记,将手浸入杯子直到达到标记处。用量杯测量托盘中水的体积即可。最好双侧进行对比,如手部有伤口要戴上乳胶手套。

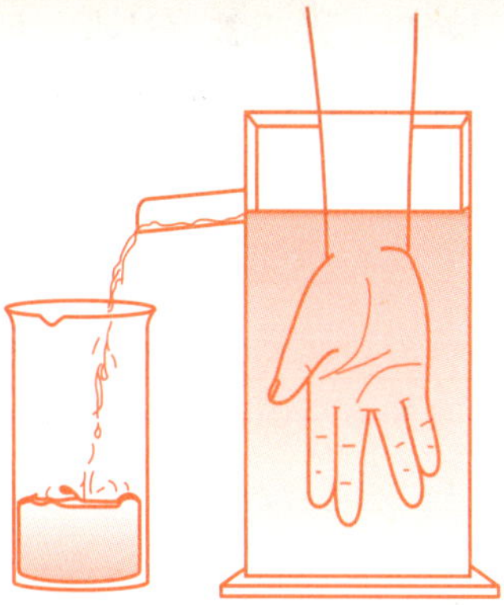

图 5-7　排水法测量手部
体积示意图

（二）运动功能评定

1. 关节活动度评定　测量方法及参考值详见本书相关章节。

2. 手指关节总主动活动度　手指关节总主动活动度(TAM)作为一种肌腱功能评定的方法,能较全面地反映手指肌腱功能情况。

计算方法是用 MP、PIP、DIP 的主动屈曲角度之和减去主动伸直受限角度之和,即为 TAM。计算公式为:TAM = 屈曲角度(MP+PIP+DIP)-伸直受限角度(MP+PIP+DIP)。

3. 肌力评定　肌力检查包括徒手肌力检查、握力和捏力等,检查结果可以评定肌肉残存功能状态,帮助判断神经、肌肉病变或损伤情况。

（1）徒手肌力检查:用 Lovette 分级法评定运动手部肌群的肌力水平,方法可参考本书相关章节。

（2）握力:握力主要反映手的屈肌和内在肌的作用,测量握力对手的功能评定有很大帮助。还可用握力指数来反映相对肌力水平,其计算公式为:握力指数 = 健手握力(kg)/体重(kg)×100。正常握力指数应大于 50。

（3）捏力:捏力是反映拇指对掌及屈指肌的肌力,捏力评定可用捏力计测量,包括侧捏(key pinch)、三指捏(tripod pinch)和指尖捏(tip pinch)。

4. 灵巧性、协调性评定　手的灵巧性、协调性有赖于感觉和运动的健全,也与视觉等其他感觉灵敏度有关。常用的评定方法有普渡钉板测试、明尼苏达手灵巧度测试、Jebsen 手功能测试和九孔插板试验。

（1）普渡钉板测试:普渡钉板测试主要用于评定手的精细运动,包括指间关节和掌指关节的运动能力和灵活性,及指尖捏的灵巧性。

（2）明尼苏达手灵巧度测试:主要用来评估手部及上肢粗大运动的协调性和灵活性。标准化地评价患者从不同的距离移动小物体的能力。

（3）Jebsen 手功能测试:Jebsen 手功能测试是一项客观、标准化和多角度的手功能测试,主要用于评估手部日常生活活动能力。此测试的优点在于操作简单,简便易行,并且可按患者的年龄、性别、利手和非利手查表,判断是否正常。

（4）九孔插板试验:九孔插板试验通常用于简单、快速筛查,评定手指和手肌肉的灵巧度。要求被测试者尽可能快地从桌子上捡起木棒放置到插孔内,时间限定在50 s内,用时越少,表明手的灵巧性越好。

(三)感觉功能评定

在各种感觉检查中对感觉功能评定有临床意义的主要是痛觉、触觉、两点分辨觉。尤其是两点分辨觉能说明有许多神经纤维到达末梢,是神经修复成功的一个重要标志。

1. 轻触-深压觉(light touch-deep pressure) 轻触-深压觉检查是一种精细触觉的检查方法,可客观地将触觉障碍分为五级(表5-16)。通过测试是否存在保护性知觉,以评定触觉的障碍程度和在康复中的变化。检查时采用 Semmes-Weinstein 单丝法,简称 SW 法。单丝为粗细不同的一组笔直的尼龙丝,一端游离,另一端装在手持塑料棒的一端上,丝与棒成直角。

表5-16 Semmes-Weinstein 单丝法评价标准

记录颜色	单丝号	意义	等级
绿色	1.65~2.83	正常	5
蓝色	3.22~3.61	轻触觉减退	4
紫色	3.84~4.31	保护性感觉减退	3
红色	4.56~6.65	保护性感觉丧失	2
	>6.65	感觉完全丧失	1

2. 两点分辨试验 两点分辨试验是一种定量的检查方法,能有效地反映感觉功能的恢复情况。在神经损伤的恢复中,当轻触觉恢复至 3 级或 3 级以上时,还可来检查某根神经损伤修复后的恢复情况。

3. Moberg 拾物试验 Moberg 拾物试验主要用于测试实体觉。该测试的原理:只有当手能够辨别不同质地、形状、大小的物体,并且中枢神经亦能正确地理解这些触觉信息时,此感觉才是功能性的。

4. 感觉功能恢复等级 英国医学研究委员会(British Medical Research Council)将周围神经损伤后的感觉功能恢复情况分为六级(表5-17)。

表5-17 周围神经损伤后感觉功能恢复

感觉恢复等级	评定标准
0 级(S_0)	感觉无恢复
1 级(S_1)	皮肤深痛觉恢复
2 级(S_2)	浅痛觉与触觉有少许恢复
3 级(S_3)	浅痛觉与触觉完全恢复,没有过敏
4 级(S_4)	感觉达到 S_3 水平外,两点辨别觉也部分恢复
5 级(S_5)	完全恢复,两点辨别觉<6 mm

三、 康复护理

手外伤后的康复护理包括手运动和感觉功能的康复,运动功能主要是肌力、关节活动度的康复,手的感觉功能的康复是手神经外伤后特有的康复护理内容。

(一) 心理护理

多关心患者,多与其谈心,消除心理顾虑,提高患者应对疾病的积极心态;病情允许的情况下,鼓励患者及早下地活动;保持病房环境安静、舒适,地面干燥、防滑倒,增加患者住院舒适感。

(二) 伤口护理

局部伤口保暖;保持敷料干燥、透气;合理使用抗生素;遵医嘱合理使用扩血管药物;防止因任何原因导致皮瓣或皮瓣蒂处受压。

(三) 控制肿胀、疼痛

1. 抬高患肢,手必须高于肘部平面,这有利于降低血管的压力,卧床时用枕头垫高患手,行走时采用三角巾或支具固定患肢。

2. 前臂和手部肌肉有节奏地收缩和放松,利用"肌肉泵"的作用来促进静脉、淋巴的回流,减轻肿胀。

3. 利用红外线照射患手,给予蜡疗、超声波、音频及中药浸浴等方法加强患肢的血液循环,增强血管的通透性,减轻组织水肿。

4. 可采用弹力带缠绕或压力手套、指套佩戴,向心性按摩,促进静脉回流。

5. 可采用碎冰颗粒冰袋局部冰敷患处,每天 3 次,每次 15~20 min,或将肢体浸泡在加有碎冰的冰水中,水温 10℃ 或稍低,浸至不能耐受时取出擦干,稍后再浸入。肢体受冷后可继续产生较持久的温热效应。冰疗可在主动运动及被动牵伸前进行。对消肿止痛、解痉均有效。需要注意的是,对皮肤感觉丧失及血液循环不良的患者禁用。

6. 常用经皮神经电刺激疗法(TENS)、低频脉冲治疗减轻疼痛,对顽固性疼痛也可使用药物及局部封闭治疗进行缓解。

(四) 康复锻炼

1. **手部软组织牵伸训练** 护士指导患者进行伸腕、屈腕、桡偏和尺偏等练习;屈肘 90°位并固定肘关节进行前臂旋前和旋后练习;掌指关节和各指间关节的屈曲和伸展练习;拇指的内收和外展,对指和对掌练习等。

2. 肌力增强训练　根据治疗的早期、中期和后期不同的治疗目和治疗量,选用不同的治疗方法。如早期肌力的增强主要以患者在不抗阻状态下进行等长收缩或等张收缩。中期和末期要逐渐增加抗阻运动,如握橡皮泥、捏橡皮泥、木刻、铜板工艺、举沙袋等。

3. 手指精细动作及灵巧性训练　根据患者的兴趣爱好选择活动内容,动作最好由简单到复杂,活动负荷量和精确度逐渐增加。如握小球、拾物、捏橡皮泥,写字、叠纸,篆刻、编织绘画等练习握力和捏力;进行简单的家务劳动,捡拾豆子或珠子、黏土塑形、陶土、和面、捏饺子、木刻、拼图、刺绣、手工艺、串珠子游戏,编织、弹琴、书法训练、打字等,可以改善手-眼协调性、增加手的灵巧性等。

4. 感觉训练　手外伤患者常伴有感觉减退、感觉缺失和感觉过敏等症状,应及时进行有效的感觉再训,这能使患者的手在功能恢复中发挥最大潜能,是整体康复程序的一个重要组成部分。

（1）手的感觉恢复顺序:手的感觉恢复顺序是痛觉、温度觉、32 Hz 振动觉、移动性触觉、恒定性触觉、256 Hz 振动觉、辨别觉。当压觉或振动觉恢复后即开始感觉训练,感觉可以通过学习而重建,但感觉训练常需利用眼的帮助。

（2）感觉训练的次序:感觉训练的次序依次为保护觉、定位觉、形状觉、织物觉、脱敏训练。保护觉训练的目的不仅是为了恢复保护觉,而且是为了教会患者代偿的能力,包括针刺觉、深压觉、冷热觉等。训练的方法是在一安静的室内进行,让患者闭眼,护士用各种尖锐物品轻刺患者的手部或给予冷热刺激,然后让患者睁眼看清刚才所给予的刺激是针刺、冷或热,如此反复进行。

（3）触觉定位觉训练:开始定位觉训练的时间是在患者恢复针刺觉和深压觉后,方法为使用铅笔橡皮头等软胶棒压在手掌上,来回移动,让患者注视压点,利用视觉协助判断压点的位置,然后闭眼感受压点的触觉,再利用不同质地的材料反复摩擦皮肤,增加分辨能力。如此反复练习直到患者能准确说出压点的位置。

（4）形状觉训练:让患者闭眼,护士从不同形状的积木中挑选出一个放在患者手中,让其描述物品的特征,然后让患者睁眼,补充描述其特点。先健手再患手反复进行。循序渐进地训练患者辨别不同大小和形状的物品,由大到小,由薄到厚,由粗糙到光滑。

（5）织物觉训练:是让患者先触摸粗细相差极大的砂纸,再触摸粗细差别较小的砂纸,进而过渡到不同的织物如毛皮、丝织品、羊毛、塑料等。

（6）脱敏训练:当神经开始再生时,大部分的患者可能会出现感觉过敏。脱敏技术是痛觉的再训练而非触觉的再训练。先用较轻柔的物品如毛、棉等轻轻摩擦过敏区 10 min 或至皮肤麻木无感觉,1 h 后重复此项操作,适应该项刺激后再增加刺激物的粗糙程度如改为绒布、粗布、麻布等,最后用叩击和震动刺激。脱敏还可与日常动作相联系,如使用电动剃须刀,利用震动刺激敏感皮肤,达到脱敏效果。

（7）感觉丧失区的安全再教育:用视觉保护感觉丧失区;避免直接接触冷热和锐利物品,防止冻伤、烫伤和划伤;避免使用短柄工具;经常检查手部皮肤有无红肿热等受压征象;注意皮肤护理,保持皮肤的柔软性及弹性;避免过度用力地抓握物品。

5. 日常生活动作训练 　根据手的功能,进行日常生活动作训练,最终达到生活自理、提高生活质量的目的。如对指功能差的患者,可以利用加粗了笔杆、勺把的笔和勺进行练习书写、进食训练。如果患者手功能尚可,就要开始练习使用筷子进食和学习系扣子、拉拉锁及系鞋带等日常生活动作。

四、 常见手外伤的康复护理

（一）手部皮肤损伤的康复护理

手部皮肤损伤的程度不同,其手术处理不同,因此康复护理方案也不尽相同,但其目的是要防治创伤及术后固定引起的失用性功能障碍,同时严格防止缝合或植皮区皮肤过早承受张力或发生移动而影响皮肤愈合或植皮成活。

1. 清创缝合术 　治疗术后 1 天即可早期活动,远离创面的关节可大范围活动并进行各肌群的主动及抗阻运动。若创伤较大应抬高制动患肢或卧床休息,避免肢体肿胀或有利于肿胀消退。制动期间仍应进行肌肉的等长收缩运动、主动及被动活动,视伤口恢复情况 1 周后可逐步增加活动范围。对瘢痕体质的患者,可采用理疗的方式,如音频电疗法、超声波疗法、蜡疗法软化瘢痕。

2. 皮瓣手术 　皮瓣手术后局部要进行保暖,密切观察皮瓣的血供及肿胀情况,并要防止皮瓣撕脱。此时患者应卧床休息,保持局部静止并抬高肢体。未固定关节可做小范围活动及肌肉的等长收缩运动,术后 7~10 天皮瓣基本存活,再扩大主动活动范围。术后 2 周进行断蒂训练,每天 2 次。并逐渐增加夹蒂时间直至皮瓣颜色不发生变化,再行断蒂手术,断蒂手术后的第 2 天即可行固定关节的主动及被动活动。对于局部转位皮瓣和游离皮瓣,患者应卧床 2 周,待皮瓣完全成活后再下床活动。如有皮瓣挛缩倾向,应做温和牵引。

（二）手部肌腱损伤后的康复护理

1. 肌腱修复术 　术后 2~3 天即可开始手指的被动运动,屈肌腱修补后做被动屈指,伸肌腱修复则做被动伸指运动,其余手指做各种主动练习。第 3 周开始做患指的主动运动并逐步增加用力的程度和幅度,以扩大肌腱的滑移幅度,但在运动时要限制腕与掌指关节的姿势,如屈肌修复后腕与掌指关节应保持被动屈曲位,而伸肌修复后则与此相反。第 4 周不再限制腕与掌指关节的姿势,继续做主动运动,并开始肌腱的主动运动。第 5 周增加关节功能和抗阻抗练习。

2. 肌腱粘连松解术 　实施肌腱松解术前,应根据病情对僵硬的关节做被动活动,使僵硬的关节尽量达到较满意的活动范围后再进行松解术。否则术后会因关节活动不好而易再次发生粘连。

术后一般 24~48 h 拆除敷料后即可开始练习手指的屈伸动作。此时,患者往往会因为局部的肿胀、疼痛而不敢充分练习,护士应鼓励患者忍住疼痛,尽可能地用最大力量屈伸手指,坚持不懈地练习,防止发生术后粘连而丧失恢复功能的时机。练习前往往辅以蜡疗、超短波等手段,提高训练效果。同时,注意其他手指的运动。

术后第 4~5 天可开始做被松解肌的主动收缩和拮抗肌动力性收缩练习,尽量加大幅度,每组动作重复 3~4 次,以后每天增加到 16~20 次/组,3~4 组/天。

术后第 2 周开始抗阻抗练习和增大关节活动幅度的被动运动及功能牵引。术后 2~3 周后可开始轻微的日常生活活动。术后 4~6 周开始抓握力量练习,包括各种作业练习。术后 6~8 周开始进行木刻等重阻力练习。

(三)周围神经损伤的康复护理

周围神经断裂行吻合术后,近端的神经可以每天 1 mm 的速度向远端生长,因此康复护理的目的在于患者对无感觉肢体的保护和防止继发的功能障碍。

1. 正中神经损伤　神经修复术后,腕关节屈曲位固定 3 周,随后逐渐伸展腕关节至正常位(4~6 周)。去除固定后应进行如下康复:主动活动训练;用视觉来保护感觉丧失区;日常生活辅助器具使用,例如佩戴对指夹板,预防第一指蹼挛缩,并提供对指抓握功能;感觉再训练。

2. 桡神经损伤　使用腕关节固定夹板,维持腕关节伸直,掌指关节伸直,拇指外展位;预防伸肌过牵,协助手的抓握、放松功能;通过活动对肌肉再训练,如:抓握及松弛动作。必要时,可施行伸腕、伸拇、伸指功能重建手术。

3. 尺神经损伤　佩戴掌指关节阻挡夹板,预防环、小指爪形趾畸形;用视觉代偿、保护手尺侧缘皮肤感觉丧失区。

(四)断手、断指再植术的康复护理

断手、断指再植术后早期康复护理的目的是配合临床预防感染,促进血液循环和加速创伤的愈合,常辅以超短波电疗、紫外线、红外线照射等理疗方法,对未加制动的关节,应由护士帮助做轻微的伸屈活动,同时嘱患者对肩、肘关节做主动练习活动,以免因长期制动而影响其他关节的活动范围。

中期康复在解除手的制动后开始,尽量进行主动活动,练习手指的伸、屈和握拳等动作,目的是防止关节的僵直和肌腱的进一步粘连。运动时动作应轻柔,以免拉伤修复的组织。

晚期康复自术后 4~6 周后开始,此期可加入被动活动,活动中患者常会感觉疼痛,护士应耐心说明锻炼的目的、意义,鼓励患者坚持锻炼,不要因惧怕疼痛而终止练

习,使粘连加重。

五、 康复教育

1. **缓解疼痛** 手损伤疼痛多比较敏感,此时医护人员或者家属可与患者聊天,看有益的电视节目等,转移其对疼痛的注意力,以便疼痛缓解。尽量使患者自己的生活丰富多彩,从消极的情绪中解脱出来。

2. **吸烟的告诫** 吸烟可引起血管痉挛,影响患肢血运,甚至导致组织缺血坏死。不吸烟的患者注意不要被动吸烟。

3. **保持手指运动** 在外固定期间应鼓励未损伤手指、手臂做各种主动运动和作业治疗,手外伤后要抬高患肢,以利于静脉回流、消肿。

4. **康复的早期介入** 手创伤本身和长期制动,造成手功能障碍,要尽快恢复手功能,须早期进行正常运动模式及正确的感觉输入训练。错过有利治疗时机,将减少手功能恢复效果。告知术后康复训练的重要性,让患者掌握康复知识、技术。

5. **预防并发症** 手是末梢器官,伤后极易发生肿胀,且变化快。早期肿胀影响组织愈合,后期肿胀影响手指灵活性。手外伤后留有手功能障碍后遗症,预防并发症教育尤为重要。

(刘润芝)

第十五节　冠心病的康复护理

学习目标

> 1. 掌握冠心病康复的基本概念、康复护理方案及实施、康复教育。
> 2. 熟悉冠心病的危险因素、主要功能障碍、康复评定及康复护理。
> 3. 了解冠心病的康复分期。
> 4. 能正确制订冠心病康复护理计划并实施。

思维导图

案例导入

患者,男,55岁,身高170 cm,体重100 kg。患者长期从事销售工作,吸烟30年,每天2包,嗜酒,嗜好打麻将。因酒宴中突然出现胸部压榨性疼痛,服硝酸甘油不能缓解,急送医院急诊。入院时查血压120/90 mmHg,心电图Ⅱ、Ⅲ、aVF导联出现ST段弓背向上型抬高0.2 mV。TnT和CK-MB显著增高。

入院后次日胸痛症状缓解,心电图检查上述导联出现 Q 波,血生化检查表明血清胆固醇和低密度脂蛋白胆固醇显著增高,甘油三酯增高,高密度脂蛋白胆固醇降低,空腹血糖正常。

入院后第 3 天起静息心电图无新的心肌缺血动态变化,低水平心电运动试验反应正常,无胸痛症状。临床诊断:急性心肌梗死;高脂血症。

请思考:

1. 该患者主要功能障碍有哪些?如何评定?

2. 如何制订康复护理计划并实施?

一、概述

(一) 基本概念

1. 冠心病　冠状动脉粥样硬化性心脏病或称冠状动脉性心脏病(coronary artery heart disease,CHD),简称为冠心病,是由于血脂增高、血管壁损伤等导致冠状动脉壁脂质沉积形成粥样硬化斑块,在粥样硬化斑块的基础上逐渐形成血栓,造成冠状动脉管腔狭窄甚至阻塞,导致心肌缺血缺氧甚至坏死。主要表现为心绞痛、心律失常、心力衰竭,严重时发生急性心肌梗死或猝死。

冠心病是最常见的心血管疾病之一,多发生于 40 岁以后,男性多于女性,脑力劳动者多于体力劳动者,北方高于南方,城市多于农村。随着生活方式的改变,近年来我国冠心病患病年龄呈现年轻化趋势,发病率也在不断增加。

由于心肌供血不足,严重限制患者的体力活动和生活质量,而体力活动的降低加剧了全身失健和脂质代谢异常,使冠状动脉粥样硬化发展加快,病情恶化,形成恶性循环,冠心病已经成为主要致死和致残原因之一。

2. 冠心病康复　冠心病康复是指综合采用积极主动的身体、心理、行为和社会活动的训练与再训练,减轻心肌耗氧量,增加心肌供氧量,从而帮助患者缓解症状,改善心血管功能,在生理、心理、社会、职业和娱乐等方面达到理想状态,提高生活质量。同时强调积极干预冠心病危险因素,阻止或延缓疾病的发展过程,减轻残疾和减少再次发作的危险。

冠心病康复涵盖心肌梗死、心绞痛、隐匿性冠心病、冠状动脉分流术(CABG)后和冠状动脉腔内成形术(PTCA)后等。冠心病康复护理措施会影响其周围人群对冠心病危险因素的认识,从而有利于尚未患冠心病的人改变不良的生活方式,达到预防冠心病的目的。因此,冠心病康复护理的措施可扩展到尚未发病的人群。

(二) 危险因素

冠心病发病的危险因素常见的有糖尿病、高血压、高胆固醇血症、代谢综合征、肥胖症、吸烟等；还有一些不能改变的因素，如家族遗传史、年龄、性别等。

（三）临床分型

冠心病临床上可分为心绞痛型、心肌梗死型、无症状型（隐匿型）、心力衰竭和心律失常型、心脏性猝死五种类型。

知识拓展

急性冠脉综合征

20 世纪 80 年代以来提出急性冠脉综合征（acute coronary syndrome，ACS）的概念，ACS 是以冠状动脉粥样硬化斑块破裂或侵袭，继发完全或不完全闭塞性血栓形成病理基础的一组临床综合征，包括急性 ST 段抬高性心肌梗死、急性非 ST 段抬高性心肌梗死和不稳定型心绞痛（UA）。ACS 是一种常见的严重的心血管疾病，是冠心病的一种严重类型。常见于老年、男性及绝经后女性、吸烟、高血压、糖尿病、高脂血症、腹型肥胖及有早发冠心病家族史的患者。ACS 患者常常表现为发作性胸痛、胸闷等症状，可导致心律失常、心力衰竭，甚至猝死，严重影响患者的生活质量和寿命。如及时采取恰当的治疗方式，则可大大降低病死率，并减少并发症，改善患者的预后。

（四）主要功能障碍

冠心病患者除了由于心肌供血不足直接导致的心脏功能障碍之外，还有一系列继发性躯体和心理障碍，这些功能障碍往往被临床忽视，然而对患者的生活质量有直接影响，因此是康复治疗的重要目标。

1. **心血管功能障碍**　冠心病患者往往减少体力活动，从而降低了心血管系统的适应性，导致循环功能降低。这种心血管功能衰退只有通过适当的运动训练才能逐渐恢复。

2. **呼吸功能障碍**　长期心血管功能障碍可导致肺循环功能障碍，使肺血管和肺泡气体交换的效率降低，吸氧能力下降，诱发或加重缺氧症状。呼吸功能训练是需要引起重视的环节。

3. **运动功能障碍**　冠心病患者因缺乏运动而导致机体吸氧能力减退、肌肉萎缩和氧化代谢能力降低，从而限制了全身运动耐力。运动训练的适应性改变是提高运动功能的重要环节。

4. **代谢功能障碍**　主要是脂质代谢和糖代谢障碍，血胆固醇和甘油三酯增高，高密度脂蛋白胆固醇降低。脂肪和能量物质摄入过多而缺乏运动是基本原因。缺乏运动还可导致胰岛素抵抗，除了引起糖代谢障碍外，还可促使形成高胰岛素血症和血脂升高。

5. 行为障碍　冠心病患者往往伴有不良生活习惯、心理障碍等，也是影响患者日常生活和治疗的重要因素。

6. 心理功能障碍　冠心病患者往往存在抑郁、焦虑等心理障碍。

二、康复评定

冠心病的康复评定包括病史、体格检查、冠心病危险因素的评估、心理评定、危险分层等，其中最重要的是运动试验。

1. 运动试验

（1）心电运动试验：制订运动处方一般采用分级症状限制性运动试验。出院前评估则采用 6 min 步行试验或低水平运动试验。详见本书第三章第四节心肺功能评定。

（2）超声心动图运动试验：超声心动图可以直接反映心肌活动的情况，从而揭示心肌收缩和舒张功能，还可以反映心脏内血流变化情况，所以有利于提供运动心电图所不能显示的重要信息。运动超声心动图比静息时检查更加有利于揭示潜在的异常，从而提高试验的敏感性。检查一般采用卧位踏车的方式，以保持在运动时超声探头可以稳定地固定在胸壁，减少检测干扰。较少采用坐位踏车或活动平板方式。运动方案可以参照心电运动试验。

2. 危险因素评估　通过血压、血糖、血脂、体重指数测定及饮食行为习惯调查，明确冠心病危险因素。

3. 心理评定　通过抑郁及焦虑量表测定患者情绪及心理情况，可以使用汉密尔顿抑郁量表、汉密尔顿焦虑量表。

4. 危险分层　综合患者既往史、本次发病情况、冠心病的危险因素、平常的生活方式与运动习惯以及常规辅助检查，如心肌损伤标志物、超声心动图（判断有无心脏扩大、左心室射血分数）、运动负荷试验和心理评估等对患者进行评定及危险分层（表 5-18）。

表 5-18　冠心病患者心脏康复危险分层

危险分层	运动或恢复期症状及心电图改变	心律失常	再血管化后并发症	心理障碍	左心室射血分数	功能储备（METs）	血肌钙蛋白浓度
低危	运动或恢复期无心绞痛症状或心电图缺血改变	无休息或运动引起的复杂心律失常	AMI 溶栓血管再通，PCI 或 CABG 后血管再通且无并发症	无心理障碍（抑郁、焦虑等）	>50%	≥7.0	正常

危险分层	运动或恢复期症状及心电图改变	心律失常	再血管化后并发症	心理障碍	左心室射血分数	功能储备（METs）	血肌钙蛋白浓度
中危	中度运动(5.0~6.9 METs)或恢复期出现心绞痛症状或心电图缺血改变	休息或运动时未出现复杂室性心律失常	AMI、PCI或CABG后无合并心源性休克或心力衰竭	无严重心理障碍（抑郁、焦虑等）	40%~49%	5.0~7.0	正常
高危	低水平运动(<5.0 METs)或恢复期出现心绞痛症状或心电图缺血改变	休息或运动时出现复杂室性心律失常	AMI、PCI或CABG后合并心源性休克或心力衰竭	严重心理障碍	<40%	≤5.0	正常

239

5. 行为类型评定　　行为类型是美国著名心脏病专家 M. Friedman 和 R. H. Roseman 于 20 世纪 50 年代首次提出的概念。他们发现许多冠心病患者都有共同而典型的行为特点,如雄心勃勃、争强好胜、醉心于工作,但缺乏耐心、容易产生敌意情绪,常有时间匆忙感和时间紧迫感等,他们把这类人的行为表现特点称为"A 型行为类型"(TABP)。此行为类型的人应激反应较强烈。因此,需要将应激处理作为康复的基本内容。B 型行为是与 A 型行为相反的一种类型,缺乏竞争性,喜欢不紧张的工作,喜欢过松散的生活,无时间紧迫感,有耐心,无主动的敌意。

三、康复护理

（一）康复分期

根据冠心病康复护理措施的特征,国际上一般将康复分为三期。

1. Ⅰ期（住院期）　　急性心肌梗死或急性冠脉综合征住院期康复包括 CABG 和 PTCA 早期,发达国家 3~7 天,国内 1~2 周。

2. Ⅱ期（恢复期）　　指患者出院开始,至病情稳定性完全建立为止,时间 5~6 周。

3. Ⅲ期（维持监护阶段）　　病情处于较长期稳定状态,或二期过程结束的冠心病患者,包括陈旧性心肌梗死、稳定型心绞痛及隐性冠心病;PTCA 或 CABG 后的康复也属于此期。康复程序一般为 2~3 个月,自我康复训练应该持续终身。

（二）适应证和禁忌证

1. 适应证

（1）Ⅰ期患者生命体征稳定,无明显心绞痛,静息心率<110 次/分;过去 8 h 内没

有新发或再发胸痛;无明显心力衰竭失代偿征兆;过去 8 h 内没有新发心律失常或心电图改变。

（2）Ⅱ期患者生命体征稳定,运动能力达到 3 METs 以上,家庭活动时无显著症状和体征。

（3）Ⅲ期临床病情稳定者,包括:陈旧性心肌梗死,稳定型劳力性心绞痛,隐匿性冠心病、CABG 和 PTCA 后,心脏移植术后,安装起搏器后。过去被列为禁忌证的一些情况如病情稳定的心功能减退、室壁瘤等现正在被逐步列入适应证的范畴。

2. 禁忌证 凡是康复训练过程中可诱发临床病情恶化的情况都列为禁忌证,包括原发病临床病情不稳定或合并新临床病症。稳定与不稳定是相对概念,与康复医疗人员的技术水平、训练监护条件、治疗方案理念都有关系,例如不理解或不合作的康复治疗者不宜进行康复治疗。

（三）康复护理方案及实施

1. Ⅰ期康复

（1）Ⅰ期康复目标:① 低水平运动试验阴性,可以按正常节奏连续行走 100～200 m 或上下 1～2 层楼而无症状和体征。② 运动能力达到 2～3 METs,能够适应家庭生活。③ 使患者理解冠心病的危险因素及注意事项,在心理上适应疾病的发作和处理生活中的相关问题。

（2）Ⅰ期康复护理措施:患者一旦脱离急性危险期,病情处于稳定状态,即可开始康复。通常康复干预于入院 24 h 内开始,如果病情不稳定应延迟至 3～7 天以后酌情进行。康复训练内容包括床上、床边和床下活动、个人生活活动、大小便处理、步行训练、教育心理治疗和危险因素控制。早期康复计划见表 5-19。

表 5-19　四步早期运动及日常生活指导计划

步骤	代谢当量（METs）	活动类型	心率反应适合水平（与静息心率比较）
第 1 步	1.0	被动活动 缓慢翻身、坐起 床边椅子坐立 床边坐便	增加 5～15 次/分
第 2 步	2.0～	床边坐位热身 床旁行走	增加 10～15 次/分
第 3 步	3.0～	床边站立热身 大厅走动 5～10 min,2～3 次/天	增加 10～20 次/分

步骤	代谢当量（METs）	活动类型	心率反应适合水平（与静息心率比较）
第4步	3.0~4.0	站立热身 大厅走动 5~10 min，3~4 次/天 上一层楼梯或固定踏车训练 坐位淋浴	增加 15~25 次/分

康复治疗的基本原则是根据患者的自我感觉循序渐进地增加活动量，尽量进行可以耐受的日常活动（表 5-20）。康复治疗采用团队合作模式，即由心脏科医师、康复科医师、康复治疗师（物理治疗、作业治疗、心理治疗等）、康复护士、营养师等共同工作。

表 5-20　冠心病 I 期康复日常活动参考

日常活动	步骤 1	2	3	4	5	6	7
冠心病知识宣教	+	+	+	+	+	+	+
腹式呼吸	10 min	20 min	30 min	30 min×2	—	—	—
腕踝动（不抗阻）	10 次	20 次	30 次	30 次×2	—	—	—
腕踝动（抗阻）	—	10 次	20 次	30 次	30 次×2	—	—
膝肘动（不抗阻）	—	—	10 次	20 次	30 次	30 次×2	—
膝肘动（抗阻）	—	—	—	10 次	20 次	30 次	30 次×2
自己进食	—	—	帮助①	独立②	独立	独立	独立
自己洗漱	—	—	帮助	帮助	独立	独立	独立
坐厕	—	—	帮助	帮助	独立	独立	独立
床上靠坐	5 min	10 min	20 min	30 min	30 min×2	—	—
床上不靠坐	—	5 min	10 min	20 min	30 min	30 min×2	—
床边坐（有依托）	—	—	5 min	10 min	20 min	30 min	30 min×2
床边坐（无依托）	—	—	—	5 min	10 min	20 min	30 min
站（有依托）	—	—	5 min	10 min	20 min	30 min	—
站（无依托）	—	—	—	5 min	10 min	20 min	30 min
床边行走	—	—	—	5 min	10 min	20 min	30 min
走廊行走	—	—	—	—	5 min	10 min	20 min
下一层楼	—	—	—	—	—	1 次	2 次
上一层楼	—	—	—	—	—	—	1~2 次

注：① 帮助，指在他人帮助下完成；② 独立，指患者独立完成。

由于患者住院时间日益缩短,国际上主张 3~5 天出院,所以Ⅰ期康复趋向于具有并发症及较复杂的患者。早期出院患者的康复治疗不一定遵循固定的模式。

2. Ⅱ期康复

(1)Ⅱ期康复目标:① 逐步恢复一般日常生活活动能力,包括轻度家务劳动、娱乐活动等;② 运动能力达到 4~6 METs,提高生活质量。对于体力活动没有更高要求的患者可停留在此期。

(2)Ⅱ期康复护理措施:一般在出院后 1~6 个月进行。PCI、CABG 术后常规 2~5 周进行。主要进行室内外散步、医疗体操(如降压舒心操、太极拳等)、气功(以静功为主)、家庭卫生、厨房活动、园艺活动或在邻近区域购物、作业治疗。

每周运动总量以 700~2 000 kcal(1 kcal = 4.186 8 kJ)为宜,实际运用时以 MET 来表达,热量=代谢当量(METs)×3.5×体重(kg)/200;主观上以患者运动时稍出汗、轻度气促、但不影响对话,早晨起床时感觉舒适,无持续不适感。运动强度(靶强度):① 最大心率的 70%~85%;② 最大 METs 或 VO_2max 的 40%~85%(最准确);③ 无氧阈水平相当于 VO_2max 的 60%左右;④ 靶心率=170(180-年龄);⑤ 主观劳累计分 13 分。运动时间:靶强度 15~20 min,准备活动与结束活动各 5~10 min。训练频率:每周 3~5 次。

一般活动无须医学监测,在进行较大强度活动时,可采用远程心电图监护系统监测,或由有经验的康复治疗师、康复护士观察数次康复治疗过程,以确定安全性。无并发症的患者可在家属帮助下逐渐用力,活动时不可有气喘和疲劳。所有上肢超过心脏平面的活动均为高强度运动,应该避免或减少。训练时要注意保持一定的活动量,但日常生活和工作时应采用能量节省策略,比如制订合理的工作或日常活动程序,减少不必要的动作和体力消耗等,以尽可能提高工作和体能效率。每周需要门诊随访一次。任何不适均应暂停运动,及时就诊。冠心病Ⅱ期康复参考方案见表 5-21。

表 5-21　冠心病Ⅱ期康复参考方案

活动内容	第 1 周	第 2 周	第 3 周	第 4 周
门诊宣教	1 次	1 次	1 次	1 次
散步	15 min	20 min	30 min	30 min×2 次
厨房工作	5 min	10 min	5 min×2 次	5 min×3 次
看书或电视	15 min×2 次	20 min×2 次	30 min×2 次	5 min×3 次
降压舒心操	保健按摩学习	保健按摩×1 次	保健按摩×2 次	保健按摩×2 次
缓慢上下楼	1 层×2 次	2 层×2 次	3 层×1 次	3 层×2 次

3. Ⅲ期康复

(1)Ⅲ期康复目标:① 巩固Ⅱ期康复成果,控制危险因素;② 改善或提高体力活动能力和心血管功能,恢复发病前的生活和工作。

（2）Ⅲ期康复护理措施：Ⅲ期康复为发生主要心血管事件1年后，维持已形成的健康生活方式和运动习惯，继续运动康复、纠正危险因素和社会心理状态的恢复，家庭康复为主。康复训练方法：

1）运动方式：包括有氧训练、力量训练、柔韧性训练、作业训练、医疗体操、气功等。运动形式可以分为间断性和连续性运动。① 间断性运动指基本训练期有若干次高峰靶强度，高峰强度之间强度降低。其优点是可以获得较强的运动刺激，同时时间较短，不至于引起不可逆的病理性改变。主要缺点是需要不断调节运动强度，操作比较麻烦。② 连续性运动指训练的靶强度持续不变，这是传统的操作方式，主要优点是简便，患者相对比较容易适应。

2）运动量：运动量要达到一定的阈值才能产生训练效应。每次的总运动量（以热量表达）应在2 931~8 374 kJ（700~2 000 kcal）（相当于步行或慢跑10~32 km）。运动量小于2 931 kJ（700 kcal）/周只能维持身体活动水平，而不能提高运动能力。运动量超过8 374 kJ/周（2 000 kcal/周）则不增加训练效应。运动总量无明显性别差异。METs消除了体重影响，比热量在计算上更为实用。合适运动量的主要标志：运动时稍出汗，轻度呼吸加快但不影响对话，早晨起床时感舒适，无持续疲劳感和其他不适感。

运动量的基本要素：运动强度、运动时间和运动频率。① 运动强度指运动训练所规定达到的强度，亦称靶强度，可用HR、HR储备、METs、RPE等方式表达。靶强度与最大强度的差值是训练的安全系数。靶强度一般为40%~85% VO_2max或METs，或80%HR储备，或70%~85%HR$_{max}$。靶强度越高，产生心脏中心训练效应的可能性就越大。② 运动时间指每次运动锻炼的时间。靶强度运动一般持续10~60 min。在额定运动总量的前提下，训练时间与强度成反比。准备活动和结束活动的时间另外计算。③ 运动频率指每周训练的次数。国际上多数采用每周3~5天的频率。

3）注意事项：① 选择适当的运动，避免竞技性运动。② 在感觉良好时运动，感冒或发热后，要在症状和体征消失2天以上才能恢复运动。③ 注意周围环境因素对运动反应的影响，包括：寒冷和炎热气候要相对降低运动量和运动强度，训练的理想环境是4~28℃，空气湿度<6%，风速不超过7 m/s。避免在阳光下和炎热气温时剧烈运动；穿戴宽松、舒适、透气的衣服和鞋；上坡时要减慢速度。饭后不做剧烈运动。④ 患者需要理解个人能力的限制，应定期检查和修正运动处方，避免过度训练。药物治疗发生变化时，要注意相应地调整运动方案。参加训练前应该进行尽可能充分的身体检查。对于参加剧烈运动者尽可能先进行运动试验。⑤ 警惕症状，运动时如发现下列症状：上身不适（包括胸、臂、颈或下颌，可表现为酸痛、烧灼感、缩窄感或胀痛）、无力、气短、骨关节不适（关节痛或背痛）等，应停止运动，及时就医。⑥ 训练必须持之以恒，如间隔4~7天以上，再开始运动时宜稍降低强度。

4）训练实施：每次训练都必须包括准备活动、训练活动和结束活动。① 准备活动：主要目的是预热（warm-up），即让肌肉、关节、韧带和心血管系统逐步适应训练期的运动应激，运动强度较小。运动方式包括牵伸运动及大肌群活动，要确保全身主要关节和肌肉都有所活动，一般采用医疗体操、太极拳等，也可附加小强度步行。② 训练活动：指达到靶强度的训练活动，中低强度训练的主要目的是达到最佳外周适应。高强度训练的目的在于刺激心肌侧支循环生成。③ 结束活动：主要目的是冷却（warm-down），即让高度兴奋的心血管应激逐步降低，适应运动停止后血流动力学改变。运动方式可与训练方式相同，但强度逐步减小。

充分的准备与结束活动是防止训练意外的重要环节，训练时的心血管意外 75% 均发生在这两个时期。此外，合理的准备与结束活动对预防运动损伤也有积极的作用。

总之，冠心病的康复治疗在冠心病防治中占有重要的位置，是提高患者个人生活质量的重要手段，应加以重视。

四、康复教育

1. 康复教育形式　目前采用的教育形式以参加人数不同分为集体教育、小组教育和个人教育，大多三者并用。个人教育可作为前两者的补充，适用于伴有活动能力差、文化程度低及个人隐私较多者。另外，有些具有一定文化程度的患者喜欢自己看书学习，不受上课时间及教育内容的约束。

2. 康复教育内容

（1）冠心病基础知识教育：① 向患者及家属介绍心脏结构、功能，冠状动脉病变、冠心病的危险因素，心理状态、不良生活方式与冠心病的关系等基本知识。② 指导患者定期体格检查。③ 避免运动后即时热水浴或洗热水澡，至少要休息 15 min，水温不宜超过 40℃。④ 保持大便通畅，避免用力排便。⑤ 遵医嘱按时用药。

（2）控制危险因素教育：① 积极预防高血压、高血脂、糖尿病等；② 指导患者定时定量，少食多餐，强调食品的多样性、不偏食，提倡低胆固醇、低动物脂肪、低热量、低盐饮食，合理营养，提倡进食清淡，食用富含维生素（鲜菜、水果）植物蛋白（豆类及豆制品）的食物，避免暴饮暴食；③ 戒烟酒；④ 合理安排生活、学习和工作，劳逸结合，生活有规律；⑤ 适当进行有氧健身活动，科学安排康复训练；⑥ 保持心情舒畅，乐观对待疾病。

（3）心理康复教育：冠心病患者在急性发病后，往往有显著的焦虑和恐惧感等心理障碍，了解患者心理障碍程度，通过个人或小组形式进行咨询和教育，使患者树立健康行为的自信心，教会患者处理应急的技巧和放松方法。

（张绍岚）

第十六节 慢性阻塞性肺病的康复护理

学习目标

1. 掌握慢性阻塞性肺病基本概念、康复护理方案及实施、康复教育。
2. 熟悉慢性阻塞性肺病主要功能障碍、康复评定及康复护理。
3. 了解慢性阻塞性肺病危险因素。
4. 能正确制订慢性阻塞性肺病康复护理计划并实施。

思维导图

案例导入

患者,男,70 岁。因反复咳嗽、咳痰 20 年,加重伴气促 3 天入院。查血气:pH 7.41,PaO_2 58 mmHg,$PaCO_2$ 57.2 mmHg。8 天后气促加重,予无创通气及平喘、消炎等治疗,病情逐渐稳定。20 余天后气促明显缓解,血气检查:pH 7.44,PaO_2 78 mmHg,$PaCO_2$ 47 mmHg。

请思考:

1. 对该患者应做哪些评定?
2. 如何制订康复护理计划并实施?

一、概述

(一)基本概念

慢性阻塞性肺病(chronic obstructive pulmonary disease,COPD),简称慢阻肺,是一组以气流受限为特征的肺部疾病,其气流受限不完全可逆且呈进行性发展,与气道和肺对有毒颗粒或气体的慢性炎症反应增强有关。由于大气污染、吸烟人数的增加,COPD 最近十多年有增加的趋势。主要表现为慢性咳嗽、咳痰及进行性加重的呼吸困难,长期缺氧和呼吸不畅等。对 COPD 不仅仅在于急性危重期的救治,还要强调康复治疗和护理,以达到稳定或逆转 COPD 病情过程,最大限度地改善患者的肺功能及正常的社会活动能力,提高患者的生活质量。

(二)危险因素

危险因素大致可以分为外因与内因两类。外因包括吸烟、粉尘和化学物质的吸入、空气污染、呼吸道感染及社会经济地位较低的人群(可能与室内和室外空气污染、居室拥挤、营养较差及其他与社会经济地位较低相关联的因素有关)。内因包括遗传因素、气道反应性增高,在妊娠期、新生儿期、婴儿期或儿童期由各种原因导致肺发育或生长不良有关。

(三) 主要功能障碍

1. 呼吸功能障碍

(1)有效呼吸降低:肺气肿使肺组织弹性回缩力减低,呼气时将肺内气体驱赶到肺外的动力减低,气流速度减慢,同时肺组织弹性回缩力减低后,失去了对小气道的牵拉作用,呼气末期小气道容易发生闭合,气道阻力进一步增加,有效通气量降低,影响了气体交换功能。

(2)病理式呼吸模式:慢性阻塞性肺气肿的患者,肺通气功能明显减少。为了弥补呼吸量的不足,患者加紧胸式呼吸,增加呼吸频率,形成了病理式呼吸模式。

(3)呼吸肌无力:患者呼吸困难及病理式呼吸模式的产生,影响了膈肌、胸大肌、肋间肌等呼吸肌的活动,失代偿后产生呼吸肌无力。

2. 运动功能障碍　主要表现为肌力和肌耐力减退,肢体运动功能下降、运动减少。

3. 日常生活活动能力下降　患者因惧怕出现劳累性气促,限制自己的活动,甚至长期卧床,丧失了日常活动能力。

4. 参与能力受限　COPD患者的职业能力、社会交往、社区活动及休闲活动的参与常常受到部分或全部限制。

5. 心理功能障碍　多数COPD患者因呼吸困难等症状的困扰,对疾病产生恐惧、焦虑、抑郁,精神负担加重。由于长期患病,反复入院,导致COPD患者后期出现抑郁、绝望等不良心理。

二、 康复评定

1. 一般评定

(1)吸烟史和慢性咳嗽、咳痰史。

(2)寒冷气候变化、职业性质和工作环境中接触职业粉尘和化学物质的接触。

(3)感染变态反应因素的慢性刺激。

2. 呼吸功能检查　COPD的严重程度通过测定呼吸通气功能确定。早期常无异常,如发展到有小气道阻塞时,逐渐表现为最大呼气流量-容积曲线(MEFV)降低,此指标比第一秒用力呼气量(FEV_1)更为敏感。当病情发展成合并肺气肿时,表现为通气功能障碍,如FEV最大呼气中期流速(MMEF)、最大通气量(MVV)等降低;肺活量(VC)正常或轻度下降;功能残气量(FRC)、残气量(RV)、肺总量(TLC)均增大。

COPD 患者 FEV$_1$ 一般小于正常预计值的 80%，而严重 COPD 患者 FEV$_1$ 可低于正常预计值的 35%。患者肺顺应性降低，弥散力正常或轻度减少。根据 FEV$_1$ 下降程度，可将 COPD 分为三级：Ⅰ级 FEV$\geqslant$70%；Ⅱ级 70%FEV$\geqslant$50%；Ⅲ级<50%。

3. COPD 严重程度评定 根据呼吸短促程度评估，COPD 严重程度分为五级：① 1 级，无气短气急；② 2 级，稍感气短气急；③ 3 级，轻度气短气急；④ 4 级，明显气短气急；⑤ 5 级，气短气急严重，不能耐受。

4. 运动能力评定

（1）平板或功率车运动试验：通过活动平板或功率车进行运动试验获得最大吸氧量、最大心率、最大代谢当量值（METs）、运动时间等相关量化指标来评估患者运动能力。

（2）定量行走评估：对于不能进行活动平板运动试验的患者可行 6 min 或 12 min 行走距离测定，以判断患者的运动能力及运动中发生低氧血症的可能性。

5. 日常生活活动能力评定 日常生活活动能力评定的内容主要包括自我照顾、日常活动、家务劳动、购物和做饭以及人际关系等。

6. 心理评定 COPD 患者由于呼吸困难和对窒息的恐惧，经常处于持续紧张不安的焦虑状态，因而胸壁肌紧张程度增加，使呼吸更为困难。另外，COPD 患者由于慢性缺氧，可引起器质性脑损害，表现出认知、情绪等障碍。因此，需要对 COPD 患者进行相应的心理评定。

三、康复护理

1. 保持和改善呼吸道通畅

（1）体位引流：通过适当的体位摆放，使患者受累肺段内的支气管尽可能地垂直于地面，利用重力作用促使肺叶，特别是肺段气道内的分泌物引流，配合有效地咳嗽将分泌物排出。

（2）有效咳嗽训练：COPD 患者由于咳嗽减弱，容易导致痰液排出不畅，增加反复感染的机会。因此，应教会患者正确的有效咳嗽方法，促进呼吸道分泌物的排出。

（3）胸部叩击和振动：体位引流时配合胸部叩击技术，可使黏附在支气管内的分泌物脱落并移至较大的支气管较易排出。此操作不应引起身体不舒适或者疼痛。高龄或皮肤易破损者可用薄毛巾或其他保护物包盖在叩击部位以保护皮肤。

2. 呼吸训练

（1）膈肌训练：膈肌在通气中起到重要作用。横膈上下活动 1 cm，可增加 250 ml 的通气量，正常呼吸时，膈肌所起的作用占 2/3。肺气肿后，肿大的肺泡使胸廓扩张、膈肌下压，并使膈肌的活动范围受限，而转用胸式呼吸。方法如下：① 放松训练，首先向患者解释和示范如何放松，如抬肩（耸肩）或收缩胸肌，然后再放松，进一步全身放松，消除紧张情绪。② 腹肌训练，呼气时要使腹部下陷；吸气时要鼓腹，不要在吸气时收缩腹肌。常采用暗示法,即以一手按在上腹部,呼气时腹部下沉,此时该手再稍稍加压用力,以使腹压进一步增高,迫使膈肌上抬;吸气时,上腹部对抗该手的压力,将腹部徐徐隆起。该压力既可吸引患者的注意力,又可诱导呼吸的方向和部位。

(2)缩唇呼气法:也称"吹笛状"呼气法,即在呼气时将嘴唇缩紧呈吹口哨状,使气体缓慢地通过缩窄的嘴唇徐徐吹出。

3. 提高活动能力的训练

(1)呼吸体操:熟练掌握腹式呼吸方法的基础上,做扩胸、弯腰、下蹲、伸展四肢等运动。本方法可用于患者康复治疗早期体力过弱时或与其他运动方法交叉进行。

(2)耐力训练:耐力训练又称有氧训练法,运动项目有行走、健身跑、自行车、游泳和划船等。训练通常先从平地行走开始,根据患者的反应以及医生规定和同意的运动强度及运动方式进行。跑步时要求足跟先着地,为减少足跟对人体的震荡,除宜加厚鞋垫或穿合适的球鞋外,着地时膝关节宜稍屈曲,身体要正,跑步中两上臂宜放松做前后摆动和左右摆动,切忌紧握拳头。

(3)氧疗:PaO_2 持续低于 50 mmHg 或氧饱和度(SaO_2)<90%,给氧起到关键作用。SaO_2 上升至>90%或 PaO_2>60 mmg,而 $PaCO_2$ 上升不超过 10 mmHg,每天持续低流量(小于 2 L/min)吸氧 10~15 h,可改善活动协调性、运动耐力和睡眠。

知识扩展

COPD 低流量、低浓度吸氧的原因

慢性呼吸衰竭失代偿者缺氧伴二氧化碳潴留是通气不足的后果,由于高碳酸血症的慢性呼吸衰竭患者,其呼吸中枢化学感受器对二氧化碳反应性差,呼吸的维持主要靠低氧血症对颈动脉体、主动脉体的化学感受器的驱动作用。如果吸入高浓度的氧,则氧分压迅速升高,使外周化学感受器失去低氧血症的刺激,患者的呼吸变浅、变慢,其二氧化碳分压随之上升。如果情况严重,则陷入二氧化碳麻醉状态,而这种神志改变往往与二氧化碳分压上升的速度有关。

吸入高浓度的氧会解除低氧性肺血管收缩,使高肺泡通气与血流比的肺单位中的血流向低血流比肺单位,加重通气与血流比的失调,引起生理无效腔与潮气量之比的增加,从而使肺泡通气量减少,二氧化碳分压进一步升高。

根据血红蛋白氧离曲线的特性,在严重缺氧时,氧分压与血氧饱和度的关系处于氧离曲线的陡直段,氧分压稍升高,血氧饱和度便有较多的增加,但仍有缺氧,依然能够刺激化学感受器,使之减少对通气的影响。

4. 作业疗法 COPD 患者通过作业疗法可增强日常生活活动能力,具体的项目和强度应根据患者呼吸困难的程度来决定。主要包括日常生活活动,如洗漱、穿衣、吃饭、如厕、洗澡等;功能训练,如写字、打字等;娱乐消遣性训练如下象棋、绘画、弹琴等。

5. 营养支持 营养状态是 COPD 患者症状、残疾和预后重要的决定因素。合理的膳食安排、食品调配、科学的烹饪方法、正确的饮食制度,可以改善代谢功能,增强机体抵抗力,促进疾病的康复。

四、康复教育

1. 戒烟 吸烟是导致 COPD 的主要危险因素,不去除病因,单凭药物治疗难以取得良好的疗效。因此,阻止 COPD 发生和进展的关键措施是戒烟。

2. 减少室内空气污染 避免在通风不良的空间燃烧生物燃料,如烧柴做饭、在室内生炉火取暖、被动吸烟等。

3. 防治呼吸道感染 积极预防和治疗上呼吸道感染。秋冬季节注射流感疫苗,避免到人群密集的地方,保持居室空气新鲜,发生上呼吸道感染应积极治疗。

4. 加强锻炼 根据自身情况选择适合自己的锻炼方式,如散步、慢跑、游泳、爬楼梯、爬山、打太极拳、跳舞、双手举几斤重的东西,在上举时呼气等。

5. 呼吸功能锻炼 COPD 患者治疗中一个重要的目标是保持良好的肺功能,只有保持良好的肺功能才能使患者有较好的活动能力和良好的生活质量。因此呼吸功能锻炼非常重要。患者可通过做呼吸瑜伽、呼吸操、深慢腹式阻力呼吸功能锻炼、唱歌、吹口哨、吹笛子等进行肺功能锻炼。

6. 家庭氧疗 康复护士应指导患者及家属了解吸氧的目的和必要性。长期持续低流量(小于 2 L/min)吸氧可提高患者生活质量,使 COPD 患者生存率提高 2 倍。告知患者吸氧时注意安全,远离火源、高温,搬运时要轻拿轻放,防止火灾和爆炸。吸氧过程中禁止吸烟。氧疗装置要定期更换、清洁和消毒。

(马云春)

第十七节 糖尿病的康复护理

学习目标

> 1. 掌握糖尿病患者的运动处方、康复教育。
> 2. 熟悉糖尿病的主要功能障碍、康复评定、糖尿病的综合治疗方法。
> 3. 了解糖尿病的临床分型、常见并发症。
> 4. 能正确制订糖尿病康复护理计划并实施。

思维导图

患者,女,53 岁。既往有高血压病 5 年,血压最高时 190/100 mmHg,一直未正规服用降压药及未监测血压。3 年前出现多饮、多食、多尿症状,查空腹血糖 21.0 mmol/L。诊断:2 型糖尿病。坚持服用"二甲双胍、格列齐特"(具体用量不清楚),平时监测血糖在 6.0~15.0 mmol/L 之间,仍间断有多饮、多食、多尿症状。1 月前逐渐出现水肿,从双下肢开始,后逐渐发展至全身水肿,伴尿量减少,视力下降;后在一家医院住院治疗半月后,水肿、尿量少、视力下降无好转,遂来就诊。

查体:体温 36.5℃,脉搏 100 次/分,呼吸 22 次/分,血压 190/105 mmHg。神志清楚,精神尚可,扶入病房,查体合作。全身皮肤凹陷性水肿,以双下肢明显;双眼视力无光感。双肺呼吸音清晰,心律齐,腹部未见异常。左外踝见约 5 cm×5 cm 皮肤紫黑色,中心区皮肤溃烂。

请思考:

1. 患者需要进行哪些康复评定?
2. 应如何为该患者制订康复护理计划?

一、概述

(一) 基本概念

1. **糖尿病(diabetes mellitus,DM)** 是一组以血浆葡萄糖(简称血糖)水平升高为特征的代谢性综合征。引起血糖升高的病理生理机制是胰岛素分泌缺陷及/或胰岛素作用缺陷。临床上早期无症状,血糖明显升高时可出现多尿、多饮、体重减轻,有时还可伴多食及视物模糊。糖尿病可危及生命的急性并发症为酮症酸中毒及非酮症性高渗综合征,而糖尿病患者长期血糖升高可致器官组织损害,引起脏器功能障碍以致功能衰竭。这些慢性并发症如不进行积极防治,将降低糖尿病患者的生活质量,寿命缩短,病死率增高。

随着我国城市化进程加快、人口老龄化、生活方式改变等原因,糖尿病的患病率显著增加。除了已被诊断为 2 型糖尿病的患者,还有许多尚未被诊断出的糖尿病患者或处于糖尿病前期的患者。据 2017 年国际糖尿病联盟(IDF)公布的第八版全球糖尿病地图显示,全球糖尿病成人患者(20~79 岁)从 2000 年的 1.51 亿达到 2017 年的 4.25 亿,增加近 2 倍。其中,中国(1.144 亿)糖尿病患者人数位居全球第一,印度(7 290万)和美国(3 020万)分别位居第二、第三。预计到 2045 年,全球糖尿病患者可能达到 6.29 亿。

2. **糖尿病康复护理** 至今为止,糖尿病尚无根治方法,为了有效控制糖尿病,单靠一种治疗方法是不够的。随着对糖尿病防治的深入研究,糖尿病综合治疗主要有五个方面,即饮食疗法、运动疗法、药物治疗、糖尿病教育和血糖监测。这种综合治疗方法适用于所有类型的糖尿病患者,是当今世界上治疗糖尿病的唯一有效方法。其中起直接作用的是饮食疗法、运动疗法和药物治疗三个方面,而糖尿病教育和血糖监测则是保证以上三个方面发挥作用的必要手段。

(二)分型

按照 WHO 及 IDF 专家组的建议,糖尿病可分为 1 型、2 型、其他特殊类型及妊娠糖尿病四种。其中 2 型糖尿病最多见,占糖尿病患者中的 90% 左右。大多老年起病,但近来青年人亦开始多见。肥胖者多见,常伴血脂紊乱及高血压。多数起病缓慢,可有多饮、多食、多尿、消瘦等"三多一少"症状,但半数无任何症状,在筛查中发现。发病初期大多数不需用胰岛素治疗。

(三)主要功能障碍

1. 机体器官功能障碍　糖尿病病程长,长期血糖控制不佳可导致眼、肾、心、脑、血管及神经等慢性并发症,是糖尿病致残致死的主要原因。

2. 心理障碍　由于糖尿病是一种慢性疾病,长期的饮食控制、运动调节以及频繁测血糖或者注射胰岛素,给患者的生活带来极大的不便并加重了患者的医疗经济负担,而对失明、脑梗死、截肢等严重并发症的担心更是给患者带来极大的精神心理负担,临床上表现为抑郁、焦虑、消极态度、缺乏自信,不能坚持治疗。

3. 日常生活活动能力障碍　糖尿病患者可出现的全身症状有乏力、易疲劳等,使患者的日常生活活动能力受到一定限制。若发生眼、脑、心、肾、大血管和神经等并发症,则可出现日常生活活动严重受限。

二、康复评定

1. 生理功能评定

(1)生化指标测定:包括血糖、糖化血红蛋白、血脂、肝肾功能等。按照 WHO 的标准,空腹血糖(FPG)≥7.0 mmol/L 和/或餐后 2 h 血糖≥11.1 mmol/L,即可诊断为糖尿病。空腹血糖≥6.1 mmol/L 但<7.0 mmol/L 称为空腹血糖受损(IFG)。

(2)靶器官损害程度评定:主要包括视网膜、周围神经、心、脑、肾及足等靶器官功能水平的定期检查。

2. 心理评定　糖尿病患者心理障碍的发生率可高达 30%~50%,主要表现为焦虑症、强迫症、恐惧症及抑郁症等。一般选择相应的量表进行评定,如汉密尔顿焦虑量表、汉密尔顿抑郁量表、症状自评量表(SCL-90)等。

3. 运动功能评定 糖尿病患者在进行康复治疗前,应充分询问病史,结合体检,对其运动耐力进行评定。运动试验的目的是确定糖尿病患者的心脏负荷能力及身体运动耐力,以保证康复治疗的有效性和安全性。年龄超过40岁的糖尿病患者,尤其有10年以上糖尿病史或有高血压、冠心病及脑血管病的症状和体征者,都应进行运动试验,方式多采用运动平板和功率自行车,合并感觉异常、下肢溃疡、足部畸形等可改用上肢功量计;还应在运动耐受性试验或运动疗法前后检查血糖,注意低血糖的发生。监视血糖水平对中、重型糖尿病患者运动疗法的实施是至关重要的,否则极易发生意外。

4. 日常生活活动能力评定 糖尿病患者日常生活活动能力评定可采用巴塞尔指数和功能独立性评定量表。

三、康复护理

(一)糖尿病康复护理目标

1. 纠正糖代谢、脂代谢紊乱,使血糖降至正常或接近正常,预防和控制糖尿病慢性并发症,降低致残率和病死率。

2. 保证儿童、青少年患者的正常生长发育。

3. 通过糖尿病教育,使患者掌握糖尿病的防治知识、必要的自我监测技能和自我保健能力。

4. 改善糖尿病患者的生活质量,能和正常人一样参与正常的社会劳动和社交活动。

(二)糖尿病康复护理方法

1. 饮食疗法 是糖尿病的基本治疗措施之一。其目的在于控制热量的摄入,减轻胰岛的负担,控制血糖升高以减轻症状和减缓并发症的发生与发展;维持合理的体重,特别是使儿童得到正常的生长和发育;保持患者基本的营养需求,使患者身心处于最佳状态。因此,不论是1型糖尿病还是2型糖尿病都应重视饮食治疗,并应严格和长期执行。具体方法如下:

(1)计算总热量:首先按患者身高计算出理想体重,理想体重(kg)=[身高(cm)-100]×0.9,然后根据理想体重和工作性质,参考原来的生活习惯等因素,计算每天所需的总热量。

(2)饮食中营养素的结构:根据患者的病情、饮食习惯、生活方式等调整营养素的热量分配,做到比例合理和个体化。

(3)制订食谱:每天总热量及营养素的组成确定后,根据各种食物的产热量确定食谱。三餐热量分配定时定量为1/5、2/5、2/5 或 1/3、1/3、1/3,或四餐分配为1/7、

2/7、2/7、2/7,可按患者的生活习惯、病情及配合治疗的需要来调整。

（4）其他：糖尿病患者每天的食盐摄入量不应超过 7 g,合并肾病者应少于 6 g,有高血压者应少于 3 g。糖尿病患者应忌酒,饮酒可干扰血糖控制和饮食治疗计划的执行,大量饮酒可诱发酮症酸中毒,长期饮酒可引起酒精性肝硬化、胰腺炎等。

2. 运动疗法　在制订运动方案前,进行运动试验检查,以早期发现糖尿病患者潜在的心血管疾病,同时运动试验也可判断患者心血管系统对运动的反应能力及本身的体力活动能力。根据上述检查结果,确定适应证,排除禁忌证,再结合个人日常生活、工作情况、运动习惯和爱好等制订适宜的运动锻炼方案,运动量的制订应考虑到有效性和安全性,既可达到治疗作用,又符合一定安全限制,避免意外情况的发生。

（1）适应证和禁忌证

1）适应证：主要适用于轻度和中度 2 型糖尿病患者,肥胖的 2 型糖尿病患者为最佳人群。病情稳定的 1 型糖尿病患者也可进行运动锻炼。

2）禁忌证：① 急性并发症如酮症、酮症酸中毒及高渗状态;② 空腹血糖>15.0 mmo/L 或有严重的低血糖倾向;③ 感染;④ 心力衰竭或心律失常;⑤ 严重糖尿病肾病;⑥ 严重糖尿病视网膜病变;⑦ 严重糖尿病足;⑧ 新近发生的血栓。

（2）运动处方

1）运动方式：适用于糖尿病患者的训练是低至中等强度的有氧运动。常采用有较多肌群参加的持续性、周期性运动。一般选择患者感兴趣、简单、易坚持的项目,如步行、慢跑、登楼、游泳、划船、有氧体操、球类等活动,也可利用活动平板、功率自行车等器械来进行,运动方式因人而异。

2）运动强度：运动强度是运动处方的核心。运动量的大小由运动强度、运动持续时间和运动频率三个因素决定。运动后精力充沛,不感疲劳,心率常在运动后 10 min 内恢复至静息状态说明运动量合适。运动强度决定了运动治疗的效果,一般以运动中的心率作为评定运动强度的指标。临床上将能获得较好运动效果,并能确保安全的运动心率称为靶心率（THR）。靶心率的确定最好通过运动试验获得,即取运动试验中最高心率的 60%~80% 作为靶心率。如果无条件做运动试验,靶心率可通过以下公式获得：靶心率 = ［220-年龄（岁）］×（60%~80%）。

3）运动时间：运动时间是准备活动、运动训练和放松活动三部分时间的总和。每次运动一般为 40 min,其中达到靶心率的运动训练时间以 20~30 min 为宜,因为运动时间过短达不到体内代谢效应,而如果运动时间过长或运动强度过大,易产生疲劳、诱发酮症,加重病情。训练一般可从 10 min 开始,适应后逐渐增加至 30~40 min,其中可穿插必要的休息。

4）运动频率：一般每周运动 3~4 次或每天 1 次。次数过少,运动间歇超过 3~4 天,则运动训练的效果及运动蓄积效应将减少,已获得改善的胰岛素敏感性将会消失,这样就难以达到运动的效果。

5）运动训练的实施：包括准备活动、运动训练和放松活动三个部分。① 准备活动,通常包括 5~10 min 四肢和全身缓和伸展运动,多为缓慢步行或打太极拳等低强度运动;② 运动训练,为达到靶心率的中等强度或略低于中等强度的有氧运动;③ 放松活动,包括 5~10 min 的慢走、自我按摩或其他低强度活动。合适的运动量应为运动时略感气喘但不影响对话,心率在运动后 5~10 min 恢复到运动前水平,运动后应感到轻松愉快,食欲和睡眠良好,即使有疲乏、肌肉酸痛,短时间后也可消失。

（3）运动注意事项

1）制订运动方案前,应对患者进行全面检查,详细询问病史,并进行血糖、血脂、血酮体、肝肾功能、血压、心电图、运动负荷试验、X 线胸片、关节和足的检查。

2）运动实施前后必须要有热身活动和放松运动,以避免心脑血管意外发生或肌肉关节损伤。

3）避免空腹运动,在餐后进行运动时,应注意避开药物作用的高峰期,或适当减少口服降糖药或胰岛素的剂量,以免发生低血糖。

4）定期测量体重、血糖和血脂等代谢指标,以评价运动治疗的效果。

（4）运动中特殊情况的处理

1）运动性低血糖:运动时发生低血糖的原因包括运动前血糖水平偏低;胰岛素用量较大、运动时间恰在胰岛素作用的高峰期;运动强度过大或持续时间过长;运动前摄入糖类食品过少或不摄取。

为避免运动中发生低血糖,应做到以下几点:① 以餐后 30~60 min 运动为宜;② 运动前胰岛素或口服降糖药减量;③ 运动中注意补充糖分,如糖水或甜饮料等;④ 胰岛素注射部位原则上以腹壁脐旁为好,避开运动肌群,以免加快该部位胰岛素的吸收,诱发低血糖。

2）并发症患者:当糖尿病患者合并轻度视网膜病变、外周血管病变及周围神经病变时,只要在适应证范围内,仍可根据并发症的情况适当选择运动方式(表 5-22)。

表 5-22　糖尿病并发症患者康复运动方式

并发症	运动方式
外周血管病（跛行）	上肢运动,结合步行和游泳
周围神经病变	游泳、上肢运动、低阻力功率车
下肢及足部溃疡	上肢运动、腹肌训练,避免压迫或负重
截肢后康复	上肢运动
视网膜病变	步行或低阻力功率车
视网膜治疗术后	避免等长运动和上肢运动

3. 药物治疗　主要包括口服降糖药和注射胰岛素。目前常用的口服降糖药物大致分为三类:促胰岛素分泌剂、胰岛素增敏剂和 α-葡萄糖苷酶抑制剂。在这三类药物中促胰岛素分泌剂可以引起低血糖,而后两类一般不引起低血糖。可根据病情选用一

种或两种药物联合治疗。胰岛素分为短效胰岛素、中长效胰岛素和预混胰岛素,均在餐前 30 min 进行皮下注射;应根据病情选择制剂和剂量,监测血糖,调整胰岛素用量。

4. 健康教育　被公认为是治疗成败的关键,是贯穿糖尿病治疗始终的一条极其重要的措施。良好的健康教育可充分调动患者的主观能动性,积极配合治疗,有利于疾病控制,防止各种并发症的发生和发展,降低经济耗费和负担,使患者和国家均受益。健康教育的对象包括糖尿病防治专业人员、医务人员、患者及其家属和公共卫生保健人员。

5. 自我监测血糖　是糖尿病管理中的重要组成部分。血糖监测结果可为糖尿病患者和医务人员提供动态数据,为调整药物剂量提供依据。实践证明,长期良好的病情控制可在一定程度上延缓或预防并发症的发生。

6. 心理康复　在治疗糖尿病的同时,必须重视心理康复治疗,减少各种不良心理刺激,并学会正确对待自身疾病,取得对自身疾病的正确认识,树立信心,保持心理平衡,从而有利于控制糖尿病。具体方法有:① 精神分析法,也称心理分析法,是通过与糖尿病患者有计划、有目的的交谈,听取患者对病情的叙述,帮助患者对糖尿病有完整的认识,建立起战胜疾病的信心;② 生物反馈疗法,是借助肌电或血压等生物反馈训练,放松肌肉,同时消除心理紧张,间接利于血糖的控制;③ 音乐疗法,通过欣赏轻松、愉快的音乐,消除烦恼和焦虑,消除心理障碍;④ 其他,可举办形式多样的糖尿病教育与生活指导座谈会、经验交流会、观光旅游等活动,帮助患者消除心理障碍,有利于病情稳定。

知识拓展

糖 尿 病 足

糖尿病足是由糖尿病引起的下肢远端神经异常和不同程度的周围血管病变,从而引起的足部感染、溃疡和/或深部组织破坏的病变,是造成截肢的重要原因。其治疗方法一般采用综合治疗,除进行清创和应用抗生素外,还应减轻足部的压力,如穿柔软舒适的鞋,经常进行游泳、骑自行车、划船等运动,促进足部血液循环,但禁忌长时间行走、跑步和爬楼梯。对于新鲜的溃疡创面应用超短波、红外线、He-Ne 激光、旋涡浴等物理因子治疗有助于控制感染,增加血供和促进溃疡面肉芽组织生长。必要时也可应用矫形器、拐杖和轮椅等改善患者步行功能,提高活动能力。

四、康复教育

通过康复教育使患者自觉地执行治疗方案,改变不健康的生活习惯(如吸烟、酗酒、摄盐过多、过于肥胖、体力活动太少等),控制危险因素和疾病的进一步发展。

1. 对疾病的认识　包括各种急慢性并发症的发生率及危害性。

2. **饮食指导**　指导患者掌握并执行饮食疗法的具体要求和措施。

3. **运动指导**　包括运动治疗在糖尿病治疗中的意义、方法和运动中的注意事项。

4. **用药指导**　如口服降糖药的种类、适应证、作用、不良反应和服用方法；胰岛素的种类、使用方法和自我注射技术指导。

5. **血糖的自我监测指导**　指导患者学习监测血糖、血压、体重指数，了解糖尿病的控制目标。

6. **心理疏导**　指导患者正确处理疾病所致的生活压力，解除患者和家属的思想负担，树立战胜疾病的信心。

7. **其他方面**　如介绍如何进行皮肤护理、足护理以及应急情况的处理如低血糖。

第十八节　恶性肿瘤的康复护理

思维导图

学习目标

1. 掌握乳腺癌术后的康复评定、康复护理。
2. 熟悉恶性肿瘤的康复评定、康复护理。
3. 了解肺癌术后的康复评定、康复护理。
4. 能正确制订恶性肿瘤康复护理计划并实施。

案例导入

　　患者，女，43 岁。因"左乳房肿块"入院。查体：体温 36.8℃，脉搏 84 次/分，呼吸 21 次/分，血压 118/70 mmHg，患者自述既往冠心病病史 1 年，无药物过敏史；乳腺钼靶提示左乳房外上象限有约 2 cm×2.4 cm 的肿块，边界不清，其余检查均正常。诊断为乳腺癌。行左侧乳腺根治术后 2 天，一般情况良好，体温 38.1℃，左侧乳腺切口疼痛，睡眠较差。

　　请思考：

1. 乳腺癌根治术后的患者应如何评定？
2. 如何为该患者制订康复护理计划？

一、概述

（一）基本概念

1. **肿瘤**　肿瘤（tumor）是机体在各种致瘤因素的作用下，局部组织细胞在基因水平上失去对其生长的调控,从而导致过度增生和异常分化形成的新生物。这种新生物常形成局部肿块,因而称之为肿瘤。根据对人体的影响,可分为良性肿瘤和恶性肿瘤。

2. 肿瘤康复 恶性肿瘤的康复治疗措施与其他残疾相似,但其康复治疗与临床治疗密切相关,应特别注重康复与临床治疗相结合,在保证临床治疗顺利进行的前提下尽早介入康复治疗。对于恶性肿瘤的康复护理主要是消除患者及家属的恐惧心理,通过适当的康复医学措施,降低由于恶性肿瘤所导致的原发性或继发性功能障碍,延长患者生存期,提高生活质量,帮助患者回归家庭和社会。

(二) 主要功能障碍

1. 疼痛 疼痛是肿瘤患者最常见的症状,60%恶性肿瘤患者伴随有疼痛,25%~30%的患者存在严重疼痛。其原因可分三类:① 肿瘤直接引起的疼痛;② 肿瘤治疗引起的疼痛;③ 肿瘤间接引起的疼痛。

2. 原发性及继发性功能障碍 包括:① 原发性功能障碍,如骨关节肿瘤破坏骨关节致肢体活动功能障碍;② 继发性功能障碍,如恶性肿瘤对体质的消耗引起营养不良、贫血,长期卧床缺乏活动引起肌力减退、肌肉萎缩、关节挛缩、下肢静脉血栓形成等。

3. 肿瘤治疗引起的功能障碍 包括:① 手术导致的功能障碍,如乳腺癌根治术后肩关节活动障碍与上肢淋巴性水肿,肺癌肺叶切除术后肺呼吸功能降低;② 化疗导致的功能障碍,如骨髓造血功能抑制、多发性神经病变;③ 放疗导致的功能障碍,如骨髓造血功能抑制,鼻咽癌放疗后腮腺唾液分泌减少、颞颌关节活动功能障碍。

4. 心理障碍 恶性肿瘤一直被人们认为是最可怕的疾病,一旦确诊后常导致患者恐惧、抑郁、悲观、绝望等负面心理反应。在抗肿瘤治疗前后,患者会对手术、化疗、放疗等治疗的效果、副作用产生怀疑、恐惧等心理,甚至因此延误治疗或丧失治疗机会。恶性肿瘤康复期的患者常担心肿瘤复发或转移,影响正常工作和生活;晚期恶性肿瘤患者在有限的生存期内会产生绝望、厌世恐惧等心理。

二、 康复评定

(一) 疼痛评定

临床上多采用视觉模拟评分法(VAS)、麦吉尔疼痛问卷法。此外,根据患者应用镇痛药物的种类和方式,将疼痛分为0~4级(表5-23)。

表 5-23　癌痛的五级评定标准

级别	应用镇痛药物情况
0 级	不用
1 级	需非麻醉性镇痛药
2 级	需口服麻醉剂
3 级	需口服与（或）肌肉注射麻醉剂
4 级	需用静脉注射麻醉剂

（二）心理评定

1. 恶性肿瘤患者的心理反应　一般认为，恶性肿瘤患者的心理反应通常要经过否认期、愤恨期、妥协期、抑郁期和接受期 5 个阶段。Massie MJ 及 Heijigeastein E 等列举了被诊断为恶性肿瘤的患者所表现出来的特殊的正常心理反应，如表 5-24。

表 5-24　恶性肿瘤患者的正常心理反应

症状	持续时间
1 期：最初反应 怀疑和否认（"误诊""病检时混淆了玻片"），绝望（"我一直知道是这样的""我不接受治疗，治疗无济于事"）	2~5 天
2 期：烦躁不安 包括焦虑、抑郁情绪、厌食、失眠、易怒、注意力不集中、日常活动能力受限	7~14 天
3 期：适应 适应新情况、正视出现的问题、找到乐观的理由、重新参加各项活动（包括新的或修改的治疗方案）	>14 天~数月

2. 心理评定方法　对恶性肿瘤患者心理评定的方法与一般伤病的心理评定相同，主要采用以下评定方法：

（1）情绪测验：患者病后情绪变化很大，出现焦虑、抑郁、悲观失望等，可采用汉密尔顿抑郁量表、汉密尔顿焦虑量表进行评定。

（2）人格测验：常采用艾森克人格问卷。

（三）躯体功能评定

根据恶性肿瘤患者病情的原发性和继发性反应的特点，恶性肿瘤患者各系统器官的功能评定多侧重于：关节活动度评定、肌力评定、步行能力评定、肢体围度测量等；中枢神经功能、周围神经功能、心肺功能等评定。恶性肿瘤患者躯体功能评定的原则和方法与一般伤病的功能评定相同。

（四）活动功能评定

1. 日常生活活动能力评定　可采用巴塞尔指数、功能独立性评测等方法评定。

2. Karnofsky 患者活动状况评定　Karnofsky 所制订的患者活动状况评定量表，最初用于恶性肿瘤患者的评定，后来也用于其他疾病的评定，主要根据患者能否自理生活、是否需要他人照顾、能否进行正常生活和工作的情况进行评定（表 5-25）。

表 5-25　Karnofsky 活动状况评定分级标准

分数	患者活动状况	生活独立性
100	正常，无疾病表现	不需特殊照顾
90	能正常活动，有轻微症状、体征	
80	勉强能正常活动，有某些症状、体征	
70	能自我料理生活，但不能胜任正常工作	
60	需他人帮助，生活基本自理	不能正常工作，基本能自理生活
50	需要一定的帮助和护理	
40	不能活动，需特殊照顾	不能自我照料，病情发展需特殊照顾
30	严重不能活动，需住院照顾	
20	病情严重，需住院积极治疗	
10	病危，濒临死亡	
0	死亡	

（五）生活质量评定

英国的 Raven 根据患者的肿瘤是否得到治疗、控制及残疾状况，将肿瘤患者的生活质量分为三级，即能正常生活、生活质量好、生活质量较差，生存期有限。

三、康复护理

（一）康复护理目标

随着现代医学的迅猛发展，恶性肿瘤的诊治水平不断增高，1/3 的恶性肿瘤可以通过改变生活方式等方法有效预防；1/3 的恶性肿瘤经早期诊断、早期治疗可以获得治愈；1/3 的恶性肿瘤依靠综合治疗能达到延长生存期、改善生活质量的目的，这已成为国际社会的广泛共识和明智选择。由于在恶性肿瘤发生发展的不同阶段，不同恶性肿瘤及其不同程度功能障碍的康复目标不同。Dietz 按照恶性肿瘤患者的病程和治疗过程提出了四个时期的康复目标：

1. **预防性康复**　广泛普及防癌、治癌的知识，采取积极的措施预防恶性肿瘤的发生。在肿瘤治疗前及治疗过程中进行康复治疗的目的是：尽可能减轻恶性肿瘤病症及其可能引起的功能障碍对患者精神上造成的冲击，预防残疾的发生，减轻可能发生的功能障碍及残疾的程度。

2. **恢复性康复**　通过手术、化疗及放疗等抗肿瘤治疗，患者恶性肿瘤得到治愈或控制时进行康复治疗的目的是：使患者的身心功能障碍尽快减轻到最低程度或得到代偿，促进患者恢复健康，能够生活自理，参加力所能及的工作，重返社会。

3. **支持性康复**　在患者抗肿瘤治疗过程中或恶性肿瘤仍存在并有进展时，进行康复治疗的目的是：减缓恶性肿瘤的发展、改善患者的身体健康和功能，提高生活自理能力，预防继发性残疾和并发症的发生，延长生存期。

4. **姑息性康复**　进入恶性肿瘤晚期的患者，进行康复治疗的目的是：尽可能改善患者的一般情况，控制疼痛，预防或减轻继发性残疾和并发症的发生和发展，使患者得到精神上的支持和安慰，直至临终。

（二）康复护理措施

恶性肿瘤患者在抗肿瘤治疗前后多存在不同程度的身心功能障碍，需要康复治疗，改善身心功能，增进身体健康，提高生存质量。恶性肿瘤的康复治疗应该贯穿于抗肿瘤治疗的始终。

1. **心理康复护理**　分析不同阶段患者的心理特点，进行有针对性的心理干预，使患者正确认识疾病，积极配合治疗，以乐观的心态面对生活甚至死亡。

2. **疼痛康复护理**　恶性肿瘤疼痛性质复杂，不易预防，不同病期疼痛的康复护理目标不同。对肿瘤可以控制的患者，应采取积极治疗减轻或消除其疼痛，防止急性疼痛转为慢性疼痛。对肿瘤不能完全控制的患者，要在治疗肿瘤的同时减轻或控制疼痛。对晚期肿瘤患者，应尽量减轻其疼痛的程度。

（1）药物治疗：1986 年 WHO 提出的"三阶梯止痛"是经过验证的肿瘤疼痛治疗的基石，目前公认仍是癌痛治疗的最基本原则。

（2）物理治疗：常采用热敷、冷敷、经皮电神经刺激疗法（TENS）、按摩、针灸、夹板固定等物理治疗方法，对恶性肿瘤疼痛有较好的止痛效果。

（3）放射治疗：放射治疗对恶性肿瘤疼痛（尤其是骨转移的疼痛）有较好、较快的镇痛效果。

（4）神经阻断：对上述治疗方法效果欠佳的患者，可在局部痛点、外周神经、自主神经、硬膜外、蛛网膜下腔及肿瘤组织中注入乙醇或苯酚（石炭酸）进行神经阻断，有较好的镇痛效果。

（5）神经外科手术：对顽固性疼痛，可以进行神经松解、神经切断、脊神经根后支切断、脊髓前柱切断等神经外科手术。

（6）心理治疗：对所有恶性肿瘤疼痛患者都应给予心理支持和必要的镇痛知识宣教，去除患者对阿片类药物的恐惧心理及副作用的担心等。

3. 躯体康复护理　恶性肿瘤患者的躯体康复应在康复治疗团队的协作下有计划、有针对性地进行，患者可进行适合自己体力的运动和功能锻炼。推荐低强度有氧运动，以增强肌力，保持或改善关节活动度，提高心肺功能与耐力。在功能锻炼的过程中，应注意监测患者的疲劳程度，防止过度劳累。

4. 其他对症治疗　包括改善恶病质–畏食综合征、减轻疲劳、虚弱等症状的治疗。

四、常见恶性肿瘤术后的康复护理

（一）乳腺癌术后的康复护理

乳腺癌（breast cancer）是女性最常见的恶性肿瘤之一，发病率居女性恶性肿瘤的首位，严重危害女性的身心健康。目前手术治疗仍是治疗乳腺癌的主要手段。乳腺癌的手术种类较多，国内多以根治术为主。乳腺癌根治性手术的范围大，包括整个乳房、胸大肌和胸小肌、腋窝淋巴结等，胸、腋部皮肤张力增高，导致术后早期影响呼吸、咳嗽，并致肩关节活动受限。淋巴结被大量切除，术后粘连压迫可致术侧上肢静脉、淋巴回流障碍，发生淋巴性水肿。早期康复治疗的效果较好，一般可恢复生活自理、工作和社会活动。

1. 康复评定

（1）心理评定：乳腺癌根治术后患者常常由于自身形象受到损害，表现出焦虑、抑郁、恐惧等不良情绪，容易消沉郁闷，面对生活缺乏勇气和自信心。常采用汉密尔顿抑郁量表、汉密尔顿焦虑量表等情绪测验和艾森克人格问卷进行评定。

（2）肩关节活动度评定：对术后肩关节被动与主动活动范围进行测量，应注意与健侧对比。

（3）上肢周径的测量：测量术后上臂、前臂周径，应注意与健侧对比。

2. 康复护理

（1）心理康复护理：对于术后患者主要是让其逐步适应术后所面临的功能和外观方面的缺陷，能够积极主动地配合康复治疗。可请曾接受过类似手术且已经痊愈者现身说法，帮助患者渡过心理调适期。对于一些不可手术（广泛转移或体质过差）而只能采用姑息疗法的患者，则应鼓励患者正确地认识自己所面临的生活、职业和社会问题，以及康复治疗的意义，从而以积极的态度与癌症作斗争。

（2）呼吸功能康复护理：患侧胸壁手术切口较大，加压包扎会影响呼吸时的胸廓活动,最好术前先教患者做呼吸练习,术后定时改变体位,叩打振动背部,促进呼吸道分泌物排出。鼓励患者做深呼吸,促使肺叶扩张,防止肺部感染,同时可增加胸壁活动,有利于术区皮肤的放松。患者能坐起或下地时需做深呼吸练习,双手放在上胸部锁骨下方,吸气时用鼻深吸气,双肩缓慢向外旋转,使胸廓扩张,呼气时用嘴呼气,胸廓放松。

（3）肩关节功能康复:术侧肩胸皮肤皮下组织张力高,容易影响肩关节的活动。术后患者处于半卧位,术侧上肢置于功能位,肩外展、肘屈曲或自由放置,以枕头支持前臂和手。次日即可做手指伸屈、握拳、腕伸屈、前臂旋前旋后和肱二头肌静力性收缩活动。拔除伤口引流后改仰卧位,可逐步加做肘、上臂、肩的活动,并在他人协助下用术侧上肢洗漱、梳头、进食,逐渐过渡到自己独立完成。伤口拆线后可增加上臂、肩的活动范围和活动次数。可用健侧上肢带动患侧上肢,逐渐加大活动范围。术侧肩出现疼痛时可继续努力尝试活动,疼痛有所加重时做几下深呼吸,然后继续练习或暂停。疼痛以能耐受为度,切忌强力牵拉,以免发生撕裂伤。每天训练3次,一般需坚持6个月至1年。

（4）淋巴性水肿康复:术侧淋巴结被广泛切除、腋静脉血栓形成、术侧上肢被强力牵张、手术损伤的组织粘连压迫等因素均可导致术侧上肢淋巴回流障碍,形成水肿。轻者可在数月至数年内逐渐消退,重者持续多年不消。患者自觉肢体沉重,影响活动,还容易发生破损、感染持久不愈等。其康复护理措施如下:

1）抬高患肢:术后即应将术侧上肢抬高至心脏水平。以后应注意避免上肢下垂或做重体力活动,以促进淋巴回流。

2）患肢护理:注意保持患肢皮肤清洁润滑,劳动时戴防护手套,缝纫时戴顶针,不使用腐蚀性洗涤剂,防止破损感染,避免在患肢测量血压、做静脉穿刺注射。一旦发生破损感染,宜及早抗感染治疗。患肢衣袖宜宽松。

3）运动与按摩:患肢宜做适度活动或做向心性轻手法按摩,以促进淋巴回流,但应避免术后过早、过强活动,以免加重水肿。

4）压迫性治疗:患肢使用间断性气压袖套,每天2~12 h。或穿弹性压力袖套（在上肢高举时套上袖套）,以压迫约束上肢,促进淋巴回流。

5）其他治疗:必要时低盐饮食,用利尿药。严重者试行瘢痕松解术,解除瘢痕对血管、淋巴管的压迫。

（5）形体康复:女性患者在乳房切除后可使用外部假体,年轻女患者可考虑进行乳房重建术。

（6）幻乳觉的处理:个别患者术后产生幻乳觉,宜采用对症治疗,如戴假乳、轻柔按摩、经皮电神经刺激疗法等。

（二）肺癌患者术后康复护理

肺癌（lung cancer）是一种发生于支气管黏膜的恶性肿瘤,肺癌在世界许多国家和地区发病率和死亡率都在逐年增加,男性更为明显。肺癌也是我国最常见的恶性肿瘤之一,据 2018 年最新的全球肿瘤统计分析结果显示,肺癌死亡率仍占我国恶性肿瘤死亡率的第一位,严重影响国民身体健康。目前,肺癌的治疗仍以手术治疗、化学治疗和放射治疗为主,手术切除是肺癌的主要治疗手段,术后因胸痛而咳嗽困难、呼吸受限、肺功能减退,这些功能障碍需进行康复治疗。

1. 康复评定

(1)心理评定:由于肺癌术后胸部切口大、切口痛对呼吸、咳嗽的顾虑较大,且患者对肺癌的复发、转移、不易控制等忧虑较多,常有抑郁、焦虑等。主要采用汉密尔顿抑郁量表和汉密尔顿焦虑量表评定。

(2)肺功能评定:由于手术切除肺叶或一侧全肺会造成肺功能明显减退。因此,应根据临床表现对患者进行肺通气功能、换气功能、呼吸肌力量测定、运动负荷试验等方面评定。通过评定,可以明确呼吸功能减退程度,预测耐受呼吸康复训练的能力,制订康复治疗方案,评价康复治疗效果等。

2. 康复护理

(1)心理康复护理:肺癌患者心理问题主要源于手术切口对于呼吸、咳嗽的影响,故消除患者顾虑应在术前向患者说明手术的必要性和术后呼吸与咳嗽的重要性,使其相信有控制的呼吸与咳嗽不会使切口裂开,并教会患者呼吸、咳嗽的正确方法,从而使其能够很好地配合术后康复。

(2)呼吸训练:呼吸训练在手术后当天每一至数小时进行 1 次,每次 10~30 min;第 2 天进行 3~4 次,以后据情况逐渐减少。

(3)咳嗽、排痰:在术后 24~48 h 内,每隔 1~2 h 让患者主动咳嗽、做深呼吸 5~10 次。术后 3 天内,协助患者排痰。

(4)增强腹肌肌力练习:因手术和体质差,患者常伴有腹肌无力。增强腹肌肌力练习时患者取仰卧位,两下肢屈膝,可使两膝尽量接近胸部,然后慢慢上抬两下肢,还原,反复进行。为减少产生闭气效应,可行呼气时用力挺腹的练习。

(5)鼓励进行上肢练习:由于上肢肩部很多肌群既为上肢活动肌,又为辅助呼吸肌群,如胸大肌、胸小肌、背阔肌、前斜方肌等均起自肩,止于胸背部。患者由于活动上肢时,气短气促,从而对上肢活动不能耐受,甚至惧怕进行上肢活动。但日常生活活动均离不开上肢运动,为提高对上肢活动的耐受性,宜进行上肢功能练习。用体操棒做高度超过肩部水平的各个方向的活动,或做高过头的上肢套圈练习等,还可做手持重物,开始 0.5 kg,以后渐增至 2~3 kg,活动 1~2 min,每天 2 次。每次练习后以出现轻微的呼吸短促为度。

(6)下肢的主动运动:为防止深静脉血栓形成,进行下肢,尤其是踝关节的主动运动非常重要,至少在开始步行之前应反复地进行。

五、康复教育

1. 积极控制吸烟　吸烟与肺癌、口腔癌、喉癌、食管癌、胃癌、肝癌等多种恶性肿瘤的因果关系已被全球性的流行病学研究所确认。被动式吸烟同样具有致癌性。吸烟可增加 20% 患肺癌风险,因此控制吸烟可很好地控制肺癌的发生。

2. 注意饮食　饮食营养因素是与人类癌症关系最密切的因素之一,从饮食方面减少致癌的危险因素,增加防癌的保护因素,对预防癌症具有重要意义。因此,要注意饮食与营养合理,生活方式健康。

3. 适量运动　经常参加体育活动,如游泳、步行、各种拳操及气功等。多到户外活动,以增强机体抵抗力,同时也有助于调节精神心理状态。

4. 心理疏导　癌症患者常有抑郁、自卑、依赖等心理问题。尤其是手术后肢体的受损会加重心理负担,医护人员在术前及术后要与患者进行良好的沟通,给予患者支持、关心和安慰,树立战胜疾病的信心。

第十九节　烧伤后的康复护理

学习目标

> 1. 掌握烧伤的康复护理措施。
> 2. 熟悉烧伤主要功能障碍、康复评定。
> 3. 了解烧伤定义、临床分期、临床处理。
> 4. 能正确制订烧伤康复护理计划并实施。

思维导图

案例导入

　　患者,男,49 岁。因火焰引燃衣服烧伤,创面分布于头面部、双上肢、躯干、双下肢和臀部,伤后即感烧伤部位疼痛,无昏迷。体格检查:神志清楚,痛苦面容。头面部、双上肢、躯干、双下肢和臀部均有不同程度的创面,以躯干、双下肢和臀部为重,创面红肿明显,有大小不一的水疱,部分创面有大量白色坏死组织覆盖。入院诊断:火焰烧伤。

请思考:
1. 如何评定该患者的烧伤创面?
2. 应给予哪些康复护理措施?

一、概述

（一）基本概念

烧伤（burn）是指由热力（火焰、灼热气体、液体或固体等）、电能、化学物质、激光、放射线等作用于人体皮肤、黏膜、肌肉、骨骼等所造成的组织损伤。烧伤中以热烧伤最常见，占 85%~90%。烧伤后常发生功能障碍，其程度取决于烧伤面积、部位和烧伤深度。

（二）临床分期

根据烧伤后的病理生理和临床特点，一般将烧伤的临床过程划分为四期，即体液渗出期、急性感染期、创面修复期及康复期。

（三）烧伤的康复

近年来，随着烧伤基础与临床治疗的深入研究，大面积深度烧伤的救治率明显提高，但严重烧伤患者存活下来后都会出现不同程度的残疾，如肢体缺失、瘢痕挛缩、关节功能障碍和毁容等。康复护理是烧伤救治中的一个重要部分，是与重症护理和外科手术相辅相成的。

（四）主要功能障碍

1. **运动功能障碍**　较大面积或深度烧伤可严重影响患者的肢体功能，出现关节活动受限、肌力下降和失用性萎缩、软组织挛缩、畸形和皮肤瘢痕、姿势异常等，从而导致患者运动功能障碍。

2. **感觉障碍**　烧伤后患者的感觉障碍主要表现为疼痛不适、触觉异常，严重者可有温度觉、压觉、本体觉的丧失。

3. **心理障碍**　烧伤后患者由于疼痛、隔离、不能自理、身体毁容和畸形、损伤时的惊恐场面、经济上的压力等原因感到极度痛苦，产生强烈的情绪反应。主要表现为患者担心永久性畸形和毁容、慢性疼痛感、缺乏自信，情绪压抑、烦躁、愤怒、敌意、依赖等。

4. **日常生活活动障碍**　较大面积或深度烧伤可严重影响患者的肢体功能，从而导致患者日常生活活动障碍。日常生活活动障碍的程度主要取决于烧伤的部位、深度、面积，对肢体功能产生的实际影响，患者的心理状态、患者所处的环境等。

（五）临床处理

小面积烧伤（成人Ⅱ度烧伤面积小于 20%，儿童小于 10%）伤情轻，治疗重点在于处理好创面。面积超过上述限度的大面积烧伤可引起明显的全身反应,早期即可发生休克等,因此必须在伤后重视全身治疗,已有休克等危象者更应在处理创面前先着手治疗。

1. 全身治疗　大面积深度烧伤的全身治疗措施包括复苏、补液、抗感染、支持疗法及防治并发症。

2. 创面处理　正确处理创面是烧伤治疗成败的关键,处理原则为:

(1) Ⅰ度烧伤　保持创面清洁和防止创面的进一步损伤,3~5 天创面即可愈合,不遗留瘢痕。

(2) 浅Ⅱ度烧伤　清创后,创面外涂抗生素和具有收敛作用的烧伤药物,再酌情选用包扎疗法或暴露疗法,如无感染,创面可于 2 周左右痊愈,不留瘢痕。

(3) 深Ⅱ度及Ⅲ度烧伤　清创后,原则上尽可能采用暴露疗法,争取去痂(大面积分次去痂)植皮修复创面。植皮创面瘢痕愈合,不同程度地影响患者容貌和生理功能,需要进一步的康复治疗。

二、康复评定

1. 烧伤面积的评定　多以烧伤区占体表面积的百分比表示。目前国内通常采用中国新九分法和手掌法,后者用于小面积烧伤的计算。

(1) 中国新九分法:用于大面积烧伤,是将人体各部分分为若干 9%,来评估烧伤的面积,主要适用于成人,具体方法见表 5-26。

表 5-26　中国新九分法

部位		占成人体表面积(%)	占成人体表面积(%)	占儿童体表面积(%)
头颈部	头部	3		
	面部	3	9(1×9)	9+(12-年龄)
	颈部	3		
双上肢	双上臂	7		
	双前臂	6	18(2×9)	18
	双手	5		
躯干	躯干前	13		
	躯干后	13	27(3×9)	27
	会阴	1		
双下肢(含臀部)	双臀	5		
	双大腿	21	46(5×9+1)	46-(12-年龄)
	双小腿	13		
	双足	7		

（2）手掌法：手掌法是以患者手掌面积为体表总面积的1%，以此计算小面积烧伤；大面积烧伤时用100减去用患者手掌测量未伤皮肤，以此计算烧伤面积。

2. 烧伤深度的评定　根据热力损伤组织的层次，烧伤深度的评定采用三度四分法，分为Ⅰ度、Ⅱ度（包括浅Ⅱ度和深Ⅱ度）、Ⅲ度烧伤，具体见表5-27。

表5-27　烧伤深度评定

深度	组织损伤层次	临床特点	创面愈合情况
Ⅰ度（红斑型）	仅伤及表皮浅层，生发层健在	表面红斑状、干燥、烧灼感	3~7天脱屑痊愈，短期内有色素沉着
浅Ⅱ度（水疱型）	伤及表皮生发层、真皮乳头层	局部红肿明显，水疱较大，水疱剥落后创面红润、潮湿、疼痛明显	如无感染，1~2周愈合，一般不留瘢痕，多数有色素沉着
深Ⅱ度（水疱型）	伤及皮肤真皮深层，仅残留皮肤附件	可有较小的水疱，去疱皮后创面微湿，红白相间，痛觉较迟钝	如无感染，3~4周愈合，常有瘢痕
Ⅲ度（焦痂型）	伤及全层皮肤，甚至到皮下、肌肉或骨等	焦痂如皮革，蜡白、焦黄或炭化，痛觉消失；痂下可见树枝状栓塞血管，或可见皮下、肌肉、骨等	3~4周后焦痂脱落，不能自愈，需要植皮后愈合，遗留瘢痕

3. 烧伤严重程度的评定　烧伤的严重程度与烧伤面积、烧伤深度有密切关系。因此，按烧伤面积和烧伤深度二项指标，将烧伤分为轻度、中度、重度和特重，具体见表5-28。

表5-28　烧伤严重程度

严重程度	烧伤面积和烧伤深度
轻度烧伤	Ⅱ度烧伤，烧伤总面积在9%以下
中度烧伤	Ⅱ度烧伤，烧伤总面积在10%~29%；或Ⅲ度烧伤总面积不足10%
重度烧伤	烧伤总面积在30%~49%；或Ⅲ度烧伤总面积10%~19%；或Ⅱ、Ⅲ度烧伤总面积虽不到上述百分比，但已发生休克等并发症、呼吸道烧伤或有较重的复合伤
特重烧伤	烧伤总面积在50%以上；或Ⅲ度烧伤总面积在20%以上；或已有严重并发症

4. 关节活动度的评定　深度烧伤创面愈合后，因瘢痕的过度增生和挛缩，引起关节活动度减少甚至丧失。评定关节活动度的目的，在于明确关节活动障碍的程度及对日常生活活动的影响，作为选择康复治疗方法的参考和评定康复治疗效果的手段。

5. 日常生活活动能力评定　大面积深度烧伤患者的创面愈合慢，创面愈合后的瘢痕过度增生和挛缩常引起患者运动功能障碍和日常生活活动障碍。在评定日常生活活动能力时,应对患者在完成日常生活活动时所做的每个动作的姿势、速度、应变性、正确性等方面进行综合计分。评定烧伤患者的日常生活活动能力常用巴塞尔指数。

6. **心理功能评定**　评定焦虑的程度,可以根据患者躁动、恐惧等表现作出判断,常采用汉密尔顿焦虑量表进行评定。评定抑郁时可根据患者的临床表现,如情绪低落、冷漠、失眠等作出判断,使用汉密尔顿抑郁量表进行评定。

三、 康复护理

（一）烧伤急性期的康复护理

烧伤急性期,尤其是严重烧伤,患者出现休克、感染和肾衰竭等全身反应,临床上以抢救为主。在成功抢救的前提下,应尽早开始康复护理。急性期康复护理的目的是防止感染,减轻水肿,促进创面愈合,维持关节的活动度,维持肌力,促进患者康复。

1. **创面处理**　急性期创面处理的要点是清创、切痂和随后的皮肤护理,以保护创面,减少感染,促进肉芽组织生长。根据烧伤创面情况可选用冷疗、水浴、光疗和超短波治疗等物理治疗。创面疼痛剧烈,坏死组织或脓性分泌物多,肉芽生长不良时选用紫外线照射治疗,以减轻疼痛,消炎和促进创面愈合。创面渗出多,选用红外线照射治疗以促进创面干燥结痂。

2. **体位摆放**　患者为了缓解烧伤后的疼痛,常处于舒适的屈曲体位,如颈屈向胸前,肢体屈曲、内收。在这一体位下,会很快出现关节挛缩。因此应及时进行正确的体位摆放,可使用毛巾卷、枕头或夹板等来帮助摆放体位。正确的体位如下:

（1）头:仰卧位使头居中位,避免耳部受压。俯卧位使头居中,吊带悬吊前额以支持头重,而颅面悬空。头侧偏则每 30 min 左右交替一次,以免面颊萎缩。

（2）颈:应用毛巾卷或小长枕。在颈前部烧伤时,应使颈置于过伸位或伸展位,头下不垫枕头。尽早使用颈围或颈托。

（3）肩:用枕头或肩外展支架使肩保持外展 60°～90°,腋下烧伤时,肩关节外展 90°～100°和外旋位。

（4）肘:一般情况或上肢屈侧烧伤应保持肘关节伸直位,伸侧烧伤则可保持屈肘70°～90°。

（5）腕与手:手背烧伤时,用夹板使腕关节处于掌屈位 20°～30°,掌指关节屈曲50°～70°,指间关节伸直,拇外展 45°。手掌烧伤时,用夹板使腕关节背伸 30°,掌指、指间关节均保持伸直位,拇指水平外展。全手烧伤时,腕置水平位或背屈 15°,掌指关节屈曲 80°～90°,使侧副韧带保持在最长位置,拇指外展,指间关节屈曲 5°～10°,以免伸肌腱损伤和紧张。

（6）髋:应处于伸展位和中立位。为防止髋屈曲挛缩,可取俯卧位。大腿内侧烧

烧伤的体位摆放

灼伤应将髋外展 15°~30°。

（7）膝：处于伸展位。如仅在膝前方烧灼伤，可置轻度屈曲位。

（8）踝：处于背伸中立位，以防止跟腱挛缩，要特别注意防止足内翻或外翻。

3. 运动疗法　由于烧伤后挛缩和功能障碍出现早，因此应尽早进行运动治疗，保持烧伤区和非烧伤区的肌力与关节活动度，控制肿胀，预防烧伤部位的挛缩和畸形，改善机体循环与组织代谢，促进创伤修复。运动疗法包括被动关节活动、主动关节活动和助力关节活动以及关节牵引。宜少量多次进行。

（1）被动关节活动：被动关节活动可预防组织粘连和关节挛缩。对患者全身各关节做全范围被动活动练习，每一关节活动至少 10 次，要求达到全关节活动度，每天至少 3~4 次。

烧伤康复护理的被动运动

（2）主动关节活动和助力关节活动：能自行活动的患者可进行主动活动和助力活动，除增加关节活动度外，还可改善血液循环，减轻水肿，保持肌肉力量。身体情况允许的患者鼓励早期下床和做最大范围的主动活动。必要时给予辅助器具，如助行器、踝矫形器等。

269

（3）牵引：对瘢痕部位关节进行牵引治疗，可以有效地预防瘢痕挛缩。

4. 矫形器的应用　在患者不能自觉地维持正确的体位时，矫形器是固定体位的有效措施。合适的矫形器除能帮患者制动外，还可保护组织和减轻水肿。烧伤后早期就应根据患者需要设计合适的矫形器，如热塑夹板、牵引装置等。

烧伤康复护理的主动运动

（1）手部烧伤：可用热塑夹板固定，以减轻水肿和维持关节的正确功能位置。虎口握绷带卷，指璞填纱布以维持手指的功能位。夹板置腕部处于轻度背伸、掌指关节屈曲、指间关节伸直、拇指外展位。

（2）下肢烧伤：应特别注意保护胫前肌和跟腱。烧伤后下肢水肿，可用矫形器并抬高患肢，由远及近的弹性绷带包扎也是有效方法。

（3）足踝部烧伤：可穿双层贴身足垫，以保护足部，减少压力，减少行走时的疼痛。使用海绵踝-足矫形器可减轻卧床时足跟受压和避免压迫腓神经，并使踝部处于中立位。足底蹬方盒或支撑板可防止足下垂。

（4）躯干、臀部、肢体的弹性绷带包扎：可以防止受凉或矫形器操作所引起的发绀、疼痛、起疱等不适感。若患者活动太多，绷带容易缠绕引起压迫和循环障碍，可改用紧身衣或裁制压力衣。

使用矫形器每天至少要除去 3 次作主动锻炼，尤其是夹板固定，要详细观察创面情况，适时调整固定位置以防压疮。

5. 心理康复　烧伤是一个严重的突发事件，极大地改变了患者的生理及心理。心理治疗能有效地帮助患者应付伤后所面对的一切问题并促进恢复的过程。安慰开导患者稳定情绪，克服急躁心理，向患者及家属介绍烧伤康复的有关知识，鼓励患者积极配合治疗，树立患者对康复治疗的信心，使其达到最佳心理状态，早日重返家庭和社会。

(二) 烧伤愈合期和康复期的康复护理

在烧伤愈合期和康复期,患者已度过了休克、感染及肾衰竭等全身反应,移植皮肤已开始存活,康复治疗成为治疗的重要手段。康复护理的目的是预防或减轻瘢痕形成、防止瘢痕挛缩和关节功能障碍,增加肌力、耐力和协调性,提高患者独立生活能力和生活质量,通过矫形器等代偿和补充肢体功能,适应社会和重返社会。

1. 物理因子疗法　常用直流电药物导入疗法、等幅中频正弦电疗法、超声波疗法、激光疗法和石蜡疗法等。

2. 压力疗法　是指以弹性压力持续作用于创面愈合部位以达到预防和减轻瘢痕增生的方法。持续性压力可使瘢痕内血管数量减少,血管管腔变细,造成瘢痕组织内缺血缺氧,抑制成纤维细胞增殖,胶原合成减少,并使胶原纤维重新排列。

压力疗法治疗的关键是一早、二紧、三坚持。即在创面刚愈合或接近愈合时就开始治疗。因为机械压迫对瘢痕增生的预防作用比其治疗作用更有效。对刚愈合创面施以压迫,可以使其胶原纤维排列趋于正常,瘢痕不增生或增生程度较轻。一般来说,伤后 10 天以内愈合的烧伤不需预防性加压包扎,10~21 天愈合的烧伤应预防性加压包扎,而 21 天以上愈合的烧伤必须进行预防性加压包扎,已行切痂植皮的深Ⅱ度、Ⅲ度烧伤应预防性加压。

压力治疗应注意压力要适当,以相当于毛细血管内压 25 mmHg 水平为宜。压力过大容易发生组织缺血而破溃,形成溃疡;过小则起不到压迫作用。加压治疗必需持续进行,除洗涤、涂润滑剂、进食等情况外,每天需加压治疗 23 h,持续半年至 3 年,直至瘢痕成熟、变白、柔软、平坦。过早停止使用会造成"回弹"。常用的压力治疗方法如下:

(1) 弹性绷带:可用于身体各部位,尤以四肢最为适用。创面刚愈合或不待完全愈合即开始。压四肢应露出指(趾)端以观察末梢血运。压力应均匀,由远端至近端压力逐渐减小。

(2) 弹力套、压力衣:采用弹性布缝制而成,依部位缝制成面罩、手套、袜、裤等。因量体裁制,穿戴合身,与病损部位紧密贴合,治疗效果较好。使用弹力套时,要避免过松或过紧,防止关节活动部位皱褶而挤压局部瘢痕皮肤造成破溃,并以不限制关节活动为宜。还应根据创面病情的变化,及时调整松紧,以维持压力,才能取得良好的治疗效果。

3. 运动疗法　康复期的运动疗法是早期运动疗法的继续,其目的是维持和改善肌力、耐力,改善肢体关节活动度,以提高患者独立生活能力。

(1) 肌力和耐力训练:康复期时患者创面已基本愈合,但肌力和耐力差。有研究表明大面积烧伤患者在烧伤数年后股四头肌肌力仍差。上肢应强调肩关节周围肌群的肌力训练,下肢应注意股四头肌的肌力训练。

（2）关节活动度训练：根据创面情况，可选择被动、助力或主动关节活动度进行训练。主动关节活动度有助于维持关节活动度，被动关节活动度用于改善瘢痕挛缩引起的关节功能障碍。

4. 作业疗法 当烧伤创面已愈合，经得起碰压后，可开始作业治疗，包括治疗性作业疗法、过渡性作业疗法和日常生活活动训练等。

（1）治疗性作业疗法：根据患者的功能障碍，选择适宜的作业疗法。如改善肩关节和上肢功能以及协调性的推滚筒作业、砂磨板作业，增强肌力和协调性的拉锯作业，用于改善手和手指屈伸、捏握和灵巧性的木钉板作业、硅胶土作业、拧螺拇螺钉作业等。

烧伤康复的作业治疗

（2）过渡性作业疗法：根据患者烧伤前职业性质或新的职业要求，进行与职业近似的操作能力和技巧训练。如木工训练锯木，脑力劳动者训练书写、电脑操作，妇女训练织毛衣等编织作业。

（3）日常生活活动训练：① 床上活动，大面积烧伤创面愈合后，要训练患者翻身、仰卧、俯卧、侧卧、床上起坐。进行床上活动时，应注意避免损伤创面；② 进食和个人卫生活动，当手烧伤愈合，肘关节能屈曲时，应要求患者自己洗漱、进食、穿衣及自理个人卫生。必要时可应用一些矫形器帮助患者进食和管理个人卫生；③ 如厕训练，对于有下肢烧伤的患者，往往如厕不能自理，需要训练。训练中先用高座椅，逐渐改为低座椅，直到能蹲下。

（4）步行训练：大面积烧伤创面愈合后，应鼓励患者尽早下床活动。早期下床活动可促进下肢运动，肌力和耐力的恢复，防止下肢的挛缩。对于有植皮的患者，应依次进行床旁摆腿、站立和步行。植皮后 10~12 天开始床旁摆腿，再逐渐开始站立训练和步行训练。应注意观察下肢和创面情况，有无水肿和出血。站立和步行后不应引起不适、下肢水肿和出血，行走后应抬高下肢。

5. 心理康复 护理人员要以真诚的态度多与患者沟通、交流，取得患者的信任与配合，帮助患者形成一个良好的心理状态，积极正面诱导，促使患者充分暴露自己真实的心理问题，有利于护理人员有的放矢地采取有效的措施来解决问题。当患者表现出心理问题时，应该主动关心、体贴患者，用典型事例鼓励患者，帮助患者战胜自我、树立信心，坚持功能锻炼，使其早日康复回归社会。另一方面，加大家庭、朋友、单位、社会的支持力度，共同帮助患者重新进入正常的生活。其中家庭是最重要的部分，它给患者提供一个安全的基础，是患者身心寄托最重要的地方。

四、康复教育

1. 危险预防教育 发生烧伤的患者中部分患者缺乏危险意识，培养其防火意识和防火技能，对预防烧伤有积极作用。

2. 康复护理知识教育 康复护理知识包括伤口的护理技术、体位摆放的原则和方法、瘢痕挛缩的影响、保持日常生活活动能力独立的重要性、继续活动与锻炼的必要性、瘢痕的护理与防护、瘢痕的控制技术与原则、加压包扎的方法与注意事项等。

（敖文君）

在线测试

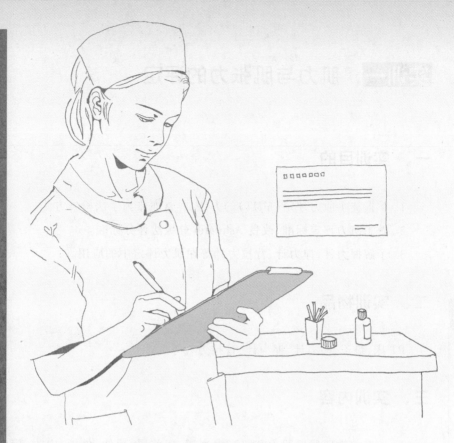

第六章　康复护理实训指导

实训一　肌力与肌张力的评定

一、实训目的

1. 掌握徒手肌力评定（MMT）的方法，异常肌张力手法检查方法。
2. 熟悉肌力评定标准、改良 Ashworth 分级法评分标准。
3. 了解握力计、捏力计、背拉力计等在肌力评定中的应用。

二、实训物品

PT 床、垫子、握力计、捏力计、背拉力计等。

三、实训内容

1. 上肢关键肌肌群肌力和肌张力测试：肩前屈、后伸、外展、内收、旋内、旋外；肘前屈、后伸、前臂旋前、旋后。
2. 下肢关键肌肌群肌力和肌张力测试：髋前屈、后伸、外展、内收、旋内、旋外；膝前屈、后伸、前臂旋前、旋后。
3. 捏力测试、背拉力测试、腹背肌耐力测试、钟摆试验、屈曲维持试验。

四、实训步骤

1. 云课堂学习相关视频。
2. 指导教师演示重点肌力和肌张力评定的具体操作过程。
3. 学生分组练习肌力和肌张力评定常用方法。

五、注意事项

1. 评定前应向受检者说明评定的目的、方法、步骤和感受，使受检者了解评定全过程，消除紧张。
2. 运动后、疲劳时或饱餐后，不宜做徒手肌力检查，肌张力评定应避免在运动后或情绪激动时进行检查。
3. 采取正确的测试姿势，对 3 级以下不能抗重力者，应将被测肢体置于除重力体位。

4. 评定前摆好受检者的体位,充分暴露检查部位,应首先检查健侧同名肌,再检查患侧,以便两侧比较。

5. 测试动作应标准化,方向正确,近端肢体应固定于适当姿势,防止代偿动作。

6. 若受检肢体肌肉伴有痉挛或挛缩时,应做标记。

7. 生命体征不稳定、中枢神经系统疾病所致的痉挛性瘫痪、关节不稳、骨折愈合不良、渗出性滑膜炎、严重疼痛、关节活动范围极度受限、急性扭伤、骨关节肿瘤、精神病患者等禁忌做肌力和肌张力评定。

8. 对 4 级以上肌力,在检查时所施加的阻力应为持续性,且阻力方向与应力方向相反。

9. 检查时室内温度保持在 22~24℃。

六、 作业

1. 同学角色互换,在宿舍反复强化练习,加强记忆并录制相应的视频上传至云课堂。

2. 撰写实训报告。

实训二 关节活动度的评定

一、 实训目的

1. 掌握上下肢各关节关节活动度测量方法。
2. 熟悉关节量角器的使用方法。

二、 实训器材与设备

通用量角器、直尺、皮尺。

三、 实训内容

1. 上肢关节活动度评定:肩前屈、后伸、外展、内收、旋内、旋外;肘前屈、后伸、前臂旋前、旋后。

2. 下肢关节活动度评定:髋前屈、后伸、外展、内收、旋内、旋外;膝前屈、后伸、前臂旋前、旋后。

四、实训步骤

1. 云课堂学习相关视频。
2. 指导教师演示重点关节活动度评定的具体操作过程。
3. 学生分组练习关节活动度评定。

五、注意事项

1. 熟悉关节解剖和正常活动范围,关节活动度检查应该左右对比,并且测量主动及被动两种方式。

2. 检查时必须充分暴露受检部位,保持舒适体位,测定时不得移动,以免代偿活动影响检查结果。

3. 使用双臂量角器时,量角器的轴心必须与关节活动轴心一致,两臂与关节两端肢体长轴平行,肢体活动时,轴心及两臂不得偏移,量角器的轴心在终末位时需要重新放置。

4. 记录结果应写明关节活动的起、止度数,当关节处于过伸时,用负号表示,如-15°,无运动时记录为 0 或者无。

5. 测定时应对疼痛、肿胀程度、肌紧张、肌挛缩、皮肤状况、有无外伤等情况予以记载。

六、作业

1. 同学角色互换,在宿舍反复强化练习,加强记忆并录制相应的视频上传至云课堂。
2. 撰写实训报告。

实训三　平衡与协调功能评定

一、实训目的

1. 掌握平衡与协调功能评定常用的方法。

2. 熟悉平衡仪测试法。

二、 实训器材与设备

治疗床、治疗桌、平衡板、治疗椅、Berg 平衡量表、尺子、小板凳和台阶、眼遮盖物、定时钟、笔、平衡测试仪。

三、 实训内容

1. 平衡功能评定：观察法（坐位平衡反应、站立位平衡反应、自发姿势反应）、Berg 平衡量表评定、平衡仪测试。

2. 协调功能评定：平衡性协调试验（双足站立、单足站立、步行）和非平衡协调试验（指鼻试验、指–指试验、示指对指试验、拇指对指试验、轮替试验、拍膝试验、跟–膝–胫试验、拍地试验、绘画或横"8"字试验）。

四、 实训步骤

1. 云课堂学习相关视频。
2. 指导教师演示平衡和协调功能常用评定方法具体操作过程。
3. 学生分组练习平衡和协调功能常用评定。

五、 注意事项

1. 评定时受检者必须意识清醒，评定前要向受检者说明评定目的和方法，以取得受检者配合。

2. 评定时保持环境安静，不要讲话或提示。

3. 评定时要注意两侧对比。

4. 平衡功能评定的过程中受检者不能安全独立完成所要求的动作时，一定要注意予以保护，避免出现跌倒，必要时给予帮助。

5. 对于不能站立的受检者，可评定其坐位平衡功能。

6. 协调实验包括非平衡性实验和平衡性实验，前者是评估身体不在直立位（站）时静止和运动的成分，后者是评估身体在直立位时的姿势、平衡以及静、动的成分。

7. 应注意被测肢体的肌力，当肌力不足 4 级时，协调功能检查无意义。

六、 作业

1. 同学角色互换,在宿舍反复强化练习,加强记忆并录制相应的视频上传至云课堂。

2. 撰写实训报告。

实训四　体位摆放与体位转移训练

一、 实训目的

1. 掌握体位摆放与体位转移训练技术的主要方法。

2. 熟悉体位摆放与体位转移训练前的准备。

3. 了解机械搬运方法。

二、 实训器材与设备

治疗床、软枕、毛巾、轮椅、治疗椅、机械搬运装置。

三、 实训内容

1. 体位摆放:良肢位摆放(仰卧位、健侧卧位、患侧卧位)、床上坐位、轮椅坐位。

2. 体位转移:主动或辅助床上转移(翻身、卧位平移、由卧位到坐起)、主动或辅助坐位转移(床上坐位转移、轮椅与床之间的转移)、主动或辅助站起与坐下(跪位站起、由坐位到站位、由站位到坐下、辅助站起)。

3. 机械搬运:由轮椅到坐厕转移、轮椅到浴盆转移、轮椅到床转移。

四、 实训步骤

1. 云课堂学习相关视频。

2. 指导教师演示体位摆放和体位转移常用方法具体操作过程。

3. 学生分组练习体位摆放和体位转移常用方法。

五、 注意事项

1. 用来支撑肢体及保持正确体位的枕头等必须柔软有一定的弹性。
2. 应保证至少每 2 h 翻身或变换体位或肢体摆放姿势一次。
3. 转移训练早期可由家属帮助,熟练后应独自进行。
4. 坐起动作依据受检者病情决定开始时间,一定要在专业人员指导下进行,绝不能自行尝试。

六、 作业

1. 同学角色互换,在宿舍反复强化练习,加强记忆并录制相应的视频上传至云课堂。
2. 撰写实训报告。

实训五 增强肌力训练

一、 实训目的

1. 掌握不同肌力等级训练的主要方法。
2. 熟悉肌力训练的基本原则。
3. 了解常用的肌力训练设备。

二、 实训器材与设备

治疗床、治疗椅、股四头肌训练椅、肋木、等速训练设备等。

三、 实训内容

1. 上肢关键肌肌群不同肌力训练:肩前屈、后伸、外展、内收、旋内、旋外;肘前屈、后伸、前臂旋前、旋后;伸腕、屈腕、腕尺(桡)偏;屈(伸)掌指关节肌群、屈指、对掌。
2. 下肢关键肌肌群不同肌力训练:髋前屈、后伸、外展、内收、旋内、旋外;膝前屈、后伸、前臂旋前、旋后;踝背屈、跖屈、足内(外)翻

3. 躯干关键肌肌群不同肌力训练:前屈肌群、后伸肌群、旋转肌群、侧屈肌群。

四、实训步骤

1. 云课堂学习相关视频。
2. 指导教师演示肌力训练常用方法的具体操作过程。
3. 学生分组练习肌力训练常用方法。

五、注意事项

1. 每次肌肉训练应引起一定的肌肉疲劳,同时应有一定休息,根据受检者训练情况及时调整运动量。
2. 应在无痛和轻度疼痛范围内进行训练。
3. 各种训练方法相结合:灵活运用各种不同训练方法进行训练,以提高训练效果。
4. 抗阻训练时,阻力应从小到大,在活动范围的起始和终末施加最小的阻力,中间最大;要有足够的阻力,但不要大到阻止受检者完成活动。
5. 充分调动受检者的积极性,因为肌力训练的效果与受检者的主观努力程度关系密切。
6. 密切观察受检者的情况,严防意外发生。

六、作业

1. 同学角色互换,在宿舍反复强化练习,加强记忆并录制相应的视频上传至云课堂。
2. 撰写实训报告。

实训六　改善关节活动度训练

一、实训目的

1. 掌握上下肢各关节主动运动、助力运动及被动运动等训练技术。
2. 熟悉手、足等关节训练技术。
3. 了解常用训练关节活动度设备和仪器。

二、 实训物品

PT床、垫子、肋木、肩梯、肩关节训练器、股四头肌训练椅、踝关节矫形器等。

三、 实训内容

1. 上肢关节活动技术:肩前屈、后伸、外展、内收、旋内、旋外;肘前屈、后伸、前臂旋前、旋后。
2. 下肢关节活动:髋前屈、后伸、外展、内收、旋内、旋外;膝前屈、后伸、前臂旋前、旋后。
3. 脊柱关节活动:颈椎、腰椎。

四、 实训步骤

1. 云课堂学习相关视频。
2. 指导教师演示重点关节活动训练具体操作过程。
3. 学生分组练习关节活动训练技术。

五、 注意事项

1. 每一项训练活动应维持良好的姿势和位置。
2. 训练的过程注意观察受检者的反应。

六、 作业

1. 同学角色互换,在宿舍反复强化练习,加强记忆并录制相应的视频上传至云课堂。
2. 撰写实训报告。

实训七 日常生活活动能力训练

一、 实训目的

1. 掌握日常生活活动能力训练方法。
2. 熟悉日常生活活动能力训练方案的制订。

3. 了解某一作业活动无法完成的原因及寻找解决问题的方法。

二、 实训物品

日常生活用品,如碗、筷子、勺、床、椅等。

三、 实训内容

1. 床上活动:翻身、卧位移动、桥式运动、床上坐起与躺下、床上移动。
2. 自我照顾:穿衣、进食、清洁、洗澡、如厕等。
3. 移动活动:转移、行走、乘坐交通工具等。
4. 家务活动及社会活动能力:清洁、洗衣、做饭、购物、理财、照顾家人、使用器具、环境控制(电源、水龙头、门窗的开关等)。

四、 实训步骤

1. 云课堂学习相关视频。
2. 指导教师演示日常生活活动功能训练具体操作过程。
3. 学生分组练习日常生活活动功能训练方法。

五、 注意事项

1. 每一项训练活动应维持良好的姿势和位置。
2. 训练的内容应与实际生活密切相结合。

六、 作业

1. 同学角色互换,在宿舍反复强化练习,加强记忆并录制相应的视频上传至云课堂。
2. 撰写实训报告。

实训八 助行器训练

一、 实训目的

1. 掌握助行器的使用技法,并能指导患者及家属进行助行器的使用及技法训练。

2. 熟悉助行器处方的制订。

3. 了解助行器的构造要件。

二、 实训物品

手杖、腋杖、腋拐、轮式助行器、助行架等。

三、 实训内容

1. 各种助行器的选择:手杖、腋杖、腋拐、轮式助行器、助行架。

2. 助行器的使用方法:两点步法、三点步法、四点步法、摆置步、摆过步、上下楼梯。

四、 实训步骤

1. 云课堂学习相关视频。

2. 指导教师演示各类型助行器的选择和使用过程。

3. 学生分组练习各类型助行器的训练方法。

五、 注意事项

1. 使用前检查助行器各部件是否牢固,保持安全性。

2. 避免在地面潮湿、光线不足、有障碍物时进行训练。

3. 使用助行器时不可穿拖鞋或高跟鞋。

4. 第一次下床使用助行器的患者一定要做好防护工作,避免跌倒。

六、 作业

1. 同学角色互换,在宿舍反复强化练习,加强记忆并录制相应的视频上传至云课堂。

2. 撰写实训报告。

实训九　轮椅训练

一、 实训目的

1. 掌握轮椅的使用方法,并能指导患者及家属进行轮椅的使用及训练。

2. 熟悉轮椅处方的制订。

3. 了解轮椅的构造要件。

二、 实训物品

轮椅、床、障碍物等。

三、 实训内容

1. 脊髓损伤患者轮椅的使用方法:减压训练、正确坐姿、手轮圈握持的基本姿势、刹车、向前驱动轮椅、向后驱动轮椅、轮椅和床之间的转移、开门、关门。

2. 偏瘫患者轮椅使用方法:减压训练、正确坐姿、手轮圈握持的基本姿势、刹车、向前驱动轮椅、向后驱动轮椅、轮椅和床之间的转移、开门、关门。

四、 实训步骤

1. 云课堂学习相关视频。

2. 指导教师演示轮椅的各种使用方法。

3. 学生分组练习轮椅的训练方法。

五、 注意事项

1. 使用前检查轮椅各部件是否牢固,刹车装置是否灵活、有效保持安全性。

2. 避免在地面潮湿、光线不足、有障碍物时进行训练。

3. 使用轮椅时必须明确患者的障碍程度和残存的能力。

4. 护理人员着衣要方便活动,穿防滑的鞋子。

5. 转移前患者要排空大小便,避免大小便失控。

六、 作业

1. 同学角色互换,在宿舍反复强化练习,加强记忆并录制相应的视频上传至云课堂。

2. 撰写实训报告。

（刘　尊）

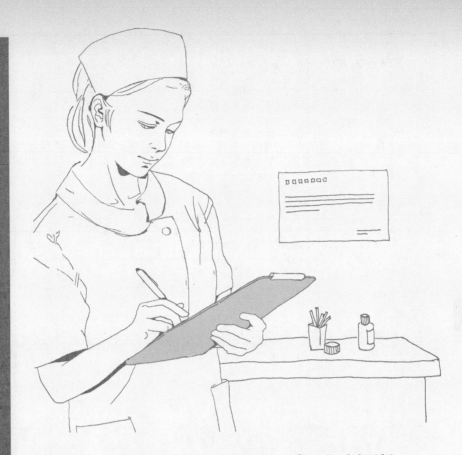

附录：康复护理课程建议教学大纲

（理论 46 学时，实训 8 学时，合计 54 学时）

章	节	学时		
		理论	实践	合计
第一章　绪论 （4学时）	第一节　康复医学	2		2
	第二节　康复护理			
	第三节　老年康复护理			
	第四节　社区康复护理			
	第五节　康复护理基础理论	2		2
第二章　康复护理评定 （10学时）	第一节　运动功能评定	2	2	4
	第二节　感知功能评定	1		1
	第三节　步态分析	1		1
	第四节　心肺功能评定	1		1
	第五节　日常生活活动能力评定	1		1
	第六节　言语功能评定	1		1
	第七节　康复心理评定	1		1
第三章　康复护理基本 技术 （4学时）	第一节　康复护理环境要求	1		1
	第二节　体位摆放与体位转移	1	1	2
	第三节　膀胱、肠道的康复护理	1		1
第四章　康复护理治疗 技术 （8学时）	第一节　物理治疗技术	2	1	3
	第二节　作业治疗技术	1	1	2
	第三节　言语治疗技术	1		1
	第四节　康复辅助器具技术	1		1
	第五节　康复心理治疗	1		1
第五章　常见疾病的 康复护理 （28学时）	第一节　脑卒中的康复护理	2	1	3
	第二节　颅脑损伤的康复护理	1		1
	第三节　脊髓损伤的康复护理	2	1	3
	第四节　帕金森病的康复护理	1		1
	第五节　阿尔茨海默病的康复护理	1		1
	第六节　儿童脑瘫的康复护理	2		2
	第七节　儿童发育、精神与行为障碍的康复护理	1		1
	第八节　周围神经病损的康复护理	1		1

章	节	学时		
		理论	实践	合计
第五章　常见疾病的康复护理（28学时）	第九节　骨折后的康复护理	2	1	3
	第十节　颈肩腰腿痛的康复护理	1		1
	第十一节　关节炎的康复护理	1		1
	第十二节　运动损伤的康复护理	2		2
	第十三节　关节置换术后的康复护理	1		1
	第十四节　手外伤的康复护理	2		2
	第十五节　冠心病的康复护理	1		1
	第十六节　慢性阻塞性肺病的康复护理	1		1
	第十七节　糖尿病的康复护理	1		1
	第十八节　恶性肿瘤的康复护理	1		1
	第十九节　烧伤后的康复护理	1		1
合计		46	8	54

287

参考文献

1. 燕铁斌,尹安春.康复护理学[M].4版.北京:人民卫生出版社,2017.

2. 姜贵云.康复护理学[M].北京:中国医药科技出版社,2016.

3. 张绍岚,王红星.常见疾病康复[M].3版.北京:人民卫生出版社,2019.

4. 郑彩娥,李秀云.实用康复护理学[M].2版.北京:人民卫生出版社,2018.

5. 全国卫生专业技术资格考试用书编写专家委员.2019全国卫生专业技术资格考试指导——康复
   医学与治疗技术[M].北京:人民卫生出版社,2019.

6. 陈爱萍,谢家兴.实用康复护理学[M].北京:中国医药科技出版社,2018.

7. 王玉龙.康复功能评定学[M].3版.北京:人民卫生出版社,2018.

8. 励建安,江钟立.康复医学[M].3版.北京:科学出版社,2016.

9. 化前珍,胡秀英.老年护理学[M].4版.北京:人民卫生出版社,2017.

10. 谭工,邱波.康复护理学[M].2版.北京:中国医药科技出版社,2018.

11. 张绍岚,何小花.疾病康复[M].2版.北京:人民卫生出版社,2014.

12. 张绍岚,王翔.运动治疗技术[M].郑州:河南科学技术出版社,2014.

13. 王玉龙,张秀花.康复评定技术[M].2版.北京:人民卫生出版社,2014.

14. 张玲芝.康复护理学基础[M].北京:人民卫生出版社,2014.

15. 章稼,王晓臣.运动治疗技术[M].2版.北京:人民卫生出版社,2014.

16. 吴军,张维杰.物理因子治疗技术[M].2版.北京:人民卫生出版社,2014.

17. 闵水平,孙晓莉.作业治疗技术[M].2版.北京:人民卫生出版社,2014.

18. 肖晓鸿.康复工程技术[M].北京:人民卫生出版社,2014.

19. 黄晓琳,燕铁斌.康复医学[M].6版.北京:人民卫生出版社,2018.

20. 刘福青,向燕卿.康复护理[M].北京:高等教育出版社,2013.

郑重声明

高等教育出版社依法对本书享有专有出版权。任何未经许可的复制、销售行为均违反《中华人民共和国著作权法》，其行为人将承担相应的民事责任和行政责任；构成犯罪的，将被依法追究刑事责任。为了维护市场秩序，保护读者的合法权益，避免读者误用盗版书造成不良后果，我社将配合行政执法部门和司法机关对违法犯罪的单位和个人进行严厉打击。社会各界人士如发现上述侵权行为，希望及时举报，本社将奖励举报有功人员。

反盗版举报电话 （010）58581999 58582371 58582488
反盗版举报传真 （010）82086060
反盗版举报邮箱 dd@ hep.com.cn
通信地址 北京市西城区德外大街 4 号
 高等教育出版社法律事务与版权管理部
邮政编码 100120

高等职业教育药学专业教学资源库平台使用说明

1. 打开 www.icve.com.cn 首页，实名注册账号登录。

2. 在搜索栏输入课程名称，如"康复护理"，可查找到教学资源库中相应的在线课程。

3. 点击课程图片，进入课程主页，选择参加学习，即可参与在线学习，浏览课程教学资源。

高等教育出版社 高等职业教育出版事业部 综合分社
地　址：北京朝阳区惠新东街 4 号富盛大厦 1 座 19 层
邮　编：100029
联系电话：010-58556151
高职医药卫生 QQ 群：191320409

扫描下载反馈表